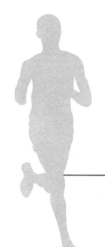

肌电学基础

［美］加里·卡门
［美］大卫·A. 加布里埃尔 著

毛文慧　李立　译
史曙生　审校

北京体育大学出版社

策划编辑　佟　晖
责任编辑　佟　晖
责任校对　赵红霞
版式设计　联众恒创

北京市版权局著作权合同登记号：01-2024-6008

图书在版编目（CIP）数据

肌电学基础 /（美）加里·卡门，（美）大卫·A. 加
布里埃尔著；毛文慧，李立译 . -- 北京：北京体育大
学出版社，2024.12
　书名原文：Essentials of Electromyography
　ISBN 978-7-5644-3990-3

　Ⅰ . ①肌… Ⅱ .①加… ②大… ③毛… ④李… Ⅲ .
①肌电图 Ⅳ . ① R741.044

中国国家版本馆 CIP 数据核字（2024）第 001984 号

肌电学基础　　　　　　　　　　　　加里·卡门　大卫·A.加布里埃尔　著
JIDIANXUE JICHU　　　　　　　　　　　　　　　　　毛文慧　李立　译

出版发行：北京体育大学出版社
地　　址：北京市海淀区农大南路 1 号院 2 号楼 2 层办公 B-212
邮　　编：100084
网　　址：http://cbs.bsu.edu.cn
发 行 部：010-62989320
邮 购 部：北京体育大学出版社读者服务部 010-62989432
印　　刷：三河市龙大印装有限公司
开　　本：787mm×1092mm　1/16
成品尺寸：185mm×260mm
印　　张：15.5
字　　数：392 千字
版　　次：2024 年 12 月第 1 版
印　　次：2024 年 12 月第 1 次印刷
定　　价：98.00 元

前言

假设你生活的公寓墙壁很薄，而你的邻居正在举办一场聚会。从你的房间里可以听到隔壁有很多人在交谈，你很疑惑，谁参加了聚会，究竟有多少人，他们是男人还是女人，等等。离墙近的声音与离墙远的声音也会有不同。收音机播放着歌曲，所以你很难听清楚交谈的内容。当更多的人参加聚会时，声音就更大了。

记录和解释肌电（electromyography，EMG）活动，类似于在墙壁很薄的公寓内面临的上述任务。通过皮肤表面（墙壁）记录 EMG，靠近皮肤浅表的肌肉（靠近墙的声音）比远离皮肤表面电极的肌肉贡献了更多的活性。多组运动单位（类比不同人之间的交谈）对 EMG 信号贡献了它们特有的一部分。当更多运动单位加入肌肉收缩（更多的人进入房间）时，EMG 信号振幅增加。无数不同来源的噪声（像背景音乐）使 EMG 信号的解释更加困难。

自从路易吉·伽伐尼（Luigi Galvani）在青蛙肌肉中发现了生物电后，研究人员和临床人员就开始了 EMG 在研究和临床中的应用。EMG 的应用领域包括生物反馈、步态分析和神经肌肉疾病的临床诊断。另外，许多运动人体科学研究人员报道了许多主题，如报道了脊髓反射、各类运动特定肌肉的活动、肌肉疲劳、康复和人体工效学等的 EMG 研究结果。

19 世纪 50 年代早期，仅有少数使用 EMG 技术的研究成果得到发表。如今，每年有超过 2500 篇相关论文发表。EMG 文献数量的增长及 EMG 设备和技术的进步提示，对 EMG 信号的记录程序和相关分析理论的理解必须完整。虽然对 EMG 信号的解释还有争议，但一些得到共识的资料可用于帮助新的 EMG 研究人员理解 EMG 物理和生物基础、设备的特点、信号分析技术和合理应用 EMG。

本书主要为刚接触 EMG、即将从事 EMG 研究和临床工作的新人而写。本书的目的不是介绍这个领域的前沿进展，而是希望提供一个起点，使那些打算使用 EMG 技术的人员能理解信号的生理基础和基本技术原则，能合理运用分析技术，避免掉入解释中的陷阱。

你将在本书中发现什么

第一章介绍肌肉生物电信号的解剖生理学基础。既然 EMG 信号是基于生理的基本信号，那么理解肌纤维动作电位、决定肌纤维传导速度的因素、肌力成分相关生理机制和其他影响着 EMG 的生理因素就很重要。

第二章介绍生物电，引导读者从理解基础电荷概念到理解肌肉动作电位的记录。电荷基础与电极所记录的电势以及如何解释使用两个电极记录肌肉电势差都有关联。电场是解释这些概念之间联系的重要部分。同样地，本章介绍了容积传导电位，因为动作电位形状决定 EMG 信号的振幅和频率，所以这是很重要的内容。动作电位几何形状的时空特征，是基于它相对于电极的位置的结果，本章通过图示定性地进行了解释。生物电的讨论和交流电的介绍毗邻，因为 EMG 被看作一个交流信号，并且遵循同样的测量惯例。

第三章介绍 EMG 设备，这是本书较独特的一章，许多相关资料经常忽略这个主题。例如，许多介绍电极类型的资料，忽略了从肌肉动作电位到放大器记录的电压信号传导过程中的机制。电极配置也是一个普通的话题，但是电极间距离对 EMG 振幅和频率的影响仅在一些更深奥的教材中得到讨论。例如，仅在 EMG 高级教程中提到的关于放大器输入阻抗的基尔霍夫（Kirchhoff）定律，在本书中也有介绍。本章不仅增加了图示和定性解释，以数学的方式来呈现信息，而且简化了用来呈现概念的公式，并进行了更细致的解释。本章描述了输入阻抗，并解释了为什么它很重要；对电路和相关公式也详细地进行了介绍。电极放置相关的新概念，如运动点、支配区和肌腱等，可根据研究目的使用。此外，本章还介绍了伯德图（bode plots），说明它是如何产生的，用它来描述模拟和数字滤波。

第四章介绍 EMG 信号处理，这是本书独特的综合部分，在其他 EMG 教材中找不到类似内容。这一章的内容以传统信号处理原理、经验和实践应用的知识为基础。这部分内容结合信号处理原理、通信原理和 EMG 方法论中的概念，大量使用了图说明物理概念。本章通过与概念和原理相关的基础公式的使用，大大地加强了详细的定性解释。例如，本章介绍了线性包络在通信理论中的起源，使读者更容易理解它在信号处理方法中的先决性。由于频率测量很难理解、计算，在不违反使用的基本假设下正确应用比较难，所以本章重点回顾了频率分析的原则。

以往的教材没有介绍离散的 EMG 信号提取，本章介绍了这一内容。另外，EMG 信号的噪声污染的处理方法和程序也被本章纳入。本章整合了理论和实践知识，介绍了常用的提取 EMG 信号的方法，同时讨论了面积、斜率和 EMG 信号的变异性。在关于 EMG 起始时间的确定中，介绍了线性包络和低通截止频率的相互作用；还介绍了在基于傅里叶分析的 EMG 信号中如何进行功率谱分析和频率计算。此外本章还介绍了数字滤波的基本概念。

第五章和第六章大量引用了参考文献，举例说明 EMG 技术的应用。EMG 活性和肌肉力量的关系对假肢装置的发展和其他应用具有重要的参考价值，许多研究对这一主题都进行了讨论。与肌肉疲劳时 EMG 信号的特征相关的重要研究工作也在进行。第六章还列举了现有文献中使用 EMG 技术进行步态分析的例子，并讨论了 EMG 技术在记录诱发电位，如 M - 波、H - 反射及用经颅磁刺激时的运动诱发电位的应用。

通信理论、信号处理、电子学和其他主题的概念在本书中得到了简单解释，本书还为对更难的主题和衍生知识感兴趣的读者提供了内容广泛的附录。例如，为了介绍电极的基本几何形状，本书在附录中纳入了两节相关内容，通过详细的例子，让读者从计算的角度对这个主题有更深的理解。EMG 信号的建模和模拟已经在生理学文献中占据主导地位，本书在附录中提供了与理解这些材料相关的信息。本书提供了与 EMG 频率测量相关的基本方法，附录还提供了一个示例，以帮助读者内化这个重要的方法。为方便读者学习，本书还附上了缩略语、符号和专业术语。

本书的参考文献还不完备，但为有意进一步增加知识的读者提供了一个起点。EMG是一项快速发展的技术。设备在进步（如矩阵电极），分析技术也在进步（如非线性分析和模式分类），这意味着未来在这个领域从业和发展的前景是明朗的，特别是对于完全理解了基本概念的人来说。

本书的其他特有贡献

如今可用的肌电学教材较少，已有教材只提供了电极放置、应用解剖和 EMG 的关系、EMG 在临床上的应用（如生物反馈和神经肌肉诊断），而本书提供了最新信息来源。本书的许多信息仅在使用 EMG 作为工具的多学科的、分散的书中和论文中可见。例如，尽管一些肌电学教材和神经生理学教材涵盖了基础电生理学，但很难找到肌肉结构与 EMG 联系的总结材料。本书第二章生物电特别新颖、巧妙地把电荷概念和 EMG 动作电位联系起来。EMG 信号处理包括了仅在杂志综述文章中才能得到的概念，如定义 EMG 起始时间的技术和电－机械延迟（electromechanical delay，EMD）相关主题。

本书也为具有广泛背景的读者而写，包括工程师、物理治疗师、运动人体科学师生、内科医生、生物反馈从业者和人体工效学家。本书也适用于有一定理科背景的本科四年级或研究生一年级学生的入门学习。本书大量使用图示和定性解释来传达重要概念，以此来弥补不同背景的读者在学习时所存在的差距。附录中的数学推导有助于有能力的读者运用检测、滤波和 EMG 信号处理的相关公式解决问题。相关数学能力的要求仅需要微积分入门课程的基础，并且每一步代数过程都在书中列了出来。掌握这些基本公式有助于深入理解 EMG 的物理部分。例如，EMG 信号是基于电极检测系统的物理特性的效应，EMG 的物理效应是可以被预测的，这个物理效应不是生理的效应。只有确认了物理效应，才有必要用解剖学和生理学的清晰理解来有效解释 EMG 信号的生理效应。

希望这是一本实用的入门教材，并成为读者探索肌电学领域随时需要的参考书。

著者

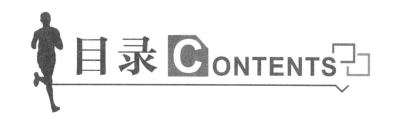

目录 CONTENTS

第一章　肌肉生物电信号的解剖生理学基础

EMG 技术是研究人体运动、评估神经肌肉生理学机制、诊断神经失调的一种有价值的技术，但有些研究者在使用 EMG 技术解决和研究问题时不规范，存在一些问题，如研究者可能在电极选择、电极放置或 EMG 使用是否适合研究所需数据特点上犯错误。另外，对 EMG 信号进行合理解释需要具有信号来源相关的全面知识。

尽管研究者普遍认为 EMG 波形是一个电信号，可以使用传统信号处理技术来评价它的主要特征，但是 EMG 信号是来自某个或某几组肌纤维的生理信号，肌纤维的解剖特点、整块肌肉的结构特点和动作电位的生理性来源，是理解、收集、分析和解释 EMG 信号的关键。本章将介绍与 EMG 信号来源相关的一些肌肉生理学的概念。

第一节　肌肉的解剖特点

在肌肉的主要解剖特征中，影响 EMG 信号的主要因素有肌纤维长度、肌纤维结构特点、肌肉功能分区、神经肌肉功能区的划分以及感受器分布。

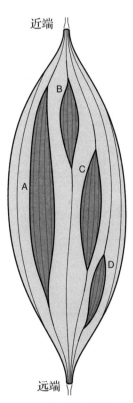

近端

远端

图 1.1　肌纤维长度变化

注：一些肌纤维贯穿排列于近端肌腱到远端肌腱之间（A）；另一些肌纤维相对靠近近端肌腱（B）或相对靠近远端肌腱（D）；还有一些肌纤维也贯穿排列于近端肌腱和远端肌腱的中间，但肌纤维长度变化相当大（C）。

一、肌纤维长度

虽然经常假设肌纤维长度是指在两端肌腱之间的肌纤维的长度，但有时肌纤维长度会有一些变化，有一些肌纤维很短。而且有的肌纤维靠近远端（末梢）肌腱，有的肌纤维靠近近端肌腱，有的肌纤维在远端肌腱和近端肌腱的中间（Gans and de Vree，1987；Heron and Richmond，1993；van Eijden and Raadsheer，1992）（图1.1）。例如，人体腘绳肌肌腱是由 4～20 cm 的腱纤维组成的，腱纤维长度不同，肌纤维长度也不同（Heron，1993）。将表面电极纵向放在远端和近端之间的肌肉上来记录肌纤维的 EMG，结果显示：肌纤维长度不同，动作电位也不同。

二、肌纤维结构特点

肌纤维位置、深浅不同，其特点也不同（Dwyer et al.，1999；Lexell et al.，1983；Pernus and Erzen，1991；Roeleveld et al.，1997）。深层肌肉 I 型肌纤维比例较大，而浅层肌肉 II 型肌纤维比例较大（Polgar et al.，1973）。巨 EMG（macro-EMG）技术所测量的人体 EMG 证实了这一点（Knight and Kamen，2005）。不同位置肌肉所含不同类型肌纤维比例的差异，可能是由于深层肌肉靠近大血管，有充分的血液供应，所以含有 I 型肌纤维比例较大，但这个推测还没有得到证实。既然表面电极收集来的总 EMG 信号代表着靠近电极的肌纤维的电活动估算值，那么了解肌肉解剖特点就很重要。

三、肌肉功能分区（肌束）

影响 EMG 信号的解释并且和肌肉结构相关的另一个因素是肌肉功能分区（图1.2）。人和动物的肌肉都有功能分区，而且都可能在执行某块肌肉的特定功能时发挥作用（Blanksma and van Eijden，1990；English et al.，1993；Segal et al.，1991，2002；van Eijden and Raadsheer，1992）。例如，以肌肉结构和神经支配模式为基础，桡侧腕屈肌由 3 个主要的功能分区组成（Segal et al.，1991），桡腕关节旋外时是外侧区在收缩，而桡腕关节屈时是外侧区和内侧区同时在收缩。还有研究者在人体桡侧腕长伸肌多处进行了 EMG 测试，肌肉的远端和近端显示选择性电位，这往往依赖于这个运动是桡腕关节伸还是伸结合旋外（English et al.，1993）。因此，EMG 收集者需要知道这个记录代表的是整块肌肉还是部分肌肉的功能特点。

四、神经肌肉功能区的划分

神经支配肌肉的特定区域，如肌梭或腱梭（又称"高尔基腱器"）可能对一组特定局部运动神经元的信号敏感。这种神经肌肉功能区的划分在猫和人体部分肌肉的实验中得到

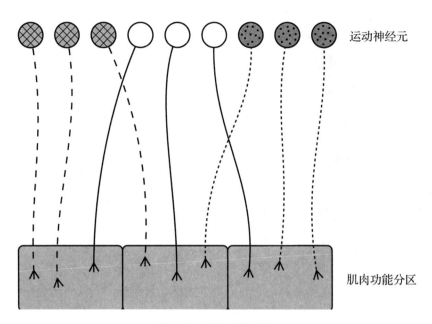

运动神经元

肌肉功能分区

图 1.2　肌肉功能分区

注：每组运动神经元可以支配特定肌束，一群运动神经元可以支配一个以上的肌束。

很好的证实（Kamibayashi and Richmond，1998；Windhorst et al.，1989）。证实分区的方法之一是观察引起不同部位肌肉反应时的 EMG。例如，震动和敲击胫骨前肌肌腱时对 I_a 受体产生强大的刺激，但不能区分不同局部反射反应的差异，证明人的胫骨前肌不能分区（McKeon et al.，1984）。

五、感受器分布

猫肌肉中感受器的分布是不均匀的，可能人体肌肉也是如此。因而，感受器密集的肌肉所提供的信息可能是肌肉长度、力和肢体位移的局部变化（Richmond and Stuart，1985）。显然，在记录 EMG 信号之前，必须掌握所要研究的肌肉的解剖学知识。EMG 揭示的功能可能是某个特定局部肌肉的功能（图 1.3）。

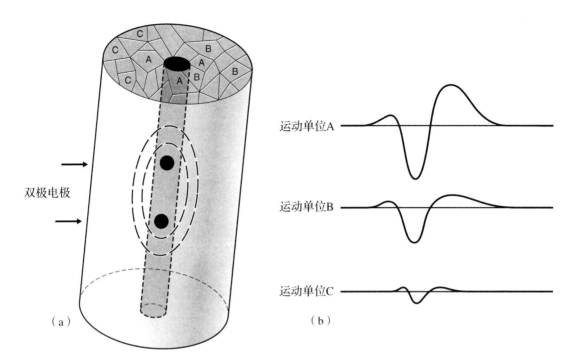

图1.3 EMG受肌肉结构特征影响

注：电极放在肌肉中心，能记录运动单位A的最大动作电位、运动单位B的次大动作电位和运动单位C的最小动作电位。

○ 要点

（1）同一块肌肉中每根肌纤维的长度是不同的，肌纤维动作电位的特点随不同肌纤维的部位而变化，因此EMG信号和电极放置位置有关。

（2）较大的Ⅱ型肌纤维位置更表浅，深层肌纤维多为更小一些的Ⅰ型肌纤维。既然所产生的表面EMG主要代表的是靠近电极的肌纤维，这就意味着Ⅱ型肌纤维产生的动作电位出现在EMG信号中的比例更大。换句话说，更大比例的EMG信号来自浅层肌纤维，而非深层肌纤维。

（3）由于神经肌肉功能区的划分，对EMG信号的解释依赖于产生收缩的肌肉部分。因此，了解神经肌肉解剖学知识很重要。

第二节　肌纤维生理

肌组织内有离子介质。与所有活细胞一样，肌纤维表面覆盖着一层膜——约 0.75 nm 的肌膜。肌膜向肌浆内凹陷形成横小管，其走向与肌纤维垂直。横小管毗邻肌质网（Hayashi et al.，1987）。横小管是重要的结构单位，把动作电位信号传导到肌纤维内的肌原纤维，引起肌纤维收缩。

一、静息膜电位

静息状态下，肌膜内外存在电位梯度，与肌膜外相比，肌膜内电压为 −90mV。电位梯度由肌膜内外的 Na^+、K^+、Cl^- 和其他阴离子浓度差引起。静息状态下，膜外 Na^+ 浓度相对高，膜内 Na^+ 浓度相对低。另外，膜外 K^+ 浓度相对低，膜内 K^+ 浓度相对高。与 Ⅱ 型肌纤维相比，Ⅰ 型肌纤维静息膜电位略高。Ⅰ 型肌纤维静息膜电位较高的原因是 Ⅰ 型肌纤维肌膜的 Na^+ 通透性更强、膜内 Na^+ 浓度相对 Ⅱ 型肌纤维较高（Hammelsbeck and Rathmayer，1989；Wallinga-De Jonge et al.，1985）。运动训练能够改变静息膜电位（Moss et al.，1983）。

二、肌纤维动作电位的产生

肌纤维是可兴奋组织。当肌纤维去极化 10 mV 或者更多时，膜电位以一种固定的、可预测的方式变化，我们将这个变化称为肌纤维动作电位（muscle fiber action potential，MFAP），简称动作电位。这个 MFAP 产生于神经肌肉接点，然后沿着肌纤维向两个方向传播。MFAP 的第一个阶段，Na^+ 通透性增加，大量 Na^+ 快速流入细胞，使细胞膜极性转变，达到正电位 10 mV。当 Na^+ 通透性增加后，K^+ 通透性也增加，K^+ 的外流使膜电位恢复到静息状态（图 1.4）。

Na^+ 通透性的改变决定了 MFAP 的产生。在神经或肌肉兴奋的不应期内，膜兴奋性降低。在一个较短的时间段，细胞膜处于绝对不应期，所有的 Na^+ 通道都关闭，所以无论多大的刺激，膜都无法产生 MFAP。接着出现相对不应期，部分 Na^+ 通道打开，只要刺激足够大，大到超过已经增大的兴奋阈值，就能产生一个 MFAP。

MFAP 的峰电位之后就是终末波，在肌肉肌腱接点处 MFAP 终止（McGill et al.，2001）。MFAP 还有一个独特的特点，即慢终末波的出现，也就是慢终末电位的终止过程（Lang and Vaahtoranta，1973）。在主体电位后，膜电位返回基线的过程非常缓慢。在临床和定量研究中，很难量化 MFAP 的时间。这个慢终末波反映了 MFAP 的负相阶段。慢终末波的出现可能是由于横小管去极化（Lateva and McGill，1998）。慢终末波的频率在 2 ~ 40

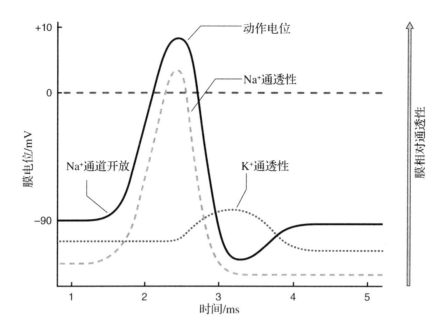

图 1.4　Na$^+$ 和 K$^+$ 穿过细胞膜引起肌纤维动作电位的时间过程

Hz 范围内，用较高截止频率对 EMG 信号进行高通滤波时将抑制慢终末波的出现。

神经肌肉接点以随机间隔释放微小的电位（Zigmond et al., 1999）。这些微终板电位（miniature endplate potential，MEPP）具有较高的频率尖峰，有时会在 EMG 中被记录为尖峰（Simons, 2001）。这些尖峰高度随着远离终板区的距离增加而迅速下降，所以这些 MEPP 尖峰的出现证明电极放在了终板区附近。

三、肌纤维传导速度

EMG 受 MFAP 沿肌纤维传播特点的影响很大，相对于高达 100 m/s 的神经传导速度，肌纤维传导速度（muscle fiber conduction velocity，MFCV）相对较慢，为 2~6 m/s。有许多方法可以计算 MFCV（图 1.5），相关文献也发表了一些方法（Arendt-Nielsen and Zwarts, 1989；Farina and Merletti, 2004；Zwarts and Stegeman, 2003）。本书第四章将讨论这些重要的问题。从生理学角度来看，MFCV 依赖于以下肌纤维特征。

1. 肌肉内环境

尤尔（Juel, 1988）对离体的小白鼠的比目鱼肌和趾长伸肌的研究显示，MFCV 随细胞外 K$^+$ 浓度的升高而降低，随细胞内 pH 值的降低而降低，而不随 Na$^+$ 浓度和细胞外 pH 值的变化而变化。MFCV 随细胞内 pH 值的降低而降低的一个主要原因是疲劳。

2. 温度

MFCV 随肌肉温度变化而变化，总体上随肌肉温度升高而加快，随肌肉温度降低而减慢（Stalberg, 1966）。因而，在检查室或实验室保持温度恒定很重要。

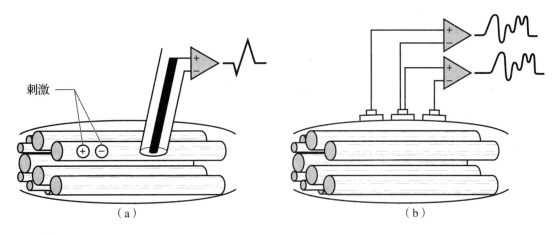

图 1.5 计算 MFCV 的方法

注：图 1.5（a）中，在肌肉中插入一对刺激电极，可以测量已知电极间距的 MFCV。图 1.5（b）中，当主动激活时，在皮肤表面可以测得两个或两个以上通道的动作电位，MFCV 可以通过互相关技术计算。这些技术将在第四章进一步解释。

3. 肌纤维直径和肌肉形态

汉克森（Håkansson，1956）报道称，青蛙的肌纤维直径和 MFCV 呈线性关系。施塔尔贝格（Stålberg，1966）发现，上臂围与 MFCV 呈正相关。MFCV 也随运动单位募集阈值的增加而加快（Gantchev et al.，1992），在运动终板附近最快，在肌腱附近最慢（Li and Sakamoto，1996a；Sakamoto and Li，1997）。

4. 肌肉长度

当肌纤维被拉长时，由于肌纤维有效直径的降低，MFCV 预期也会降低。这一点最初由汉克森（Håkansson，1956）证实。在人体肌肉中，MFCV 也随肌肉长度的增加而减慢（Arendt-Nielsen et al.，1992；Morimoto，1986；Trontelj，1993）。浅层肌纤维比深层肌纤维效果更明显（Kossev et al.，1992），这可能是由于浅层肌纤维被动拉长时肌纤维长度变化更大。

5. 肌纤维类型

人们在 1912 年就已经发现，Ⅱ型肌纤维的 MFCV 比Ⅰ型肌纤维的 MFCV 高（Kohlrausch，1912），这在人体肌纤维中已经得到证实（Hopf et al.，1974）。据报道，在股外侧肌最大主动收缩时，股外侧肌肌纤维类型与 MFCV 的相关系数为 $r = 0.84$，这提示采用无创方法测 MFCV 可以用来预测肌纤维类型（Sadoyama et al.，1988）。尤尔（Juel，1988）研究发现，MFCV 的差异可能不能归因于肌纤维直径不同。他推测，这个差异可能是由Ⅱ型肌纤维和Ⅰ型肌纤维的离子通道密度不同造成的。

6. 肌肉疲劳

在低强度运动中，MFCV 实际也在增加，推测是由于肌肉温度升高、肌肉肿胀或其他膜特性改变引起的（Van Der Hoeven et al.，1993；Van Der Hoeven and Lange，1994）。许多研究报道，MFCV 随疲劳加深而下降（Sadoyama et al.，1985；Stålberg，1966；Zwarts and Arendt-Nielsen，1988）。

7. 神经肌肉病理学

尽管神经传导速度作为临床技术已经长期用于神经肌肉诊断，但实际上很少进行 MF-CV 检查。然而一些研究指出，评估 MFCV 具有潜在的诊断价值（Blijham et al.，2004；Van DerHoeven et al.，1993，1994；Yaar and Niles，1992；Yamada et al.，1991）。肌肉的疾病，如各种肌肉营养不良和多发性肌炎情况下，MFCV 趋向减慢（Hong and Liberson，1987），但也可能是因运动神经元疾病而减慢（Gruener et al.，1979）。

8. 其他因素

MFCV 随年龄增加而加快，成年人的 MFCV 比儿童的 MFCV 快一些（Cruz Martinez and Lopez Terradas，1992）。MFCV 随低氧而减慢（Gerilovsky et al.，1991），随关节扭矩增加而加快（Masuda et al.，2001），可能由于随着 MFCV 加快，更多的运动单位募集了。还有人认为，肌纤维的 MFCV 随应力增加而加快（Masuda et al.，1996；Mitrovic et al.，1999，Sadoyama and Masuda，1987）。米特罗维奇（Mitrovic）和他的团队（1999）认为，膜离子通道结构或电阻的改变可能是 MFCV 加快的原因。放电率增加也可导致 MFCV 加快（Morimoto and Masuda，1984）。这可能是由于动作电位超射期的出现。当前报道青蛙神经和人肌肉中（Stålberg，1966），动作电位后有一个短期 MFCV 加快。MFCV 和单个运动单位收缩（twitch）产生的扭矩密切相关（Nishizono et al.，1990），这提示 MFCV 可能是海涅曼（Henneman）尺寸原则的一个机制（Andreassen and Arendt-Nielsen，1987）。

从解剖结构来讲，神经支配区的位置可由多个电极来确认。在神经支配区，MFCV 极性发生反转（Masuda and Sadoyama，1989）。例如，肱二头肌中，发现神经肌肉接点在肌肉中间离散分布（Masuda et al.，1983）。然而某些肌纤维可能有多个神经肌肉接点，这与一些研究中显示的一些肌纤维可能是多神经支配的结果相一致（Jarcho et al.，1952；Lateva et al.，2002）。

电极必须沿肌纤维纵向放置，否则只能获得不准确的 MFCV 估测值。放置方向 10% 的偏差可以使 MFCV 测量结果的误差达 10%（Sadoyama et al.，1985；Sollie et al.，1985a）。电极放在运动点附近或放在肌腱附近也会导致 MFCV 测量误差。总体而言，神经支配区位于每个肌纤维的中间。然而也会有极端的例外，如神经支配区在肌纤维近端和远端（Saitou et al.，2000）。

很显然，一些生理和技术的问题能影响 MFCV 的评估。因此，MFCV 的研究者应该使测试条件（包括肌肉长度、肌肉应力水平和肌肉内部温度）标准化。

○ **要点**

（1）肌纤维生理功能决定了 MFCV、振幅、波形和时间过程，即决定了 EMG 作为一个整体信号的特点。

（2）膜内外离子浓度不同，产生了跨膜电位梯度。这些跨膜电位梯度解释了静息膜电位在Ⅱ型肌纤维和Ⅰ型肌纤维中的差异。

（3）肌肉收缩的电信号以 MFCV 的形式经肌纤维的横小管进行传播。

（4）动作电位特定相位，如主要的尖峰电位、终末波和终末电位已有明确定义，可用这些相位解释 EMG 的一些特征。

（5）后超极化限制了 MFCV。

（6）当动作电位以一定速度沿肌纤维传播时，测量指标为 MFCV。MFCV 受离子浓度、温度、肌纤维长度和直径、肌纤维类型、肌肉疲劳、各种神经肌肉病理以及缺氧和年龄等因素影响。

第三节　运动单位特点

运动单位（motor unit，MU）源自谢灵顿（Sherrington）描述的概念，包括一个运动神经元和所有受它支配的肌纤维（图 1.6）。谢灵顿（Sherrington，1906）把运动单位标记为"最终共同途径"；在非病理情况下，当运动神经元产生动作电位时，它所支配的所有肌纤维全部被激活。

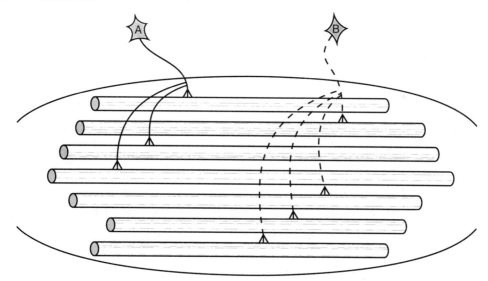

图 1.6　运动单位的概念

注：运动单位的支配率（每个运动单位所支配的肌纤维的数量）不同；有些运动单位位于肌肉浅表区域，有些运动单位位于肌肉较深区域。

运动单位的概念还有一些争议。例如，有研究者称，一些肌纤维受多个运动神经元支配（Lateva and McGill，2001）。从运动控制的观点来看，这将使通过中枢神经系统的作用来预测基于运动神经元激活的肌肉力量输出变得复杂，需要谨慎对待肌纤维受多重控制的观点。

一、肌纤维特征

不同的肌纤维的结构特点和体积有所差异，运动单位大小和其他组织特征也有变化。这一节，我们将讨论这些解剖生理因素。

1. 肌纤维类型

如前面所讨论的，Ⅱ型肌纤维和Ⅰ型肌纤维之间的许多差异都影响着 EMG，Ⅰ型肌纤维的静息膜电位高于Ⅱ型肌纤维。因为肌纤维直径不同，Ⅱ型肌纤维与Ⅰ型肌纤维相比，能产生更大的动作电位，具有更快的 MFCV，结果使Ⅱ型肌纤维和Ⅰ型肌纤维的 EMG 有很大差异。

2. 运动单位构成

在不同肌肉中，运动单位的数量和支配率也不相同。大块肌肉，如腓肠肌大约有 600 个运动单位，支配率为 2000 根肌纤维每个运动单位；小的眼肌，如眼外直肌有 3000 个运动单位，但支配率为 9 根肌纤维每个运动单位（Feinstein et al.，1955）。其他肌肉的支配率也有报道（Gath and Stålberg，1982）。因而，支配率是表示肌肉收缩精度的形态学指标之一。通过增加或减少肌肉运动单位放电率来获得更微小的力量调节，要比通过激活或失活整个运动单位有效。一些技术可用于评估人体肌肉运动单位的数量，相关内容下一节将继续讨论。

3. 肌纤维分组

有证据显示，肌纤维分组就是特定肌纤维或特定运动单位的肌纤维相对集中地分布到局部区域（Bodine-Fowler et al.，1990），然而大多数证据有利于得出肌纤维随机分布在肌肉内的观点（Buchthal and Rosenfalck，1973；Dubowitz and Brooke，1973；Edstrom and Kugelberg，1968；Gates and Betz，1993）。如果肌纤维分组，单个区域的表面 EMG 信号或内置电极 EMG 信号就只包括所选择的和相对局限的一组运动单位信号。运动单位结构和肌纤维分组随年龄增加而变化。当运动神经元死亡时，隶属于这个运动神经元的肌纤维失去支配，这些肌纤维的一部分由临近的运动神经元再支配，从而生成更大的运动单位。在这些肌肉中，肌纤维分布不是随机的。进一步说，隶属于同一个运动单位的肌纤维经常被发现位于较集中的区域（Andersen，2003；Lexell，1995）。

二、运动单位动作电位

由于一个运动神经元支配多根肌纤维，因此当运动神经元放电时，多根肌纤维几乎同时放电。所有肌纤维的电活动就合成运动单位动作电位（motor unit action potential, MUAP）总量（图 1.7）。MUAP 的幅度受每一个 MFAP 的影响，是所有 MFAP 在时间和空间上的叠加（图 1.8）。一个运动单位可能有较长的神经细胞轴突小枝（运动神经元的轴突）。这些对形成 MUAP 后一部分发挥作用，并可能导致复杂的、有许多尖峰的 MUAP 的形成。另外，如果运动神经元的轴突到每根肌纤维的长度相等，运动单位中的所有肌纤维会同时放电，那么 MUAP 可能持续时间短、振幅高。

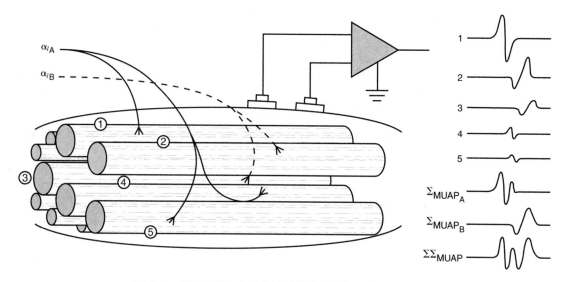

图 1.7　表面 EMG 由所有运动单位动作电位的代数和构成

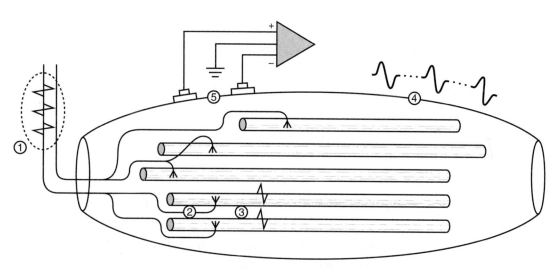

图 1.8　记录运动单位动作电位的过程

　　注：从运动神经元动作电位产生开始①，运动神经元动作电位到达每根肌纤维的运动终板②，引起肌纤维动作电位的产生③，所有单根肌纤维动作电位的总和构成了运动单位动作电位④，可以用合适的电极和放大器⑤记录下来。

（1）运动单位是神经肌肉系统的基本单位。运动单位由一个运动神经元和多根肌纤维组成，我们不能激活单根肌纤维。换句话说，我们通过激活某个运动单位，同时激活多根肌纤维。

（2）运动单位特点变化较大。例如，Ⅰ型肌纤维和Ⅱ型肌纤维的 EMG 信号不同。

（3）肌肉不同，运动单位的数量和组织形式不同。

（4）在生理学上，一个运动单位所支配的肌纤维几乎同时被激活，产生 MUAP 总量。

第四节 调制肌肉力量的方法

外部阻力增加需激活更多的运动单位。如果神经系统需要适应外力来激活运动单位，激活上百个运动单位就比较费时费力了，毕竟即使手上很小的固有肌肉也有 100 个左右的运动单位，这就要决定激活哪些运动单位了。选择激活哪一个运动单位来产生较小或合适大小的力量，对神经系统来说也是十分艰难的。幸运的是，决定哪些运动单位被激活有一个清晰的组织顺序。运动单位按由小到大的顺序被激活，即最小的运动单位首先被募集，大一些的运动单位根据增加力量的需要接着被募集，这是几乎不变的规律。大运动单位一般由大运动神经元支配，大运动神经元传导速度快，大运动单位所产生的收缩力比小运动单位所产生的收缩力大。埃尔伍德·海涅曼（Elwood Henneman）等人在 1965 年首次阐述这个规律（Henneman et al.，1965），现在我们称之为"海涅曼尺寸原则"。

一个推论是，运动单位也是按有序的方式失活，当力量降低时，最大的运动单位首先失活。运动单位激活数量对 EMG 影响很大，激活的运动单位越多，EMG 信号振幅越大。这个运动单位激活数量增加的过程称为募集。运动单位募集的特点随着肌肉不同而变化。大肌肉更倾向于募集这种方式，可以达到最大限度的 80% 或更高。小肌肉很少通过募集肌肉运动单位的方式来增加肌肉力量（Seki and Narusawa，1996）。

增加肌肉力量的方式还有增加运动单位的激活频率，即改变编码率或放电率。运动单位最小放电率为 5 次/秒，尽管在不同肌肉中这个数值有所变化（Freund et al.，1975；Phanachet et al.，2004；Tanji and Kato，1973）。当需要更多力量时，放电率也会增加。部分肌肉的最大放电率可以超过 60 次/秒（Kamen et al.，1995）。与大肌肉相比，小肌肉趋向依赖放电率的调整（Seki and Narusawa，1996）。既然每一个 MUAP 都对 EMG 信号有贡献，运动神经元的激活频率越大，即放电率越大，EMG 的振幅就越大。

　　肌肉激活方式也能影响肌肉力量大小，有时这些激活方式会影响 EMG 的活动。伯克（Burke）和他的研究团队在 1970 年首次报道了这些激活方式的模式。如图 1.9 所示，增加一个额外的脉冲刺激能使肌肉力量上升阶段延长，而一次放电缺失可以导致肌肉力量下降过程延长。

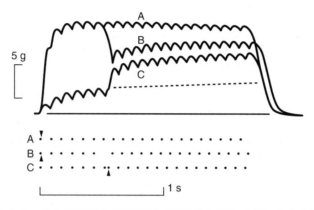

图 1.9　改变刺激模式的效果可以通过分离单块动物肌肉来研究

　　注：不同的刺激模式产生的力量用实线显示。在 A 和 B 中，肌肉分别受到两个双脉冲以短脉冲间隔刺激。去掉一个单一额外的脉冲刺激（如 B 所示），可以导致肌肉力量下降过程延长，而加入额外的单一脉冲刺激（如 C 所示），能使肌肉力量上升阶段延长。

　　有时一个运动单位有两次放电，两次脉冲之间有非常短的间隔。这种双重放电在肌肉初始收缩时比较普遍。双重放电现象在成年人当中随年龄增长而减少（Christie and Kamen，2006）。双重放电似乎对肌肉力量快速增长很重要，特别是在快速或较大力量收缩中（Garland and Griffin，1999）。当然，双重放电能影响 EMG，特别是当较多运动单位进行短间隔双重放电时，影响更大。

　　成对运动单位有时同时放电，而非单独一个运动单位放电，这也会影响 EMG 的图形。有报道显示，同时放电方式（同步化，synchronization）在所研究的每一块肌肉中都实际存在（Kamen and Roy，2000）。这提示同步化的频率可能在运动训练和疲劳中更高一些，然而一些运动单位同步放电很可能增加 EMG 信号的振幅，降低频率，尽管这一点还需要进一步研究。

　　运动单位激活的方式，如图 1.10 所示，遵循海涅曼尺寸原则，最小的运动单位首先被募集。这些小运动单位可能位于肌肉深部，增加运动单位放电率能增加肌肉力量。运动单位激活方式也能改变肌肉力量，这些激活方式包括双重放电和运动单位放电同步化。

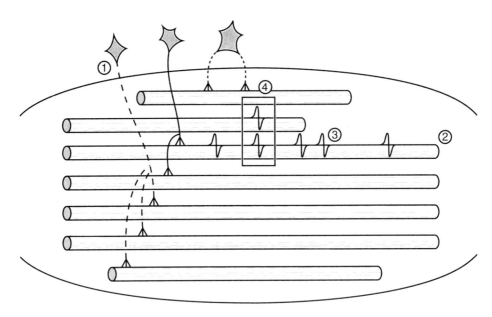

图 1.10　运动单位的激活方式

注：许多机制影响肌肉产生力量的大小，运动单位募集（激活的运动单位数量增加）①，每一个运动单位的放电率增加②，双重放电③，运动单位同步激活④，都能产生更大的肌肉力量。拮抗肌和协同肌的激活也能调整肌肉力量大小。

○ 要点

（1）决定哪些运动单位应该参与到特定运动中是比较困难的，这要求神经系统有逻辑、有组织地激活运动单位。

（2）运动单位的激活顺序是由海涅曼尺寸原则决定的，即小运动单位在较小力量时被激活，大运动单位在力量需求增加时被激活。

（3）增加激活运动单位数量的过程称为募集，运动单位以相反的顺序失活，最小运动单位在最小肌肉力量时保持激活状态。

（4）在某一过程中，运动单位的动作激活频率称为编码率（放电率）。

（5）非线性放电方式，如双重放电能大大影响肌肉力量。成对运动单位也能同时放电，这称为运动单位放电同步化。

第五节　影响 EMG 的其他生理因素

我们已经介绍了对 EMG 产生影响的因素，如 MFCV、运动单位募集、放电率以及运动单位的特征。下面将介绍影响 EMG 的其他生理因素。

一、肌肉长度

EMG 振幅随肌肉长度的变化而变化（Babault et al.，2003），但有证据显示这是由于动态动作不同，瞬时肌肉长度不同，肌肉力臂也不同（Nourbakhsh and Kukulka，2004）。肌肉被动拉伸时，MFAP 振幅降低（Libet and Feinstein，1951）。MUAP 的频率特征依赖于肌肉长度，趋向于肌肉长度增加，MUAP 频率降低（Bazzy et al.，1986；Okada，1987）。这是因为肌肉拉伸时，传导距离增加，两次 MFAP 之间的潜伏期增长，引起 MUAP 频率降低；也可能是因为当肌肉处于较长的长度时，运动单位放电同步化，产生低频 EMG。

二、软组织滤波

多电极记录已经证实，MFAP 的振幅随着电极与肌纤维测试距离的增加而降低（Buchthal et al.，1957）。当收集表面 EMG 信号时，信号的振幅和频率的特征受电极与肌纤维间的相关软组织的影响。软组织产生低通滤波效应，这种效应随电极与待测肌纤维距离的增加而增加（De la Barrera and Milner，1994；Gath and Stålberg，1997；Lindströrm and Petersen，1983）。软组织的低通滤波效应是表面 EMG 朝向邻近电极的肌纤维方面偏倚的原因之一，表面电极受离它比较近的肌纤维影响较大。

三、肌纤维长度

如前所述，在同一块肌肉中的肌纤维长度不同，有时同一块肌肉中的不同肌纤维长度可以相差 5 倍。肌纤维长度对 MUAP 的形状有影响，短肌纤维 MUAP 频率更高一些（Dimitrova et al.，1991；Inbar et al.，1987）。

四、肌肉温度

如前所述，肌肉温度对可兴奋组织动作电位的特征有影响。肌肉温度低，组织趋向抑制兴奋性和 MFCV，而肌肉温度稍微高一些就可以加快 MFCV（Kimura，2001；Rutkove，2001）。此外，肌肉温度还有以下作用：

（1）肌肉温度从较低开始升高时，MFAP 沿肌纤维传导的时间也会增加（Buchthal et al.，1954）。大多数情况下，肌肉温度较低时，EMG 频谱频率也较低（Petrofsky and Lind，1980；Winkel and Jorgensen，1991），这与肌肉疲劳时产生的效果类似。

（2）EMG 信号的振幅随肌肉温度的降低而增加（Winkel and Jorgensen，1991）。然而，有一些研究显示，并没有发现均方根（root-mean-square，RMS）振幅随肌肉温度变化而变化（Holewijn and Heus，1992；Krause et al.，2001）。因而，在收集 EMG 数据期间，

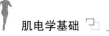

应该谨慎且努力地保持实验室温度恒定。

○ 要点

（1）肌肉长度的改变可以影响 EMG 振幅。

（2）软组织的低通滤波效应使表面 EMG 朝向电极附近的肌纤维偏倚。

（3）肌肉温度能影响 MFCV、MFAP 频率特征，最终影响 EMG 信号的频率特征。

第二章 生物电

本章介绍 EMG 应用的电学基础概念，这些基础概念有助于深入理解 EMG 信号、EMG 设备和信号处理的原理。深入介绍电学概念非常重要，我们按照传统的方法，首先了解电学的定义，其次从物理学角度深入介绍电学概念，最后把这些内容应用到对 EMG 信号的生物物理学的解释上。

第一节 电力

EMG 测量的基本单位是电压。当两个电荷相互接近时，电荷之间有一个力，这个力的大小与它们之间的距离的平方成反比。两个电荷间的力是电荷间距离的函数，一个电荷相对于空间其他位置的电荷进行移动，等于在不移动的那个电荷的周围画出电场。因为两个电荷之间有力存在，在电场内移动一个电荷需要做功（一定距离内施加的力）。电势能是可以对电荷做功且依赖电荷间位置的能。电势能和功之间的关系给出了电压的定义，但两个电荷之间的力是定义的基础。

一、电荷

库仑（Coulomb，C）是基本电荷的特定数量单位。一个电子的电荷是 -1.6×10^{-19} C，而一个质子的电荷是 1.6×10^{-19} C。1 库仑负电荷（-1C）约等于 6.25×10^{18} 个电子，1 库仑正电荷（$+1$C）约等于 6.25×10^{18} 个质子（图 2.1）。我们很难掌握的一个电学问题是净电荷是相对的。当电子（负电荷）向一个方向移动时，它们相对留下正电荷。因而，$+1$C 的意思是物体中的电子比运动前少了 6.25×10^{18} 个。两个带电粒子间的力，可以使同种电荷的粒子互相远离，使异种电荷的粒子互相接近。这个力定量描述为库仑定律，解释为两个电荷间力的大小和它们之间的距离的关系。这个定律使电学单位和力学单位的概念可以相互转换。在 1 米远时，两个 1 库仑正电荷之间力的大小为：

$$F = k\frac{Q_1 Q_2}{r^2}$$

式中，Q 表示电量，r 为两个电荷间的径向距离；k（$k = 9.0 \times 10^9 \text{N} \cdot \text{m}^2/\text{C}^2$）是常数，静电学中可以用大家更熟悉的单位牛顿表达。

$$F = 9.0 \times 10^9 \frac{\text{N} \cdot \text{m}^2}{\text{C}^2} \times \frac{1\,\text{C} \times 1\,\text{C}}{1\,\text{m}^2}$$

$$= 9.0 \times 10^9 \text{N}$$

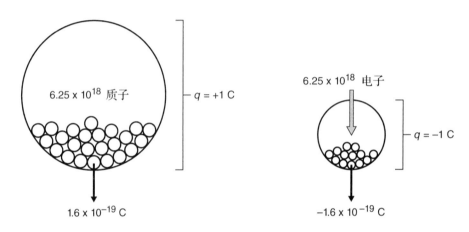

图2.1　电荷单位库仑是由一定量电子或质子聚集构成的

注：由于质子和电子体积的差异，每增加 1 库仑或减少 1 库仑，所增加或减少的质子体积大于电子体积。

库仑定律中的这个力很大，因为这两点电荷实际相当大，这个力可作为一个参照框架，用于比较其他电荷系统的力。例如，EMG 电荷大小的数量级是纳米库仑（$1\text{nC} = 10^{-9}$ C），因而仅产生微小的力。

○ 要点

库仑是基本电荷的特定数量单位。1 库仑负电荷约等于 6.25×10^{18} 个电子；同样，1 库仑正电荷约等于 6.25×10^{18} 个质子。

二、电场

当电荷（+Q）放置在空间某一点，它在附近产生一个电应力状态，叫作电场（electric field，E）。如果另一个更小的电荷（+q_0）放在电场中，+Q 对电场内的 +q_0 产生一个静电力，可以用 +q_0 相对于 +Q 来画一个向量场。向量场中，+Q 对 +q_0 产生的力可以根据库仑定律用空间两点距离来计算。库仑定律预测，如果两个电荷间径向距离不变（图 2.2 中 a、b、c 的位置），它们之间力的大小也不变；当两个电荷径向距离增加时，静电力减小（图 2.2 中 d、e 的位置）。

请记住，力是一个向量，既有大小，又有方向。如果每一点的合力被 +q_0 除，这个向量称为关于 +q_0 大小"标准化"。标准化使电场不受 +q_0 大小的影响，只与 +Q

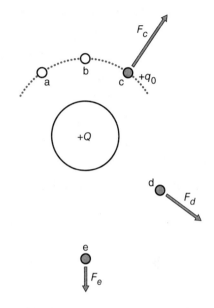

图 2.2　+Q 施加给位于 a 点到 e 点 +q_0 的力 F

注：矢量的数值大小等于力的大小。

所产生电场中的 +q_0 的空间位置有关。因而电场图由空间某点有方向的力的标准化向量组成。电场强度等于特定点的力/电荷的大小（牛顿/库仑）：$E = F/q_0$。附录 2.1 有某点两个电荷电场计算公式，其例题也说明了电场线是如何画出的。

○ 要点

（1）当带电电荷放在空中某点时，它在附近产生的电应力状态叫作电场。

（2）如果另一个更小的电荷（+q_0）放在电场中，+Q 对电场内的 +q_0 产生一个静电力。电场强度等于特定点的力/电荷的大小（牛顿/库仑），与两电荷间的径向距离密切相关。

三、电势能

库仑定律解释了用于决定 +Q 周围电场的静电力。这个电场对附近的其他电荷（如 q_0）产生作用；根据它们的极性（+ 或 −），电荷被吸引或被排斥。因为这个电荷（q_0）

在电场中的位置不同，所以电势能不同。在两点间的电场中，移动其中一个电荷所需做的功，与两点间的电势能之差有关。这个两点间的电势能的差值用电压（V）来计量。电压是测量 EMG 振幅的基本单位。

因为我们对重力场更熟悉，对其机制的推导可以让读者对电压的起源与意义有更直观的理解。思考一下水平面移动一个物体所做的功：力（F）乘以移动距离（d），即 $W = Fd$。1 焦耳是 1 牛顿的力移动 1 米所做的功。功单位不要与扭矩混淆，扭矩单位和功一样（N·m）。如果力和位移方向不一致，那么必须使用三角法则来求出位移方向的分力向量：$W = Fd\cos(\theta)$，这对理解电势能符号（约定的运算惯例）很关键。

图 2.3 所示的例子说明了功和能在重力场和电场中的定义。考虑一个物体在地面水平位置 A 静止 [图 2.3 (a)]。如果给物体施加一个略大于物体重量的力，这个物体将向 B 位置缓慢移动。不给予任何额外能量，只施加这个力来使物体向上移动，假设这个物体的移动很慢，因此速度和动能约为零。在这个例子中，我们仅仅考虑重力场的效应。重力（F_g）等于物体的重量（mg）。物体的垂直位移为 $h = (y - y_0)$。然而，由于物体运动方向和重力方向相反（如 180°），重力场所做的功实际是负的，用运算符号表示为：

$$W_g = F_g h \cos 180° = mgh(-1) = -mgh$$

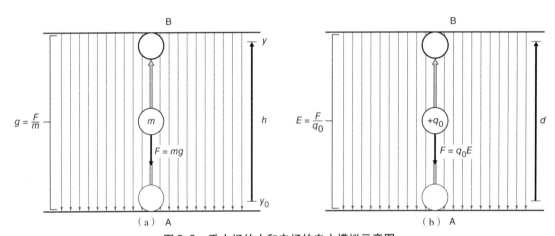

图 2.3　重力场的力和电场的电力模拟示意图

负号的意思是在重力场中，当物体升高时获得了势能（U_g）。B 点势能大小等于重力做功的负值：$U_g = -W_g$。

某点的势能实际上总是负的，不必关注这个符号，只要两点间的势能差（ΔU_g）能够在物理学上进行测量即可。势能差可以为正，也可以为负，取决于某点相对于参考点势能是增加还是减少。两点间的势能差（ΔU_g）等于负功差：$\Delta U_g = -\Delta W_g$。高度就是 Y 轴的位移，势能总的表达式为：

$$U_b - U_a = mg(y - y_0)$$

一般假设点 A 为参考点，$y_0 = 0$，在这点物体的势能为 0（$U_a = 0$）。物体从 A 点移到 B 点，势能改变为正值：$U_b = mgy$。如果从 B 点移到 A 点，重力所做的功为正值，然而势能改变为负值，因为初始位置 B（y）比终末位置 A（y_0）要高一些。

要把机械能转变为电势能，要考虑一个小的正电荷（q_0）位于两个相反带电平板产生的均匀电场中［图 2.3（b）］。电场线由正电板指向负电板。电场的电力可导出：$F_e = q_0 E$，而 q_0 和 E 可以分别类比于质量（m）和重力常数（g），这里 q_0 的位移为 d。把 q_0 从 A 点移到 B 点，电场对电荷（q_0）所做的功为负值：

$$W_e = F_e d \cos(180°) = q_0 E (-1) = -q_0 E d$$

B 点电势能的大小等于电场所做的功的负值：$U_e = -W_e$。如前所述，两点间电势能之差可在物理学上测量到。因而这个定义可以延伸，使两点间电势能之差等于负功之差：

$$\Delta U_e = -\Delta W_e$$

如前所述，某点的电场强度（$E = F/q_0$）用每单位电荷的力来表示。同样地，某点电势能也可以表示为每单位电荷的电势能：$V_a = U_a/q_0$，这个标准化的量叫作 A 点电势（V）。一定要记住，某点电势的大小还依赖于其相对于参考点的位置。电势差，或者说 A 和 B 两点电势之差，等于把电荷从 A 点移到 B 点所做的负功之差：

$$\Delta U_{ba} = U_b - U_a = -\Delta W_{ba}$$

如果等式同时除以 q_0，结果是：

$$V_{ba} = V_b - V_a = -\frac{\Delta W_{ba}}{q_0}$$

点 A 和点 B 之间的标准化电势差（V_{ba}）等于每单位电荷从点 A 移到点 B 所做功的负值。对标准化电势差进行定义，得到一个新单位——电压（V）。国际单位制中，1 焦耳为移动 1 库仑电荷克服 1 电压所做的功。

因为我们能测量两点电势之差，所以只需要两个电极就能记录 EMG。后面章节将介绍：多数电极基本配置有两个电极，一个记录电极放在待测肌肉上，另一个参考电极放在电中性组织区域（如肌腱）。既然和肌肉动作电位有关的电荷是纳米量级（nC），电压可能以毫伏（$1mV = 10^{-3}V$）或微伏（$1\mu V = 10^{-6}V$）计算。把两个电极之间测到的几微伏或几毫伏的电压当作肌肉电活动的现象极为普遍。附录 2.2 利用更为深入的概念解释了根据偶极子原理计算电极所测电压的方法，用以说明肌纤维去极化和复极化阶段的动作电位。

◯ 要点

（1）电荷的电势能依赖于其在电场中所处的位置。总是把参考点的电势能定为零。

（2）电场把电荷从点 A 移到点 B 需要做功。点 B 电势能的大小等于电场所做功的负值。标准化电势差等于每单位电荷在两点间位移所做功的负值。根据焦耳/库仑的表示，对标准化电势差定义，得到一个新单位——电压（V）。

四、容积传导电位

记录 MFAP 要通过一个介质（如细胞外液和组织），这种传导称为容积传导（volume conduction）。容积传导是 EMG 最基本的课题，因为它解释了与电极位置密切相关的结果电位的大小和形状（Brown，1984）。容积传导中一些概念扩展到 MUAP，但需要用单个肌纤维来理解基本原理。

MFAP 以恒定的速度沿肌纤维传导，传导时保持一定的形状，在电极下方，向远离电极的方向传导。因为 MFAP 形状恒定，去极化和复极化阶段可以看作 MFAP 在肌纤维上保持静止，而电极相对移动，这样就能通过电极的位置变化改变 MFAP 的形状这种方式来研究 MFAP。

下面需要理解的是，MFAP 去极化和复极化阶段可以分别被认为是肌纤维上相邻的负电荷和正电荷互相流动。因为负电荷和正电荷通过生理活动联系在一起，它们代表一个偶极系统。可以在正电荷和负电荷这对偶极子之间建一个坐标系，为电极位置提供参考。如图 2.4（a）所示，一对偶极子中点在 Y 轴之上有两条观察线，线上有 5 个电极位置，电极的位置有近有远，对应 P_1 到 P_5，从 P_1 开始，电极位置分别接近、通过和远离静止偶极子。

图 2.4（b）显示了当电极沿着两条观察线移动时，两个 MFAP 的变化情况。Y 轴是电极记录的微伏数量级电势，X 轴原点是偶极子长轴中心的位置，中心与两种电荷偶极子之间距离相等。靠近偶极子的 MFAP 高而窄，而远离偶极子的 MFAP 矮而宽。X 轴单位很容易转换为毫秒，因为肌纤维传导速度约为 4 m/s。如果用固定电极记录一个沿肌纤维传播的 MFAP，那么 X 轴使用时间单位就更合适了。

为了理解 MFAP 的形状差异，我们需记住 3 个事实：第一，偶极子由数量相等、极性相反的电荷组成，在这里净电势由每个电荷和电极间径向距离（r_1 和 r_2）之差（Δr）决定。主要由最近的电荷决定净电势。净电势被电极记录，以微伏来表示 MFAP 的振幅。第二，当电极沿着观察线移动时，电极的径向距离（r_1 和 r_2）之差（Δr）的变化决定了 MFAP 的演化状况。附录 2.2 中的图 2.2.2 显示了一个径向距离（r_1 和 r_2）之差（Δr）特写视图。第三，偶极子和电极之间的几何关系决定了当电极沿两条观察线移动时，径向距离（r_1 和 r_2）之差（Δr）的变化。下面我们会介绍当电极沿两条观察线移动时，径向距离（r_1 和 r_2）之差（Δr）是如何变化的，结果将产生不同大小和形状的 MFAP。

1. 远场观察线

当径向距离（r_1 和 r_2）大于偶极电荷的距离（r 远大于 b 时），径向距离之差非常小。在第一个电极 P_1 位置净电势为零，因为 r_1 和 r_2 近似相等。电极位置从 P_1 变化到 P_3 和电位的负向偏转有关，因为 r_1 和 r_2 之差（Δr）是增加的，而且最近的电荷是负的。然而径向距离较大，也会导致 r_1 和 r_2 之差（Δr）缓慢变化。当电极沿着远场观察线移动时，负的净电势稳定地增长。r_1 和 r_2 之间的夹角可用来反映 r_1 和 r_2 之差（Δr）的变化率。图 2.4（a）可证实，电极从 P_1 向 P_3 移动时，r_1 和 r_2 之间的夹角逐渐增大。

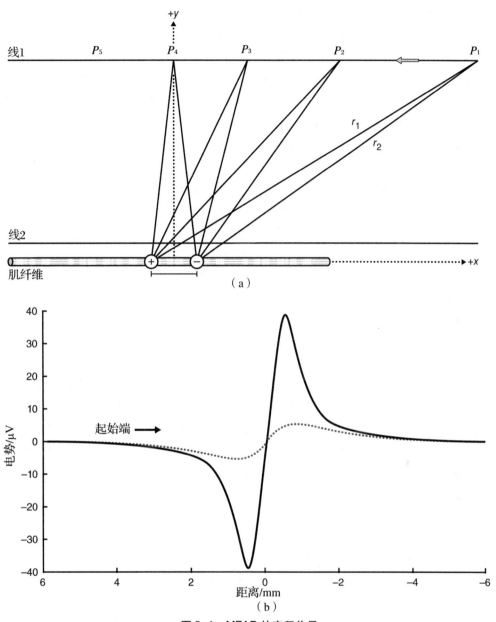

图 2.4　MFAP 的容积传导

注：两条线代表与偶极子不同距离的近场观察线（线 2）和远场观察线（线 1）。近场观察线在肌纤维之上 1 mm 距离，而远场观察线在肌纤维之上 10 mm 距离。当电子相对于固定偶极子从左移动到右时，MFAP 的演化和两条观察线的位置有关。实线和虚线分别对应于 MFAP 处于近距离和远距离时的情况。

尽管电极从 P_1 到 P_3 的移动导致 r_1 和 r_2 之差（Δr）增加，电极移近偶极子，但是这时差值相对较小，因为径向距离还很大。远场观察线的净电势很小，所以记录的 MFAP 振幅较小。远场观察线上的 r_1 和 r_2 之差（Δr）逐步增加，直至到达 P_3——最接近负电荷的位置。在电极朝向电势为零的偶极中心的移动过程中，净电势稳步减少。在偶极中心位置，r_1 和 r_2 长度相等，所以没有单个电荷能主导总量。

当电极移动通过并即将超过偶极中心时，物理系统的几何形状是左右对称的。当电极从 P_4 移动到 P_5 时，r_1 和 r_2 之差（Δr）逐步增加。在这种情况下，正电荷最靠近电极，正电荷主导着净电势，所以 MFAP 极性反转。最大正电位可在位置 P_5 获得，此时电极通过正电荷。因为 r_1 和 r_2 之差（Δr）的极大值在偶极子外侧获得，所以远场观察线上产生负电、正电尖峰的两点间距离比两个电荷间的距离大。另外，MFAP 振幅较小，而且 r_1 和 r_2 之差（Δr）在偶极距离之外开始缓慢增加到极大值，所以 MFAP 波形整体表现较宽。

2. 近场观察线

尽管近场观察线靠近偶极子，但是位置 P_1 的电极径向距离还是比 r_1 和 r_2 之差（Δr）大很多，Δr 可以忽略。因而 P_1 点电极的净电势为零。当电极从 P_1 移动到 P_2 时，r_1 和 r_2 缩短，然而因为近场观察线非常靠近偶极子，r_1 和 r_2 之差（Δr）没有明显的改变，净电势接近零。如前所述，r_1 和 r_2 之间的夹角可用来反映 r_1 和 r_2 之差（Δr）的变化率。在 P_1 和 P_2 之间，r_1 和 r_2 夹角的角度可以看作不变的常数。只有当电极靠近偶极子时，r_1 和 r_2 之差（Δr）才出现可观察到的变化。

当电极移动通过 P_2 时，r_1 和 r_2 之差（Δr）开始发生细微的变化。电极在这一位置远离基线，负净电势开始小幅上升。当电极到达 P_3 时，r_1 和 r_2 之差（Δr）开始陡然变化，负净电势迅速上升。对于近场观察线，变化的幅度相当大，因而负净电势相当大，MFAP 的振幅也很大，这仅仅是几何原因。当电极在偶极负电荷正上方时，净电势达到极大值。从这个位置开始，负净电势开始迅速降低，在位置 P_4 趋向于零，和远场观察线一样。

电极移动通过位置 P_4 后，左右对称的几何形状导致相同的情况发生，但顺序相反。也就是说，正净电势迅速增大，直到在正电荷正上方时达到极大值。然后在 P_5 位置，电极与正电荷之间的正净电势迅速降低，后来趋近于零。因为正极大值和负极大值直接在电极移动通过偶极内相对应的电荷时获得，所以 MFAP 尖峰间距离等于偶极电荷间距离，$b = 0.05$ mm。因而与远场观察线的 MFAP 相比，近场观察线的 MFAP 结果显现为波形高而窄。

3. 肌纤维动作电位的三极子表现

MFAP 的一个更精确的物理表现是三极子（ + − + ）（Dumitru，2000；Loeb and Gans，1986）。图 2.5 说明了产生 MFAP 的电化学情况。肌纤维下面对应的是与电势相关的每个电化学反应情况，这是由细胞外的电极记录的。当动作电位从左到右沿肌纤维传播时，所有的电化学反应同时进行。然而我们可以一幕幕暂停这些反应来想象一下，以便进一步理解随时间变化电极所记录的电化学反应。

聚焦到去极化这一点，当 Na^+ 大量流入肌纤维，细胞外相对有许多负电荷。这些负电荷称为电流阱或灌电流，这是正电荷脱离所致。如果一个电极直接放在去极化的位置上，就可以记录到一个负电势（图 2.5 位置①）。然而电流阱非常强，以至于在去极化之前从近膜区域吸引正离子。这种近膜区域称为弱电源区域，因为这个区域有正电，吸引离子产生电流阱。如果一个电极直接放去极化的位置之前，就可以记录到一个小的正电势（图 2.5 位置②）。因为正离子被动远离近膜区域，引起跨膜电荷分布变化，这导致肌纤维被动去极化。离子通道介导了正离子（K^+）大量外流，肌纤维开始复极化，这个阶段也称

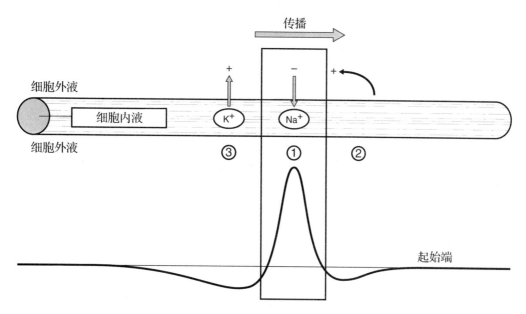

图2.5 产生MFAP的电化学情况

注：在标准记录中，由左至右，MFAP的演化表示为时间的函数。在这个例子中，MFAP在空间上和上述肌纤维中的电化学反应匹配，以此来理解MFAP和肌纤维之间的关系。在电生理学中，传统规范的表示为负极位于水平线之上，正极位于水平线之下。

强电源。电极直接放置在复极化位置时，可以记录到一个较大的正电势（图2.5位置③）。

因而，当MFAP从左到右沿肌纤维朝向电极传播时，起始一边（弱电源）首先检测到，其次是去极化阶段（电流阱），最后是复极化阶段（强电源）。MUAP的检测也是分三个阶段，因为它是所有相关肌纤维的线性和。对周围神经进行电刺激，大量运动单位同时被激活。被募集的运动单位同时去极化和复极化，可明显地看到这个三相波形。这个诱发电位逻辑上被称为聚集动作电位（massed action potential，MAP）或M波。由于它是所有MUAP组成的线性和，所以也称为复合肌肉动作电位（compound muscle action potential，CMAP）。大量肌纤维参与到激活反应中，这时可测到的电压大小是几毫伏数量级。

○ 要点

（1）偶极子由数量相等、极性相反的电荷组成，净电势是由每个电荷和电极之间的径向距离（r_1和r_2）之差（Δr）决定的。

（2）MFAP的演化过程由径向距离差（Δr）的变化决定。

（3）偶极子和电极之间的几何关系决定了径向距离差（Δr）如何变化。当MFAP从左到右沿肌纤维向电极传导时，起始一边（＋）首先检测到，其次是去极化阶段（－），最后是复极化阶段（＋）。

第二节　电路基础

EMG 信号基本上是可以测量到的、相对较小电压的放大信号。周围环境或其他原因产生的噪声会进入 EMG 信号，当 EMG 信号储存到计算机时，在数据分析之前，可以在电路中调整频率，把噪声减到最小（滤波）。理解滤波，首先要理解电路基础，以及在电路中电阻和电容是如何连接达到滤波目的。电路对理解神经和肌纤维的电流与电势的物理性质也很重要。

一、电容

任何导电材料都能被看作蓄电池或电源。如果导线与蓄电池相连，电荷将流经导线。一种能蓄电的装置、仪器或材料叫作电容（capacitance，C）。给电容导体充电就像给轮胎充气一样。当轮胎里的空气越充越多时，对抗再充入空气的气压也越大。同样，当越来越多的电荷进入导体时，导体的电势也越来越高，再运入更多的电荷也变得越来越困难。

最基本的电容系统是相距为 d 的两个金属板［图 2.3（b）］，它们之间的绝缘体是空气。如果金属板和电池相连，那么它们就会获得与所连接终端同种的电荷，然后电荷相互吸引，分布到两块金属板的内部。此时被充电的两块金属板内部电荷的极性相反，相互吸引。两块金属板之间的每一条电场线都是由正电荷指向负电荷。负电板降低了正电板表面的净电势，使更多的电荷充入正电板上。没有负电板，就好比给轮胎充气，慢慢充不进去了。也就是说，正电板充进正电荷越来越难了，正电板自发放电，使周围空气离子化，就像轮胎过度充气，直至爆胎。

每个板获得的电量 Q 与两个板间的电势差 V_{ba} 成正比：$Q \propto V_{ba}$。构成 Q 和 V_{ba} 之间等式的比例常数就是这个系统的电容量：$C = \dfrac{Q}{V_{ba}}$。再转换一下，电容的单位就是库仑/伏特（C / V），可定义为法拉（F）。1 法拉电容容量就是 1 库仑电荷被转移到导体上，增加了 1 伏特的电势。如前所述，1 库仑电量含有巨大的带电粒子，所以电容大小通常在微法量级（μF；$10^{-6}F$）或皮法量级（pF；$10^{-12}F$）。电容（C）的大小与两个导体的大小、形状、它们的相对位置及分隔它们的中间介质（导电材料）的特征有关。在这个例子中，两个金属板是由空气分隔的，两个金属板间的距离（d）相对于金属板的面积（A）来说也非常小。因为两个金属板上的电荷数量相等、极性相反，所以只介绍金属板带有电荷 Q，并没有 + 或是 − 标志的电量 Q。

尽管典型的电路是由电池连接导线构成的，但总体来说允许电荷流动的任何路径都可以认为是一个电路。为此，经常用电路代表神经和肌肉，以便更好地理解它们的功能特征。设备和信号处理中的一些概念也可用电路代表，电路有助于加深对 EMG 的理解。

图 2.6 是通过导线与电池相连的单电容。电池是电化学装置，两极之间具有电势差。负极（阴极）为低电势阱，正极（阳极）为高电势阱。当关闭开关时，电路通电，两极之间的电势差形成导线中的电场，引起电子的流动。电势差的大小就是电池的电动势，计量单位还是电压。

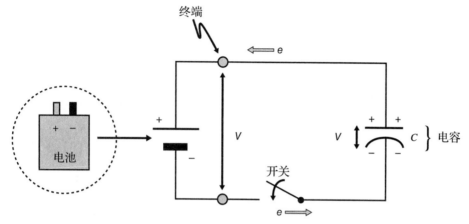

图 2.6　电路基本构成示意图

注：在这个例子中，电容和电池用导线串联。

电场引起电子从电容的顶板向电池的正极流动。电容的顶板失去电子，而成为正充电板。电场同时引起相等数量的电子从电池负极流向电容底板，底板获得电子而成为负充电板。这个过程一直持续到两个板间的电势差与电池的电势差相当，两个板充进了相等电量、相反极性的电荷。当电池的电势差和金属板之间的电势差相等时，导线中的电场为零，电子流动停止。这时，电容完全充电。

串联电容［图 2.7（a）］充电过程和以上描述略有不同。当开关关闭时，电子从第一个电容（C_1）的顶板流向电池的正极，电子同时从电池的负极流向第三个电容（C_3）的底板。电池与其他板（C_1、C_2、C_3 中未提到的板）没有直接连接。因此，C_1 的顶板和 C_3 的底板之间的电荷流动必然是非导线连接的，而是由内部的电场驱动的。具体地说，电子流向 C_3 的底板，会排斥它上面金属板的电子。C_3 的底板是负电，C_3 的顶板在电子被排斥离开后变为正电。电子继续以完全相同的方式连续移动，使 C_2 的底板、顶板及 C_1 的底板充电。C_1 的正极端顶板对底板的感应过程与 C_3 的负极端底板对顶板的感应过程情况相同，极性相反、大小匹配。当电池的电势差等于三个电容之间的电势差时，导线内的电场就降为零，电子就停止流动。这三个电容此时完全充电。

因为电量为 Q 的串联电容间一定产生感应，每一个金属板上都有同样的电量 Q，$Q = Q_1 = Q_2 = Q_3$。如果电量保持不变，增加分布面积，电势差就将减少。对于串联排列，每一个电容代表同种电荷分布的额外面积。结果每个串联的电容的电势差均下降。分配给三个电容的电势差之和等于电池的电势差：$V = V_1 + V_2 + V_3$。电容（$C = Q/V$）的关系式换算为 V 后可表示为：

$$\frac{Q}{C} = \frac{Q_1}{C_1} + \frac{Q_2}{C_2} + \frac{Q_3}{C_3}$$

等式两端同时除以相等的电量 Q 可得：

$$\frac{1}{C}=\frac{1}{C_1}+\frac{1}{C_2}+\frac{1}{C_3}$$

使用前面的公式，三个串联电容能被一个等效电容（C 或 C_{eq}）替代。需注意的是，等效电容通过增大表面积来容纳电荷［图2.7（a）］。

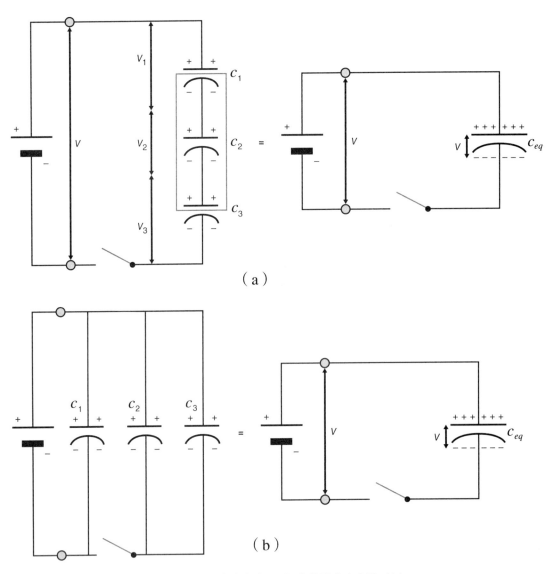

图2.7　串联电容电路（a）和并联电容电路（b）

并联电容直接从电池充电，所以电池电量等于电容储存的总电量 $Q=Q_1+Q_2+Q_3$。这与第一个例子中两个电板构成的单电容直接和电池相连的情况一致［图2.7（b）］。三个电容的电势差在完全充电时，等于电池的电势差：$V=V_1=V_2=V_3$。电容的关系式（$C=$

Q/V）换算为 Q 后可表示为：

$$CV = C_1V_1 + C_2V_2 + C_3V_3$$

因为电池的电势差和所有电容的电势差相等，去掉 V，可得：

$$C = C_1 + C_2 + C_3$$

根据前面的公式，并联的三个电容可以被一个等效的电容（C 或 C_{eq}）代替。串联或并联电容的表达式非常重要，因为我们可以通过简化电路来解决更复杂电路的方式确定问题的物理特性。附录 2.3 提供了一个电路中电容计算的实例。

◯ 要点

（1）电池是电化学装置，两极之间有电势差。负极（阴极）为低电势阱，正极（阳极）为高电势阱。电路通电，两极之间的电势差形成导线中的电场，引起电子的流动。电池电势差的大小就是电池的电动势，计量单位是电压。

（2）因为电量为 Q 的串联电容间一定产生感应，每一个金属板上都有同样的电量 Q。如果电量保持不变，增加分布面积，电势差就将减少。

（3）对于串联排列的电容，每一个电容代表同种电荷分布增加了额外面积，结果每个串联的电容的电势差均下降。分配给三个电容的电势差之和等于电池的电势差。

（4）并联电容直接从电池充电，所以电池电量等于电容储存的总电量，完全充电时每个电容的电势差等于电池的电势差。

二、电流

电流（i）是指通过指定表面区域的电荷的流动。在电场（E）中，向左移动的负电荷等于向右移动的正电荷［图 2.8（a）］。请记住，当电子从某区域离开时，这个区域相对为正电。一般电流的方向指定为正电荷自由移动的方向。如果电荷通过一个表面（S）移动，电流是通过这个表面的电荷流率。平均电流为在单位时间（Δt）内通过表面（S）的电量（ΔQ）：$i = \Delta Q/\Delta t$。然而电荷流率随时间而变化，所以即刻电流可以定义为微分：

$$i = \lim_{\Delta t \to 0} \frac{\Delta Q}{\Delta t} = \frac{dQ}{dt}$$

电流国际单位是安培（A），定义为 1 库仑电荷 1 秒（s）通过面积（S）的电荷流率（C/s）。EMG 中电流大小通常是毫安（1mA 或 10^{-3}A）或微安（$1\mu A$ 或 10^{-6}A）。

电路中的导线内，电子（负电）运动产生电流。晶体格内的金属电子释放最外层电子，这些电子在晶体格内随机运动，与金属原子发生随机碰撞。这些碰撞代表了对电子运动的内部阻抗。电子运动很像气体分子的运动，因为重复的碰撞导致非常不稳定的运动轨迹［图2.8（b）］。在没有电场的地方，在给定的时间内，各个方向电子移动的数量相等，所以在任何区域电荷都没有净改变，因而也没有电流。

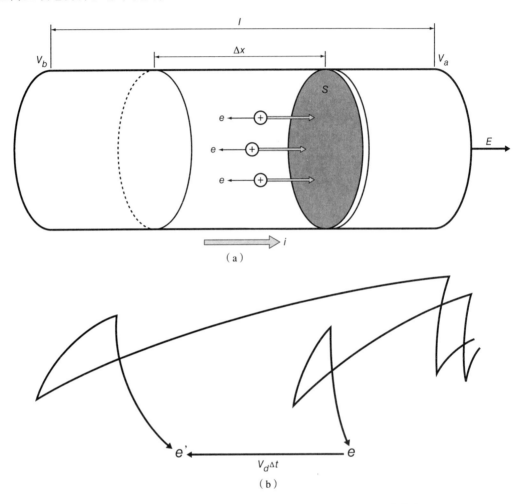

图2.8　在一段导线中理想化的电子运动（a）和电子曲线运动方式（b）

注：这两个电子曲线运动方式反映了同一个电子在无电场（e）和有电场（e'）的情况下的运动。电场导致了在一段导体内的电子的净位移（$\Delta x = V_d \Delta t$）。

对于图2-6中，电路内导体的电子流动：当开关关闭时，导体两端有电势差，电路中有了电场，电场对电荷施加的力（$F = qE$）减少了电荷的随机运动，然后电场加速电子，使其在碰撞过程中通过更多的抛物线路径反射，电子在碰撞时把这个额外的能量转移给金属原子，增加它们的振动能量和导体的温度。这个运动轨迹不稳定，但朝向正极有一个净位移，就产生了电流。因为电子还在电场中来回运动，单位时间（Δt）内这个净位移（Δx）就是漂移速度（v_d）。

下面以一段导体为例，进一步描述电流的概念。在某一段导体中电荷运送的数量（这个例子中是电子）是 $nA\Delta x$，n 为每单位体积电荷运送数量（电荷密度），体积为 $A\Delta x$。一个电荷的电量用 q 表示，那么可确定这段导体的电量是：$\Delta Q = (nA\Delta x)q$。已知时间 (Δt)，一个物体以特定速度 (V_d) 运动，就能决定位移 $\Delta x = V_d\Delta t$。下面替换掉 Δx，然后两边同时除以 Δt，得出这段导体的电流：

$$Q = nqAv_d\Delta t$$

$$i_{ave} = \frac{\Delta Q}{\Delta t} = nqAv_d$$

$$i = \frac{dQ}{dt} = nqAv_d$$

○ 要点

平均电流为在单位时间 (Δt) 内通过表面 (S) 的电量 (ΔQ)，$i_{ave} = \Delta Q/\Delta t$。然而电荷流率随时间变化，所以即刻电流可以定义为微分。电流的单位是安培（A），定义为一库仑电荷一秒（s）通过的面积（S）的电荷流率（C/s）。

三、电阻

单位面积通过的电流（i）称为电流强度（current intensity，J）。电流关系式（$i = nqAv_d$）以通过一段导体的电量为基础。电流除以导体的横截面积，得到电流强度：

$$J = \frac{i}{A} = nqv_d$$

电流强度的单位是安培/平方米（A/m^2）。记住下列事件顺序很重要：在一个电路中，当开关关闭时，一段导体两端有电势差，产生一个电场，结果产生电荷流动（电流）。当电池的电势差保持恒定，电流强度与电场成正比：

$$J \propto E$$

使两个变量建立等式的比例常数为材料的导电性（σ）：

$$J = \sigma E$$

电场产生电流强度，电流强度的大小由材料导电性（σ）决定。这个导电性的倒数是这个材料对电流的电阻率（ρ）：

$$\rho = \frac{1}{\sigma}$$

如果电势差及产生的电场很大，但材料的导电性低，那么电流强度将很小，因而一个材料的导电性低就相当于其电阻率大（低导电性），相反，导电性高的材料电阻率小（高导电性）。如果材料是好的绝缘体，那么它的电阻率大。导电性和电阻率的使用取决于具体情况。导电性通常用于电生理学，因为更易于描述当提高导电性时产生动作电位的过程。电阻率经常用于解释肌肉和神经作为电路时的材料特性。

电势差和电场之间的关系可用于对具有一定电阻率的一段导体的电流定量。首先，回忆一下，每单位电荷所做的功是在电场内把一个电荷从一点移到另外一点：

$$\Delta V = -W_{ba}/q_0$$

然而电荷在电场中的两点间移动而做功的定义是：$\Delta W_{ba} = -q_0 Ed$。消除 $-q_0$，一段导体的电势差和一定距离的电场可以转换，关系式变为：$\Delta V = El$（$d = l$）。

其次是把电势差和电流强度联系起来。我们可以把电场 E 和电流强度 J 的关系式（$J = \sigma E$）代入电势差的新公式：$\Delta V = J(l/\sigma)$，结合电流强度的另一个公式（$J = i/A$），来揭示影响电流的不同因素：

$$\Delta V = i\left(\frac{l}{\sigma A}\right)$$

读者已经知道等式中包含的电阻率（$1/\sigma$），然而它不是决定电流的唯一因素，导体长度和横截面积也很重要。用这三个因素之间的关系来描述导体的电阻可得：

$$R = \left(\frac{l}{\sigma A}\right)$$

从关系式可以看出，长一些的导体对电荷流动有更大的阻碍，当横截面积增大时，电荷流动的阻碍更小（图2.9）。人们常把普通软管的长度和直径与水流的关系比喻成导体电阻与电流的关系。电阻的倒数是电导（$1/R$）。

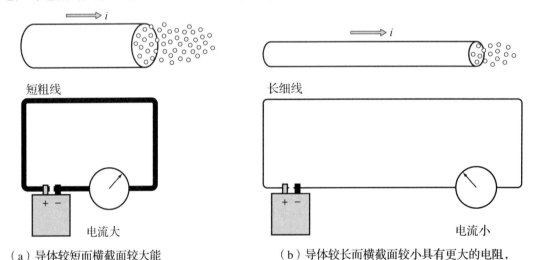

（a）导体较短而横截面较大能　　　　　　　（b）导体较长而横截面较小具有更大的电阻，
　　传导较大电流　　　　　　　　　　　　　　　能传导较小的电流

图2.9　电阻与电流的关系

注：导体长度（l）和横截面积（A）影响电荷的流动。

将电阻（R）代入电势差公式，得到与欧姆定律相关的更一般的关系式：$\Delta V = iR$。如果电阻是常数，那么电流与导体两端的电势差成正比。导体的电阻由公式可得：

$$R = \frac{\Delta V}{i}$$

电阻的国际单位是欧姆（Ω）。一段电路两端电压为1V，通过的电流为1A时，这段电路的电阻为1Ω。需重点强调的是，电阻（$l/\sigma A$）解释为导体的物理特性，同时电阻率（$1/\sigma$）是导体的材料属性。把电阻率代入电阻公式：

$$\rho = \frac{RA}{l}$$

电阻率的国际单位是欧姆·米（$\Omega \cdot m$）。因此，如果材料方面的电阻率（ρ）和物理量方面的变量（如l和A）都已知，那么就能计算电阻（R）：

$$R = \rho\left(\frac{l}{A}\right)$$

○ 要点

（1）每单位面积（S）的电流（i）称为电流强度（current density，J）。如果电流除以导体的横截面积，那么会得到电流强度：$J = i/A = nqV_d$。电流强度的单位是安培/平方米（A/m^2）。

（2）当电池的电势差保持恒定，电流强度与电场成正比：$J \propto E$。使两个变量建立等式的比例常数为材料的导电性（σ）：$J = \sigma E$。这个导电性的倒数是材料对电流的电阻率（ρ）。

（3）电势差和电场之间的关系揭示了影响电流的不同因素：$\Delta V = i\,(l/\sigma A)$，等式中（$1/\sigma$）是材料对电荷流动（电流）的电阻率。电流同时由导线长度（l）和横截面积（A）决定。用这三个因素之间的关系来描述导体的电阻：$R = l/\sigma A$。

（4）将电阻代入电势差公式，得到与欧姆定律相关的更一般的关系式：$\Delta V = iR$。如果电阻是常数，那么导体应遵循欧姆定律，电流与导体两端的电势差成正比。导体的电阻由公式可得：$R = \Delta V/i$。电阻的国际单位是欧姆（Ω）：1伏特/1安培被定义为1欧姆（Ω）。

四、电能

含高电阻率材料的电路（图2.10），电池负极（低电势）将作为电子运动的起点。当开关关闭时，电池内电化学反应把能量转移给电荷，产生两极间电势差。每个电荷所获得能量（焦耳/库仑）叫作电池的电动势（ε）。

电动势实际不是字面上的力，但它确实能对电荷做功，使较低势能的电荷获得较高势能，好像电动势的确是一个外力一样。

回想一下，两点电势差（V_{ba}）等于通过两点间距离（d）移动电荷所做功的负值（$-W_{ba}$）：$V_{ba} = -W_{ba}/q$。电动势所做的功是 $-W_{ba} = V_{ba}q$，负号表示能量是由外部提供的，使电荷在两极之间的电场移动。因此，电动势（ε）等于两极之间的电势差。例如，当电荷在负极和正极之间移动时，12V 电池的电动势能够对1库仑电荷做12焦耳的功。

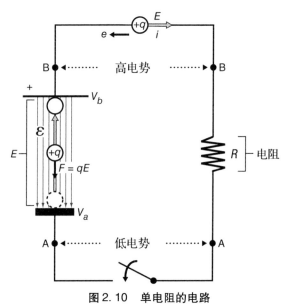

图2.10　单电阻的电路

注：电源（电池）被放大了，用以说明电动势的基本概念。

与给电容充电的电动势的概念一致，正电荷自然地按顺时针方向向负极移动，从高势能流向低势能。与电阻材料相比，导线产生的电荷流动阻力可以忽略不计。

当电荷进入电阻时，它们与电阻内的原子发生碰撞。碰撞将电荷的电势能转移，增加动能，可以用热来表示（能量的一个转换形式）。因而这些电荷在电阻内做功，把能量转移给电阻。在从 B 到 A 的过程中，这些电荷势能下降：$V_{ba} = iR$，到达低势能的负极。为了保持电流恒定，当电池两极的势能增加，电池对电荷做功的速率增加，这一定等于电荷克服电阻做功所损失势能的速率。电势能转移速率的表达式为：

$$\frac{dW_{ba}}{dt} = \frac{dqV_{ba}}{dt}$$

$$\frac{dW_{ba}}{dt} = iV_{ba}$$

由于做功的速率叫作功率，因此电源（电池）向电路输送电能的速率称为电功率。功率单位是瓦特（W），1 瓦特 =1 焦耳/秒：

$$i\left(\frac{C}{s}\right) \times V_{ba}\left(\frac{J}{C}\right) = P\left(\frac{J}{s}\right)$$

电功率另一个非常有用的表达式在 EMG 中有许多实际应用，即代入 V_{ba}：

$$P = i(iR) = i^2 R$$

因为：

$$i = \frac{V_{ba}}{R}$$

所以：

$$P = \left(\frac{V_{ba}}{R}\right)^2 R$$

$$P = \frac{V_{ba}^2}{R}$$

电路中的任何电器对电流都有电阻。例如，当电荷通过灯泡时，它们会激活灯丝的原子，从而产生光和热。通常，所有的电气设备都设定一个额定功率为 120V 的电源。这个功率反映了电器的能量消耗，以瓦特为单位，也称 $i^2 R$ 损耗。

在这一节我们将看到，无论何时，一个电荷通过一个电阻，它的电势能均降低为 $V_{ba} = iR$。如果几个电阻串联，电荷通过每个电阻时电势能降低［图 2.11（a）］。电势能降低之和（$V_1 + V_2 + V_3 + \cdots + Vn$）一定等于驱动电荷通过电阻的总电势差（$V_{ba}$）（能量转换）。通过找到与电路中的电阻等效的电阻就能解决问题，其方式与电容相似。两个电阻串联，电势能降低为 $V_{ba} = V_1 + V_2$。因为同样的电流连续通过每个电阻，所以 $iR_e = iR_1 + iR_2$，其中 R_e 是等效电阻。

当电阻并联时，每个电阻的电势差相同［图 2.11（b）］。并联电阻的电势差和电池的电势差相等：$V_{ba} = V_1 = V_2$。然而电池电流分流成不同分支，分流导致每个电阻内通过的电流比总电流小。因为电荷必须守恒，所以进入每个分支之前的电流应等于离开分支后的电流：$i = i_1 + i_2$。

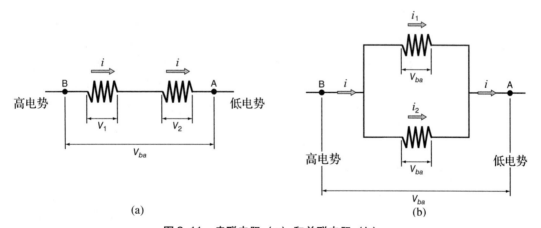

图 2.11　串联电阻（a）和并联电阻（b）

用电流关系式（$i = V/R$）消除 i 后可得：

$$\frac{V_{ba}}{R_e} = \frac{V_1}{R_1} + \frac{V_2}{R_2}$$

因为电势差相等，同时除以电势差，可得：

$$\frac{1}{R_e} = \frac{1}{R_1} + \frac{1}{R_2}$$

串联电阻和并联电阻的差异可由电阻的原始公式说明：

$$R = \rho \left(\frac{l}{A} \right)$$

电阻串联与增加导体长度相比，对电流的影响是相同的。在电压相等的情况下，串联电阻的总电流比其中任何单个电阻的电流都小（$i = V/R$，V 不变时，R 增加，i 减少）。电阻并联与增加导体横截面积的效果相同。并联电阻与其中任何单个电阻相比，允许更多的电流通过电路，这如同通过两根两端相连（串联）吸管和并排排列（并联）的吸管来喝水一样。

附录 2.3 给出了电路中电阻的实践应用案例。

○ 要点

（1）为了保持电流（i）恒定，当电池两极的势能增加，电池对电荷做功的速率增加，这一定等于电荷克服电阻做功损失势能的速率。由于做功的速率叫作功率，因此电源（电池）向电路输送电能的速率也称为电功率。功率的单位是瓦特（W）。

（2）如果几个电阻串联，电荷通过每个电阻时势能降低。势能降低之和一定等于驱动电荷通过电阻的总电势差（能量转换）。

（3）由于相同数量的电流必须通过并联的每个电阻，每个电阻的电势差相同。

（4）并联电阻的电势差和电池的电势差相等。然而电池电流分流成不同分支，分流导致每个电阻内通过的电流比总电流小。因为电荷必须守恒，所以进入每个分支之前的电流应等于离开分支后的电流。

五、电路中的电阻和电容

将电阻和电容合并到同一个电路中，对 EMG 物理、生理应用均具有重要的意义。例如，电动势、通过电阻到达电容的电流及通过电容平板产生的电势差这三者之间的关系，是理解肌纤维物理性质的基础。电路中的电阻和电容对于 EMG 信号滤波处理过程中的概念也很重要。

1. 与电阻串联的电容充电过程

包括电阻和电容的电路叫作电阻 – 电容（resistor and capacitor，RC）电路，简称 RC 电路 [图 2.12（a）]。当一个 RC 电路的开关关闭时（位置 A），电动势（ε）产生整个电路的电势差，驱动电子通过电阻（R）朝向电池的正极运动。电容的顶板留下了一个和电子相斥的正电荷（q）。同时，电子受电池负极驱动，向电容底板运动。每一块平板上的电荷聚集，产生电容板间的电势差（V_c）。当电容的电势差增加时，电流流动减少。当电容的电势差等于电动势（ε）时（$\varepsilon = V_c$），电流流动减少到零。这是合乎逻辑的，因为电荷现在处于静态平衡状态，电池电势差与电容（电路中）的电势差大小相等，电池电势差驱动电荷进入电路，而电容电势差可以驱使电荷向相反方向运动。

附录 2.4 详细推导的方程描述了当位置 A 的开关关闭时，电容板上的电量 q（t）和电流 i（t）都是时间的函数。下面的表达式是基于电池电势差和电容电势差达到静态平衡时（$\varepsilon = V_c$）的等式：

$$q(t) = C\mathcal{E}\left(1 - e^{-\frac{t}{RC}}\right)$$

指数函数表示当达到静态平衡时，电容上的电荷（q）需要很长时间才能达到其最大值（$C\varepsilon$）。RC 数量的单位是时间常数：

$$\Omega\left(\frac{V}{A}\right) \times F\left(\frac{C}{V}\right) = \frac{C}{A}$$

$$\frac{C}{A} = \frac{C}{\frac{C}{S}} = C\frac{S}{C} = 秒（s）$$

当 $t/RC = 1$ 时，即 RC 为一倍时间常数时，电容充电达到的电量：

$$q = C\mathcal{E}(1 - e^{-1})$$

$$q = C\mathcal{E}(0.63)$$

这一结果显示，电容一倍时间常数内充电达到最大值的 63%，当 t/RC 分别为 2 和 3 时，电容充电达到最大值 86% 和 95%。RC 时间常数（τ）的倍数称为时间倍数，其中 $\tau = RC$。

电流 i（t）的时间历程可通过对电荷进行微分计算得到：

$$i(t) = \frac{\mathcal{E}}{R}e^{-\frac{t}{RC}}$$

当初始条件（$t = 0$）发生在位置 A 的开关关闭时 [图 2.12（b）]，此时电流最大，因为 $e^0 = 1$，$i = \varepsilon/R$。当电容板上的电荷开始堆积，电势差（V_c）增大，电流随时间常数 $\tau = RC$ 呈指数减少。在一倍时间常数时，电流减少到最大值的 37%：

$$i = \frac{\mathcal{E}}{R}e^{-1}$$

$$i = \frac{\mathcal{E}}{R}(0.37)$$

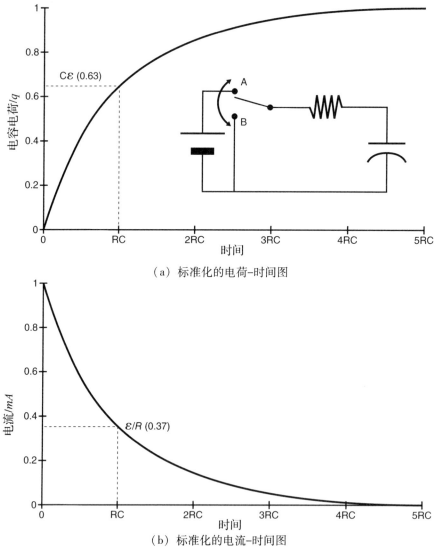

（a）标准化的电荷-时间图

（b）标准化的电流-时间图

图2.12 用 RC 标准化的电荷-时间图和电流-时间图

2. 与电阻串联的电容放电过程

随着位置 A 的开关关闭，电容充满电，由于系统处于平衡状态，所以没有电流流动。如果将开关移到位置 B，电路由一个充满电量（Q）的电容和一个电阻组成［图2.12（a）］。在这种情况下，电容是不可再生的电源。也就是说，一个充满电的电容类似于电池，但它没有电动势来维持电路中的电势差和电流流动。当开关（$t=0$）关闭（位置 B）时，正电荷通过电阻从电容顶板（高电势）穿过电阻向底板（低电势）移动。当电荷的碰撞通过转移电势能来增加电阻内原子的动能时，电容电势能下降，这个下降的电势能由电阻获得，表现为热量（能量守恒），因此电荷对电阻做功，把能量转移给电阻。当电容完全放电时，电流流动就停止了。

附录2.4 详细地推导了当开关关闭（位置 B），电容板充电时，作为时间函数的 $q(t)$

和 $i(t)$ 的公式。下面是基于没有电池（$\varepsilon = 0$）的表达式：

$$q(t) = Q\mathrm{e}^{-\frac{t}{RC}}$$

注意：放电电容 $q(t)$ 的方程与充电电容 $i(t)$ 的方程相似。在这两种情况下，当有一个常数 $\tau = RC$ 时，数量上有指数级的下降。这同样适用于电容充电时 $i(t)$。与之前一样，$i(t)$ 的关系可以通过对 $q(t)$ 微分得到：

$$i(t) = -\frac{Q}{RC}\mathrm{e}^{-\frac{t}{RC}}$$

其中，Q/RC 实际上是位置 B 开关关闭时的初始电流。负号（$-Q/RC$）表示与放电电容的电流方向相反。

3. 以肌纤维为电阻电容的电路

在电生理学和生物物理学中，肌纤维可以表示为具有多孔的绝缘导线，这样电流能够漏到周围区域。因此，肌纤维基本上是一根长长的圆柱形液体（肌浆）导管，周围是肌膜。

电流沿肌纤维轴向穿过肌浆，但也有一部分通过肌膜漏出（图2.13）。电势差取决于肌纤维轴向和径向对电流的阻碍。肌纤维电流（$i_{肌纤维}$）流动的轴向电阻（R）取决于肌浆的电阻率（$\rho_{膜}$）。径向泄漏电流（$i_{泄漏}$）的电阻取决于单位面积膜的电阻率（$R_{膜}$）

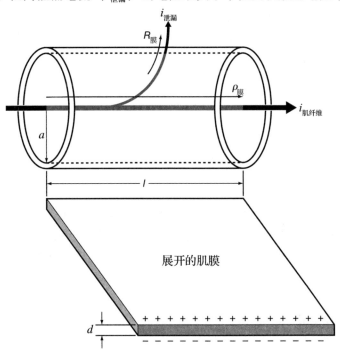

图2.13　电流在肌纤维内的流动

注：肌纤维模型是半径为 a 的简单导线，轴向电阻率（$\rho_{膜}$）为电流通过肌浆的阻碍，径向电阻率（$R_{膜}$）为穿过肌膜的阻碍。如果肌膜展开，肌膜有一定厚度（d），分隔两种电荷，模拟为两块充电板构成的电容。

膜也有电容功能，因为膜两边存在相反的电荷，内负外正。用电板电容来类比这个情况，每单位面积的电荷除以电势差等于每单位面积膜的电容（$C_{膜}$）。附录2.5给出了一个计算肌纤维轴向和径向电阻的例子，还说明两个方向的电阻与肌纤维传导速度之间的关系。

○ 要点

（1）一个RC电路的开关关闭时，电容板上的电量$q(t)$和电流$i(t)$是时间的函数，直到达到静态平衡状态，此时电池的电势差与电容（电路中）的电势差大小相等。

（2）如果一个充满电的电容开始放电，电流通过一个电阻，此时电容成为不可再生的电源。时间函数$q(t)$和$i(t)$的等式条件是没有电池（$\varepsilon=0$）。

（3）肌纤维基本上是一根长长的圆柱形液体（肌浆）导管，周围是肌膜。电势差取决于肌纤维轴向和径向对电流的阻碍。

（4）肌纤维电流（$i_{肌纤维}$）的轴向电阻（R）取决于肌浆的电阻率（$\rho_{膜}$），径向泄漏电流（$i_{泄漏}$）的电阻取决于单位面积膜的电阻率（$R_{膜}$）。

（5）膜也有电容功能，因为膜两边存在相反的电荷，内负外正。用电板电容类比这个情况，每单位面积的电荷除以电势差等于每单位面积膜的电容（$C_{膜}$）。

第三节　交流电基础

电池电动势（ε）产生直流电（direct current，DC），因为它不具有振动性。在磁场合力中旋转的线圈可以产生电动势（ε），以正弦的方式振荡。正弦波是交流电压和交流电流（alternating current，AC）的最简单形式。EMG信号也由交流电压组成，因此应用了许多正弦函数转换。

一、交流信号的国际惯例

在任一时间点的正弦波形高度（振幅）与向量（V）在单位圆内以恒角速度逆时针旋转时的垂直分量有关，在一定时间（T）内旋转一周是2π rad（图2.14）。同样时间（T）内，也完成了正弦曲线的一个周期。每秒的圈数（周期数）是正弦曲线的频率（f），其中$f=1/T$，单位是赫兹（Hz）。因为正弦被映射到单位圆上，它有一个角频率（ω），以弧度表示每秒转数：

$$\omega = \frac{2\pi}{T} = 2\pi f$$

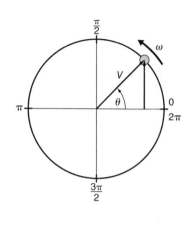

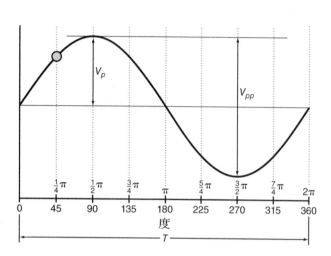

图2.14 正弦波的峰振幅（V_p）和峰－峰振幅（V_{pp}）

注：向量以恒定角频率（ω）旋转，当转过完整一圈（360°或2π rad）时，在某一时间点，正弦波的垂直分量为振幅。

可用向量（V）的长度的关系式来表示峰电压（V_p）的大小。峰电压（V_p）是从零等电基线到波形峰值的测量值。然后，任意时刻（t）的电压值由向量（V）y分量（垂直分量）的基本三角函数给出：$V = V_p\sin(\omega t)$。垂直分量以角频率（ω）在 $+V_p$ 和 $-V_p$ 之间震荡。$+V_p$ 和 $-V_p$ 之差的绝对值定义为峰－峰振幅（V_{pp}）。大家比较熟悉表达式 $V = V_p\sin\theta$，但 V 的两个表达式（或方程）是等价的，因为 $\omega t = \theta$。

如果两个正弦信号具有相同的频率，但是其中一个信号相对于另外一个信号时间滞后，那么它们在不同的时间通过零点，这被称为异相位（图2.15）。两个旋转矢量之间的夹角称为相位角（phase angle，Φ）。电压 V_1 "领先" V_2，因为它首先达到峰值。另一种表示即刻关系的方法是 V_2 相位 "滞后" V_1 相位，如图2.15所示，两个峰之间的相角为 Φ =45°或1/4π rad，这两个峰可以对应如下方式：假设 V_1 从左向右相对 y 轴（$x=0$）前进。从 V_1 当前位置减去 Φ =45°后，它将相对 y 轴移到 V_2，与 V_2 叠加。使 V_1 沿 x 轴向右移动的方程为 $V_1 = V_p\sin(\omega t - 45°)$。相比之下，在 V_2 当前位置上加上 Φ =45°，会使它相对 y 轴左移，叠加在 V_1 上，更一般的电压波形的表达式为 $V_1 = V_p\sin(\omega t \pm \Phi)$，这个 $\pm\Phi$ 使波形沿着 x 轴向左或向右平移。

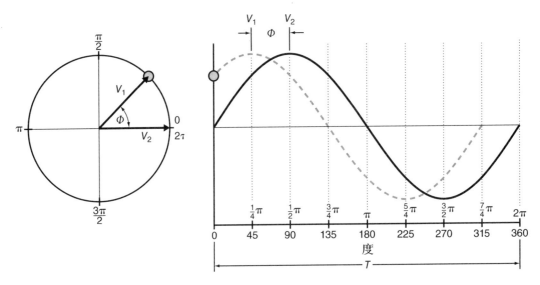

图2.15 两个电压正弦波 V_1（虚线）和 V_2（实线）有一个45°的相位延迟

注：它们相应的向量在左图旋转一圈，两个向量振幅的大小等于最大电压（V_p）。

⭕ 要点

（1）圆内在一定时间（T）内旋转一周是 2π rad。同样时间（T）内，正弦曲线的一个周期也完成了。每秒的周期数是正弦曲线的频率（f），其中 $f = 1/T$，单位是赫兹（Hz）。因为正弦被映射到单位圆上，它也有一个角频率（ω），以弧度表示每秒转数：$\omega = 2\pi/T = 2\pi f$。

（2）可用向量（V）的长度的关系式来表示峰电压（V_p）的大小。峰电压（V_p）是从零等电基线到波形峰值的测量值。那么，任意时刻（t）的电压值由向量（V）y 分量（垂直分量）的三角函数给出：$V = V_p \sin(\omega t \pm \Phi)$，这里 $\omega t = \theta$，Φ 是"滞后"或"领先"相位。

二、有效电压和电流

本节介绍了测量肌肉 EMG 活动常用的指标之一 RMS 振幅的背景知识。这种测量实际上有一种函数意义，最初与电动势（ε）在系统中产生的功率（P）有关。我们所说的"系统"是指任何阻碍电流流动的材料。这可能是一块电阻材料或电路中的电气设备，两者都有相同的效果。

如果电路中包含交流电源和电阻，那么电阻上的电压和电流都是有相位的，并且呈正弦变化。电阻两端的电压的峰值振幅也将与电动势（ε）的电压振幅相同。电阻两端的电压可以表示为：

$$V = V_p \sin(\omega t)$$

R 是常数，用 V/R 代替 i，可以得到作为时间函数的电流的表达式：

$$i = V/R = V_p \sin(\omega t)/R$$

$$i = i_p \sin(\omega t)$$

当电流为正时，电子向某个方向流动；当电流为负时，电子向相反方向流动。如果将所有的正值和负值相加来确定一段时间的平均电流，那么很明显，平均值为零。然而实际上电子仍然在电阻中来回移动，产生热量（$i^2 R$，能量损失），所以能量仍然传递给电路。下面用时变电流确定传给电路的功率平均值：

$$P = i^2 R$$

$$P = \left(i_p^2 \sin^2(\omega t) \right) R$$

如果平均功率是基于 $\sin(\omega t)$ 平方的平均值，那么这个平均数将是非零值：

$$\overline{i^2} = i_p^2 \overline{\sin^2(\omega t)}$$

振幅和频率相同的正弦和余弦波在一个完整的周期内，和仍然为零。如果三角恒等式表示均方值为：

$$\overline{\sin^2(\omega t)} + \overline{\cos^2(\omega t)} = 1$$

正弦和余弦函数的均方值相等：

$$\overline{\sin^2(\omega t)} = \frac{1}{2}$$

把电流的均方值代回表达式：

$$\overline{i^2} = i_p^2 \overline{\sin^2(\omega t)} = i_p^2 \frac{1}{2}$$

AC 的平均功率是：

$$\overline{P} = \overline{i^2} R = \frac{1}{2} i_p^2 R$$

一个常量（DC）电动势（ε）产生常量电压、常量电流和常量功率。这与一段时间内 AC 的均值相等。AC RMS 通过取平方根进行计算：

$$\overline{i^2} = i_p^2 \frac{1}{2}$$

$$i_{rms} = \frac{i_p}{\sqrt{2}} = (0.7071) i_p$$

RMS 电流（i_{rms}）也称为有效电流。一个有效电流就是交流电的数量大小，它的功率相当于一个直流安培产生的功率。因此，交、直流电源的等效关系为：

$$\overline{P} = i_{rms}^2 R$$

如果对交流电压采取相同的步骤，得到相似的结果：

$$\overline{V^2} = V_p^2 \frac{1}{2}$$

$$V_{\mathrm{rms}} = \frac{V_p}{\sqrt{2}} = (0.7071)V_p$$

RMS 电压称为有效电压（V_{rms}）。一个有效电压是交流电压通过 1Ω 的电阻、产生 1A 的有效电流的电压。替换掉有效电流（i_{rms}），得到另一个常用的平均功率表达式：

$$\overline{P} = i_{\mathrm{rms}}^2 R$$

$$\overline{P} = \left(\frac{V_{\mathrm{rms}}}{R}\right)^2 R$$

$$\overline{P} = \frac{V_{\mathrm{rms}}^2}{R}$$

○ 要点

（1）交流电压和交流电流的平均值为 0，但它们确实在电路中发挥了作用。有效电压和有效电流以正弦的 RMS 为基础。每一个值是先平方再求非零的平均。RMS 处理使之回归到原来的数量级。

（2）RMS 电流 $i_{rms} = (0.7071) i_p$，这里 i_p 是电流峰值。如果对交流电压采取相同的步骤，得到相似的结果：$V_{rms} = (0.7071) V_p$，这里 V_p 是峰电压。一个有效电压是交流电压通过 1Ω 的电阻、产生 1A 的有效电流的电压。

三、AC 电路中的电容

除非掌握了交流电路中电容的相关知识，否则无法理解模拟滤波器的功能。第三章 EMG 设备将详细描述模拟滤波器。在只包含一个电容的直流电路中，当开关关闭时，电荷堆积在电容板上，开始排斥同种电荷的进一步堆积，然后电流流动开始减少。电荷的增加一直持续到电容板充满电，电容板之间的电势差等于电动势（ε）。系统处于静态平衡状态，电流停止流动。

相反，交流电路中的电容每半个周期交替充、放电，电压和电流交替反转（图2.16）。必须任意确定一个起点，以理解一定时间中周期性事件发生的先后顺序。在这种情况下，当设定 $t = 0$ 时，为开关在交流电路上关闭的瞬间。电容上的电压为零，电流流量最大（0°）。因为金属板上没有电荷，也没有什么东西可以阻挡电流。正电荷和负电荷分别聚集在电容的顶板和底板。电荷的堆积导致电流的流动随之减少。当电容板在 90°（π/2 rad）充满电时，电流趋于零，这时是整个周期的 1/4。

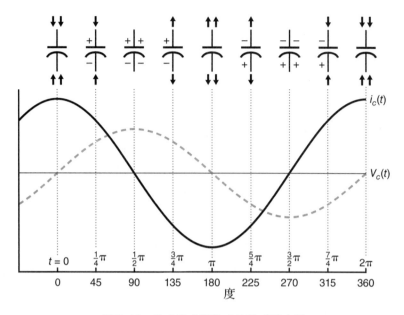

图 2.16　由交流电源和电容构成的电路

注：串联电容说明了交替充电和放电。图中所示电流为实线，电压为虚线。电流和电压不同步（Φ=90°或 π/2 rad）。

此时，电动势（ε）开始减小，电容放电，电流向相反方向流动。这个负号表示电流方向发生了逆转。电容两端的电压为零，在 180°（π rad）时电流达到最大，这时是周期的 1/2。此时电流再次达到最大值，因为电容上没有电荷来对抗电流。同时电动势（ε）改变方向，电容又开始充电。在这种情况下，在电容板上堆积的电荷极性与周期的前半部分相反：顶板为负，底板为正。电容两端的电压在相反方向第二次达到最大值，此时为 270°（3π/2 rad）。最大电压阻止了额外电荷的流动，电流第二次停止，此时已是周期的 3/4。电动势（ε）开始减小，电动势（ε）将电容放电至零时，周期结束，电流达到最大值，此时为 360°（2π rad）。现在系统与 $t=0$ 状态相同，周期可以再次开始。需注意的是，在整个事件序列中，电流实际上"领先"电压 90°。

电容两端的电势差与交流电动势（ε）的峰值振幅和频率相同，如前推导，电容两端的电势差为 $V=V_p\sin(\omega t)$。为了获得包含电势差的表达式来计算电流，我们通过 $V=q/C$ 求解电荷：$q=CV_p\sin(\omega t)$。电流作为时间的函数可以通过电荷（q）对时间的微分得到：

$$i = \frac{\mathrm{d}\left(CV_p\sin(\omega t)\right)}{\mathrm{d}t} = \omega CV_p\cos(\omega t)$$

表达式中含有 $\cos(\omega t)$，这证明了之前的观察，即电容上的电流实际上"领先"电压 90°，因为 $\cos(\omega t)=\sin(\omega t+90)$。当达到最大电流（$i_p$），则表达式简化为：

$$i_p = \omega C V_p$$

已知 $V = iR$，整理可得 V_p：

$$V_p = \frac{i_p}{\omega C}$$

因此可得：

$$R = \frac{1}{\omega C}$$

电阻阻碍电流的流动，在这个过程中会以热能的形式耗散能量（i^2R，能量损失）。当电荷堆积在电容板上时，电容也会阻碍电流的流动，但它不会耗散能量。相反，它通过交替从电路中吸收并向其释放电荷（能量）来对抗电压的变化。因此，我们引入了一个新术语，即无功电容（X_c），因为电容不仅可以抵抗电流的流动，而且可以调节电荷的流动：

$$X_c = \frac{1}{\omega C}$$

无功电容的单位与电阻的单位（Ω）相同，与电源的频率（ω）和电容（C）的大小成反比，当电源的频率（ω）增加时，电容板上堆积电荷并阻碍电流流动的周期缩短了。因此，电容倾向于让高频信号通过电路。相反，当频率降低到 $\omega = 0$ 时，它开始像一个直流电源，其中电荷有足够的时间堆积在电容板上，直到电流最终停止流动。在这种情况下，低频信号从电路上通过。当电容（C）增加时，允许更多电荷堆积在电容板上，在电容板上的电荷相斥之前，更多电流通过电路。

用无功电容（X_c）替换电阻（R），AC 的欧姆定律可以改写为：

$$V = i \, X_c$$

这里，V 和 i 可是峰值或 RMS 值。这种关系仅对峰值和 RMS 值有效，因为在 AC 电路中，电压和电流是随时间变化的变量，任一时刻电压（V）和电流（i）都是异相位的。

○ 要点

当电荷堆积在电容板上时，电容也会阻碍电流的流动，但它不会耗散能量。相反，它通过交替从电路中吸收并向其释放电荷（能量）来对抗电压的变化。因此，我们引入了一个新术语，即无功电容（X_c），因为电容不仅可以抵抗电流的流动，而且可以调节电荷的流动：$X_c = 1/\omega C$。无功电容的单位与电阻的单位（Ω）相同，与电源的频率（ω）和电容（C）的大小成反比。

四、阻抗

电阻和电容都以不同的方式阻碍电流的流动。也就是说，电阻是一种阻抗，无功电容是另一种阻抗。它们合在一起表示电流流动的总阻力或净阻力，这种阻力称为阻抗（Z）。在有一个电阻和一个电容的交流电路中，当开关关闭时，电流的流动与两个元件的电压降有关［图2.17（a）］。电阻的峰电压和峰电流与电动势（ε）随时间变化的曲线相同。

$$V_R = iR$$

$$V_R = Ri_p \sin(\omega t)$$

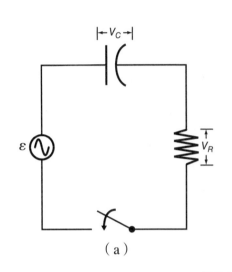
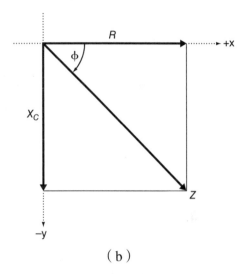

图2.17 交流电路的阻抗

注：由交流电源、电阻和电容构成的电路，电路阻抗（Z）是电阻（R）和无功电容（X_c）的向量和。

欧姆定律中电容的电压降更为复杂，因为电压和电流的相位相差90°。因此，原始公式仅适用于峰值和均方根值。由于电流和电压之间的相角已知，时变量可以按照以下方式对齐。电流"领先"电压90°，因此可以从时变电流曲线中减去领先相位部分，使其与电压对齐：

$$V_C = \frac{1}{\omega C} i_p \sin(\omega t - 90°)$$

$$V_C = X_C i_p \sin(\omega t - 90°)$$

整个电路的总电压降为：

$$V = V_R + V_C = Ri_p \sin(\omega t) + X_C i_p \sin(\omega t - 90°)$$

有一种几何方法可以确定电流流动的总方向或净方向。在 $x-y$ 坐标系内，将电阻和电容阻抗表示为向量［图2.17（b）］，大小决定向量的长度，与电流相关的相角决定方向。电阻上的电压和电流相位一致，所以相角为0°，因此电阻的向量在x轴上。然而在电容板上，电压滞后于电流90°，所以相角为 $-90°$。利用顺时针旋转为负的符号约定，无功电容直接沿负 y 轴方向绘制图形。用勾股定理给出电阻与电容串联的有效阻抗：

$$Z = \sqrt{R^2 + X_C^2}$$

相角（Φ）为电路内电压与电流之间的常数：

$$\Phi = \tan^{-1}\left(\frac{X_C}{R}\right)$$

五、交流电路的截止频率

交流电流的净阻力（或阻抗）是一个集总参数，也称为交流电阻。对于交流电路，峰值或均方根值可用于改写欧姆定律（$V = iR$）：

$$V_p = i_p Z$$

然而这种关系仅对峰值和 RMS 值有效，因为在交流电路中，电压（V）和电流（i）这些随时间变化的变量不同步。然而存在相位差的电压和电流可建立随时间变化的关系。在周期中，由于电容的存在，电流相位"领先"电压相位 90°。这个相位"领先"能从电流表达式中减去，得到电路中的电压：

$$V = Z i_p \sin(\omega t - 90°)$$

电阻上电压的表达式为：

$$V_R = R i_p \sin(\omega t)$$

将 $i_p = V_p / Z$ 代入电压的表达式：

$$V_R = R\frac{V_p}{\sqrt{R^2 + X_C^2}}\sin(\omega t)$$

如果电容的阻抗比电阻的阻抗小，那么电路中几乎所有的电压都在电阻上，则相位是忽略不计的。但随着电容的增大，电阻上电压减少，相位延迟增加，出现一个特征频率，此时无功电容和电阻的阻抗相等。为了确定这个频率的电压，可以通过除以 R 来简化 V_R 的表达式，并已知 $X_c = R$：

$$V_R = \frac{R}{\sqrt{R^2 + X_C^2}} V_p \sin(\omega t)$$

$$V_R = \frac{1}{\sqrt{2}} V_p \sin(\omega t)$$

电阻上的电压降为：

$$V_R = 0.707 V_p \sin(\omega t)$$

相位延迟增加到：

$$\Phi = \tan^{-1}\left(\frac{X_C}{R}\right) = \tan^{-1}(1) = 45°$$

$X_c = R$ 的频率称为截止频率（cutoff frequency，f_c）：

$$R = X_C = \frac{1}{2\pi f_c C}$$

$$f_c = \frac{1}{2\pi RC}$$

需注意的是，频率已经转换为赫兹。电压振幅降低 0.707 倍的意义在于确定截止频率，并将在后续信号处理的讨论中再次出现。

◯ 要点

交流电路中的截止频率是无功电容和电阻相等（$X_c = R$）时的一个特征频率。在这个频率上，电压降为 $V_R = 0.707\ V_p \sin(\omega t)$。截止频率为 $f_c = 1/2\pi RC$，频率单位已经从弧度转换为赫兹。

第三章　EMG 设备

在电学所投入的大量时间为 EMG 设备的学习奠定了坚实的基础。只有从电路的角度出发才能更好地理解 EMG 设备，才能对 EMG 设备有更深入的了解。一个典型的表面 EMG 实验设备如图 3.1 所示。从表面电极发出的 EMG 信号被发送到放大器，放大器增加了信号的幅度，使其可以数字化，通过电脑内的模拟－数字（A/D）转换板进行高保真度转换，同时可以对其进行其他的力学测量。本章总结了 EMG 设备组件的基本原理。

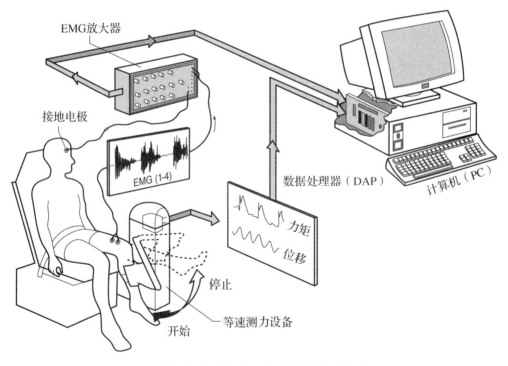

图 3.1　EMG 模拟–数字采集系统的基本构成

　　注：电极放在肌肉表面或者插入肌肉记录信号。在进入计算机的模拟–数字转换板之前，EMG 信号导入放大器，进行滤波，同时增加信号幅度。力学信号，如力矩或位移，经常同时被记录下来。

第一节 电极

电极有两种基本类型：表面电极和内置电极。表面电极直接放置在肌肉上方的皮肤上，而内置电极直接插入肌肉。这两种电极都是由导电金属制成的，它们的功能是一样的。

电极将肌肉产生的电势差转化为电信号，通过导线传导到放大器，这个过程称为信号传导。大多数表面电极都需要在应用到皮肤之前使用电解质凝胶。MFAP 产生细胞外电流，电流从细胞膜传导到皮肤表面。当偶极子沿着肌纤维传播时，电流流过细胞外的液体并产生了电位梯度（这个概念在前一章介绍过）。偶极子传播引起电位梯度的变化，通过电极所接触的金属－电解质界面的电容传导，产生电极及其导线中的电流。然后放大器监测到从电极引导出的微小电流，并将其放大到足以记录的大小。因此，电极是一种将肌肉产生的离子电位转换为电子电位的装置，这个电位可在通过放大器后被测量到（Loeb et al.，1986）。

一、电极和电解质界面

表面电极由导电材料制成，从贵金属（如金或银）到简单的不锈钢都属于导电材料。

在电极贴到皮肤之前，皮肤被轻轻打磨以去除油脂和角质层，这些成分含导电所需要的电解质太少。然后，将一种电解质凝胶涂在电极表面，并涂擦到皮肤上，使其被吸收到黏膜层，与真皮接触，这样可以降低皮肤电阻（Tam et al.，1977）（图3.2），这个界面被称为电极–电解质界面（electrode to electrolyte interface）。

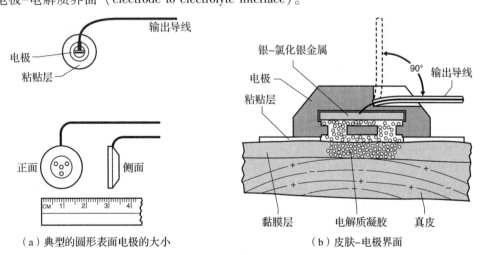

（a）典型的圆形表面电极的大小　　（b）皮肤–电极界面

图3.2 表面（浮动）电极

当金属接触到电解质凝胶时，有两个关键的电化学事件决定着表面电极的记录特点。第一，金属本身吸引电解质凝胶中的离子。被吸引的离子类型（正离子和负离子）取决于特定的金属和电解质凝胶的电化学过程。结果是一种类型离子的浓度在电极表面局部增加。相反的带电离子相对于电极表面，在稍微远离电极表面的地方排列，所以在电极表面附近的电解质凝胶中两层异种电荷离子之间有一个中性空间。第二，金属有向电解质凝胶中释放离子的倾向，在金属内部留下多余的自由电子。这和腐蚀过程是一样的。金属释放带电离子到电解质凝胶中源于电解质凝胶中的离子对金属表面离子的感应。这两种电化学事件相互作用，在电极－电解质界面形成了一个电荷偶极子层，其作用类似于电容（C）。这个偶极子层是 EMG 信号从肌肉到电极的输入阻抗之一。内置电极的情况也类似。在内置电极的情况下，电解质溶液是组织液（Cooper，1963；Misulis，1989）。

皮肤、凝胶和电极界面作为一个复杂的物理系统，以确定的方式改变 EMG 信号。单个电极的记录特性可以等同于图 3.3 所示的等效电路。电解质凝胶的容积电阻（R_s）与具有电容（C_e）效应的电极表面-电解质偶极子层是串联的。此外，有个并联的附加电阻，即表示化学反应（活化能）的电阻（R_f），活化能在界面移动电荷（Cooper，1963；Misulis，1989）。通过改变电极表面积，可以发现等效电路简化了电极－皮肤界面的计算。电极表面积的减小会导致电阻（R_s）的增大、电容（C_e）的减小，总的结果是电极阻抗的增大。电极表面积增加，则结果相反。

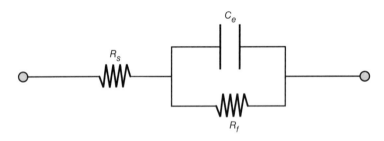

图 3.3　单个电极的等效电路

注：这个等效电路是由电解质凝胶的容积电阻（R_s）、电极表面-电解质偶极子层的电容（C_e）效应和在电极-皮肤界面移动电荷发生的化学反应（活化能）的电阻（R_f）构成的。发生化学反应所需的活化能越高，信号传导的电阻越大。

电极的物理特性对肌肉活动的检测有着很大的影响，因为电极的物理特性会引起频率依赖性的电压降低，这意味着可以改变 EMG 信号的振幅和频率。因此，电极也可以作为滤波器（Geddes et al.，1967）。因为电极的等效电路非常类似于本章第三节放大器特征中描述的模拟滤波器，所以可以更容易地理解电极的滤波特性。市面上有许多可用的表面电极，但电极表面形状没有标准化规格，因此在论文中报告电极几何形状是一种很好的做法。当电极表面积对获得的 EMG 信号有影响时，读者可以据此计算 EMG 测量的表面积。只要正方形或圆形电极表面积相等，进行 EMG 测量时二者之间就没有功能差异（Jonas et al.，1999）。

电极将肌肉产生的电势差转化为电信号，通过导线传导到放大器，这个过程称为信号传导。偶极子传播产生电位梯度，结果产生电极中的电流，穿过发挥电容传导作用的金属 – 电解质界面。

二、半电池电势

当金属与电解质之间的电化学反应稳定时（达到平衡），由偶极子层建立电势差。电极表面的电解质凝胶与周围其他介质的电势能不同。电极表面的电解质与周围介质之间的电势差称为半电池电势（Cooper，1963；Misulis，1989）。

单个电极的半电池电势导致生物信号中的直流偏移。这个直流偏移应该是共模信号的一部分。如果使用两个电极就会消除这个额外的半电池电势产生的附加信号。任何破坏金属和电解质之间的电化学反应的因素都可能导致半电池电势的不稳定变化（Huigen et al.，2002）。在没有任何生物信号的情况下，这可以看作电极本身的电势（噪声）变化。EMG电极表面金属常镀银 – 氯化银（Ag – AgCl）。这些电极通常与含有氯化钠或氯化钾（NaCl或KCl）的电解质凝胶一起使用。Ag – AgCl 金属表面与电解质之间的电化学性质高度稳定（Cooper，1963；Misulis，1989），但也有例外：①肌肉反复收缩引起出汗，可能会改变电解质凝胶的离子浓度；②电解质凝胶温度可能会因为肌肉新陈代谢产生的热量而升高。这使 Ag – AgCl 和电解质凝胶之间的电化学性质变得不稳定。这些都是在解释与肌肉反复收缩相关的 EMG 信号变化时需要考虑的重要因素（Bell，1993）。

电极的金属表面与电解质之间的电化学反应产生偶极子层。这个偶极子层就在邻近电极表面的电解质凝胶内，与周围其他介质产生电势差。

三、电极类型

表面 EMG 记录法和内置 EMG 记录法是记录肌肉电活动的两种基本方法。这两种方法与不同类型的记录电极（图 3.4）有关，各有优缺点。肌肉电活动可以采用表面电极或内置电极记录，也可以使用单极电极或双极电极记录。

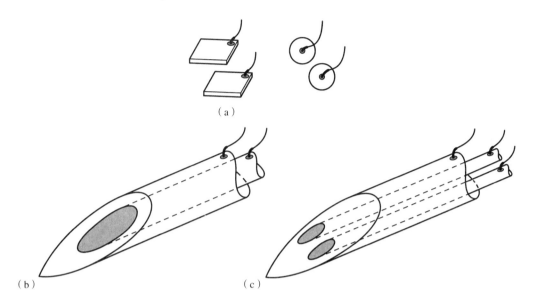

图3.4 方形和圆形的金属表面电极（a），同心电极（b），以及双极针电极（c）

注：表面电极的导线对应主动电极（G_1）和参考电极（G_2），未显示接地导线。同心电极的中心线对应主动电极（G_1），而连接套管的线为参考电极（G_2），未显示接地导线。双极针电极的导线分别为主动电极（G_1）和参考电极（G_2），接地导线连接套管。

1. 表面电极

最早表面电极由简单的方形或圆形导电金属板构成［图3.4（a）］。在金属板上涂上一层薄薄的电解质凝胶，并用胶带固定在皮肤上。金属板电极极易受运动伪影（motion artifact）的影响。运动伪影是一种机械扰动，在肌肉收缩过程中，改变金属板和皮肤之间电解质凝胶的厚度，电解质凝胶内的电荷分布瞬间改变，直到半电池电位和输入阻抗恢复平衡（Ödman et al.，1982）。简单的平板电极可能比其他类型的电极问题更多，但如果谨慎使用电解质凝胶，然后用胶带将其适当地固定在皮肤表面，仍然可以有效地记录肌肉电活动。

减少运动伪影的一个更有效的方法是避免金属表面和皮肤之间直接接触。因此，大多数商用表面电极的一个常见设计特点就是记录表面凹陷，远离皮肤。电解质凝胶的第二个主要功能是形成电解质桥，维持金属表面和皮肤之间的导电路径。只要存在电解质桥，金属表面相对于皮肤的方向就可能发生变化。这种类型的电极称为浮动电极。金属记录表面通常在塑料外壳内凹入，整个电极用环形双面胶固定在皮肤表面（Geddes et al.，1968）（图3.2）。浮动电极属于被动电极，因为没有与电极本身相关的额外的电子。电解质凝胶传导是唯一的信号传导机制。

主动电极在容纳金属表面的小盒内装有前置放大器。金属表面与皮肤直接接触。在EMG信号通过电极传导到主放大器之前，前置放大器使信号振幅增加10倍或更多。只要彻底清洁皮肤，使真皮中存在的天然导体能够传导信号，就不需要电解质凝胶来促进信号传导，这样就消除了金属表面与电解质凝胶之间复杂的电化学作用（Roy et al.，2007）。

另外，主动电极的另一个优势在于，与周围环境噪声相比，产生的 EMG 信号强度更大（Johnson et al. ，1977）。主动电极的大小和结构必须固定，并可以容纳一定尺寸的前置放大器。与被动电极相比，主动电极所能记录的肌肉大小和位置受到更大的限制。

所有表面电极的共同优点是无创、易于使用。然而它们的测试范围仅限于皮肤表面的浅层肌肉，这些肌肉大小足以让表面电极较好地测到肌肉电活动。使用表面电极时，很难分离出单块肌肉的活动，整个肢体可以被看作组织容积导体。肢体容积内任何部位肌肉的电活动都可以穿过组织到达相距不远的皮肤表面电极（Dumitru et al. ，1992）。"混入"研究者感兴趣的 EMG 信号中的无关肌肉的容积传导电位称为"串扰"（Farina et al. ，2002）。在具有复杂的生物力学结构的小肌肉（如前臂）中，串扰尤其成问题（Mogk et al. ，2003）。

2. 内置电极

电活动可以被肌肉内植入的一根针或两根导线记录。针电极在临床和研究领域，重点应用于研究患者或受试者等长收缩时单个运动单位的电生理活动。线电极可以有选择地记录单个运动单位的电生理活动。然而由于导线可被固定在肌肉内部，线电极通常被用来记录干预模式为动态收缩期间深层肌肉的 EMG 信号，表面电极无法测量这些肌肉。

用内置电极记录 EMG 信号时，操作者必须戴无菌手套，并确保插入部位皮肤已经用酒精或碘伏仔细消毒，预防感染。常规做法是建议受试者在内置电极记录 EMG 信号前 48 小时不要服用阿司匹林，以尽量避免插入部位形成血肿。测试时，可以使用一次性无菌针头和线电极。如果采用可重复使用的针或"自制"的线电极，灭菌方法必须符合当地的健康和安全规定，使用针头的操作者资格也要符合当地的规定，操作者要熟悉相关指南，需防止针头刺破皮肤时导致受试者无意中接触到血源性病原体。另外，还要安全处置使用过的针头。

（1）针电极。

针电极用于检测 MUAP。针的大小取决于套管中心记录电线的数量。导线（通常是不锈钢、铂、镍铬合金或银）的直径通常为 $25 \sim 100\mu m$，与针成斜面（$15° \sim 20°$角），从针尖穿出来。金属表面与套管中心分离。同心电极常用于临床神经诊断（Daube，1991）。从图 3.4（c）中可以看到，针尖（记录表面）和针尖的斜面处可以看到同心圆环。有一种更特殊的针头，它在套管上安装了一个小的侧孔窗，其中有四根导线（四边形）暴露在外（图 3.5）。这些导线连接在一起，产生三套双极记录表面，套管作为接地导线。对于同一个 MUAP，每个双极记录都有一个独特视图，这就提高了识别单个 MUAP 的准确性。在一个双极通道上，MUAP 看起来很相似，但在三个通道上，任意两个双极通道上 MUAP 看起来都不一样。四线电极是一项重要的先进技术，因为这项技术能减少 MUAP 分析错误，从而减少运动单位放电特征的判断错误（Mambrito et al. ，1984；Kamen et al. ，1995；Akaboshi et al. ，2000）。

表面积小和电极间距离短（$50 \sim 200\mu m$）的优点使针电极能从极小组织容积情况下较理想地检测肌电（Andreassen et al. ，1978；Nandedkar et al. ，1985）。然而针必须移动或取出，并多次以不同间隔插入肌肉，这样才能获得整块肌肉活动的信号（Podnar，2004；

Podnar et al.，2003）。尽管针电极固定在皮肤上，但仍需用手握住针电极来保证位置不移动。针电极对位置移动非常敏感，在肌肉动态收缩时使用针电极进行测量要非常谨慎。

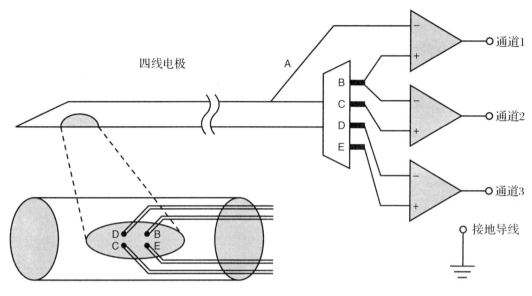

图 3.5　四线电极

注：四条线从套管一侧中线出来，以 2×2 矩阵排列。四条线产生三个探测通道。套管连线还是作为接地导线。

与表面电极相比，想要熟练使用针电极，操作者需要接受专业培训。尽管针电极记录深层肌肉的电活动是非常理想的，但是正确放置针电极需要一定的肌肉解剖学知识。针电极配备有一个声音监测器，这样，操作者就能听到电极的声音。针电极穿透筋膜前，声音很小或没有声音，因为记录表面离肌纤维还很远。针头穿入皮下时会遇到轻微的阻力，但它穿过筋膜进入肌肉时就会听到"砰"的一声。正式测试前，待测肌肉进行强度约为最大主动收缩10%的轻收缩，有助于确定针电极放置位置以测量相关运动单位。运动单位放电时会发出低沉的撞击声。针电极靠近运动单位时产生尖锐的嘀嗒声。如果肌肉收缩的强度增加，而针电极还在同一位置，嘀嗒声的速度会加快，节奏会发生明显变化，表明其他运动单位被募集了。针电极的优点是可以重新定位，找到待测运动单位的最佳位置，在音频反馈的帮助下获得最高质量的记录（Daube，1991；Barkhaus et al.，1996；Okajima et al.，2000）。

（2）线电极。

线电极有时被称为细线电极，是典型的双极结构。一根绝缘导线（50μm）穿过 27 规格的针，当针穿入皮下从斜面出来时，细线形成一个小环（图 3.6）。在插入针头前，用锋利的刀削掉导线大约 4 mm 的绝缘层，或者在线圈形成后用酒精灯或火柴烧掉这部分绝缘层。此外，还必须去掉另一端线尖上的绝缘层，外接集线器，以便连接放大器。为了达到这个目的，设置了弹簧装置（Basmajian et al.，1966）。

然后将线圈切开，修剪导线，在最远端留下一个 2 mm 的记录表面。接下来，这些金

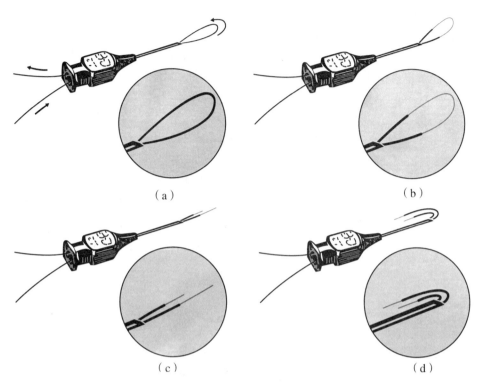

图 3.6　线电极的不同线结构

属线被交叉折叠起来，形成固定在斜面上的钩子。当针头缩回时，这些钩子把导线固定在肌肉上。此外，还需要将导线错开，错开的安全距离要大于暴露的电极记录表面的长度，以避免裸露的尖端之间的接触，使电极短路（Basmajian et al.，1962）。导线在插入肌肉后可能仍然存在短路的风险，因此，每根导线可以分开插入，这样它们就不会因为相互接触而短路。记录针还可以与音频监视器耦合，保证将每根导线插入正确的深度（Gabriel et al.，2004）。插入后，这些导线金属丝被固定在皮肤表面，测试过程中需减少皮肤的形变，防止导线金属丝被意外拉出。

　　与针电极相比，线电极既有优点也有缺点。这些导线金属丝一旦被植入体内，就无法重新植入肌肉的另一个区域。导线可以一定程度地拉回，以获得更好的记录位置；否则，必须插入一个新的线电极。另外，由于钩状导线嵌入肌肉，它比针电极难移动，这使得更容易检测肌肉动态收缩时的 EMG 活动。线电极能够探测单个 MUAP，但当电极记录区域过小时，就记录不到单个 MUAP 了。表面积越大，电极间距离就越大，选择性记录越小。

　　具有较小记录区域的线电极，可以精确地识别单个 MUAP，获得高度选择性的记录。人们可以通过用锋利的刀把导线金属丝切成表面成 90°角的方式来制造这些选择性电极。因此，可以通过减小导线的横截面积来缩减记录区域（Rich et al.，2000；Forsman et al.，2001；Westad et al.，2003）。然而线电极是最常用和最恰当地记录深层肌肉干预模式的方法（An et al.，1983；Funk et al.，1987；Kaufman et al.，1991；Jacobson et al.，1995）。对于线电极和针电极，重要的是要把电极放在肌束的中间，因为靠近肌肉边界的记录可能会受到串扰的污

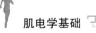

染（English et al.，1989）。内置电极的主要缺点是将针插入肌肉，使受试者产生疼痛感。如果一根针被放置在运动终板的密集区域，受试者就会抱怨肌肉里有疼痛的感觉，将针头转向肌肉的其他方向就会减轻疼痛感。此时进行微小移动（0.5～1.0 mm），重新定向，就可以减少不适，并能获得最佳的运动单位记录（Strommen et al.，2001）。

○ **要点**

表面电极有两种类型：①被动电极没有与电极本身联系的额外电子，电解质传导是唯一的信号传导机制；②主动电极在容纳金属表面的小盒内装有前置放大器。

内置电极通过在肌肉中插入一根针或两条线，来记录肌肉的电活动。

四、组织滤波

电流在肌肉组织中的传导与频率有关。随着信号频率的增加，振幅会迅速下降。由于肌肉组织能够让在电极记录表面产生的高频信号的振幅逐渐衰减，所以被归类于低通滤波器。也就是说，肌肉组织允许低频 EMG 信号通过时"相对"保持不变，但会扭曲高频信号。高频信号的衰减量随电极与肌纤维距离的增加而增加。一个电极放在离兴奋肌纤维较远的地方，高频原始信号振幅较低，高频信号衰减比例较大。肌肉组织也是各向异性的：在肌纤维的各个方向上，对电流的径向阻抗大约是轴向阻抗的 5 倍。肌肉组织各向异性主要因为肌纤维的平行排列（Lindström et al.，1977；Andreassen et al.，1978；Nandedkar et al.，1984；Gielen et al.，1984）。与内置 EMG 信号相比，表面 EMG 信号的振幅和频率大大降低，这是组织滤波的原因 。肌肉组织各向异性，意味着内置电极记录 EMG 的振幅极度依赖于电极的方向是平行于肌纤维还是垂直于肌纤维。总体而言，对于内置电极测试，影响振幅的主要因素是电极与肌纤维的距离（Andreassen et al.，1978）。

○ **要点**

与内置 EMG 信号相比，表面 EMG 信号的振幅和频率大大降低，因为肌肉组织具有低通滤波器的特点。

第二节 电极配置

表面 EMG 的电极配置是指记录表面的数量及其在肌肉、肌腱和骨表面的放置。表面电极和内置电极是最常见的两种电极，常见配置有单极和双极排列。在这两种情况下，电极配置都有两个检测表面和一个接地电极。更复杂的电极配置可以看作双极配置的自然扩展。

一、单极配置

单极配置（monopolar configuration）通常采用以下三种电极：一是主动电极（G_1）；二是参考电极（G_2），用来确定电势差；三是接地电极。G_1 置于肌肉上。G_2 放在电中性位置，如肌腱。接地电极放置在离 G_1 和 G_2 较远处的骨表面。如果记录诱发电位，接地电极通常位于电刺激电极和 G_1 之间，这种结构的电极称为单极，因为只有一个电极用来记录肌肉活动。术语 G_1 和 G_2 是早期电生理学留下来的，当时指的是真空管放大器网格 1 和网格 2，可分别产生正负输出（Lagerlund，1996）。这个术语在临床 EMG 实验中沿用，来描述电极位置和电极标准参考点（Calder et al.，2005）。肌肉中含有密集的运动终板。确定电极位置之前需要确定运动终板密集区域在皮肤表面相对应的部位，在此处施加尽可能低的电刺激将产生最小的肌肉收缩。每个确定的运动终板密集区域所对应的皮肤区域被称为运动点（motor points）（Walthard et al.，1971）。运动点常常与神经支配区（innervations zone）相混淆，后者是运动终板，是具有明确结构的区域。神经支配区是肌肉组织的一个小区域或带状区域，在此产生 MUAP，然后朝向两端肌腱双向传导。运动点位于神经支配区之上（Masuda et al.，1987）。理想情况下，在使用电极之前，应该通过电刺激方法来识别神经支配区。另一种方法是使用解剖参考图来描述运动点的位置（Walthard et al.，1971）。

当使用主动电极单极配置并将其直接放在运动点来识别电活动时，CMAP 优先被记录。如果用 CMAP 潜伏期来计算运动神经传导速度，那么运动点将是第一个去极化的位置。除了运动点以外的任何位置所记录的 CMAP 潜伏期，指的都是动作电位沿着肌纤维传导到电极位置所需要的时间。CMAP 的面积、振幅和持续时间也被用来追踪神经肌肉疾病的进展；当信号通过肌纤维到达电极时，它的真实形状会发生变化。有两种可能发生的机制：①通过肌膜的正常泄漏；②接近肌腱方向（长轴方向）肌纤维直径的减少（Kleinpenning et al.，1990）。G_1 置于运动点上得到的单极记录会出现一定诱发电位的变形。单极配置的主要缺点是它没有充分利用差分放大器的设计，记录 EMG 时不能减少不必要的噪声。因此必须确保实验室是屏蔽电的，这样可以相对地排除不必要的电子干扰。

记录的 CMAP 相位的极性取决于 G_1 或 G_2 是否放置在神经支配区之上。如果 G_1 位于神经支配区之上，负相位（去极化）将出现在等电（零）基线之下。如果 G_2 位于神经支配区之上，极性就会反转。令人困惑的是，临床电生理学中显示波形的传统方式是只显示信号的绝对值，不显示信号的正负值。

二、双极配置

表面 EMG 和内置 EMG 的双极电极定义类似。双极配置是将 G_1 和 G_2 两个电极表面放置在肌肉上。从 G_1 和 G_2 发出的信号被输入一个放大器，其中，G_2 是反转输入。接地电极被放置在一个电中性的位置，如骨突起，通常在 G_1 和 G_2 附近。这种基本配置充分利用了放大器电路的优势，以减少来自周围环境中电磁场的、不必要的干扰信号。放大器通过从 G_1 中减去 G_2 中的干扰信号来去除这种干扰。具体内容将在第三节放大器特征中介绍。

◯ 要点

表面电极和内置电极都可以使用单极配置和双极配置。单极配置有一个主动探测表面，双极配置有两个主动探测表面。

1. 电极间的距离

下面的讨论基于内置电极和表面电极 G_1 和 G_2 的定义是类似的假设。此外，我们还假设，由内置电极记录的 MFAP 具有与表面电极记录的 CMAP 相同的基本形状，只是表面电极记录的 CMAP 振幅更大，持续时间更长。在内置双极电极与表面双极电极中，两个电极之间的距离是一个重要的考虑因素，因为它同时影响着 EMG 信号的振幅和频率。

图 3.7 说明了两种不同的电极间距离所产生的 EMG 信号。回想一下，MFAP、MUAP 或 CMAP 可以表示为移动偶极子。偶极子首先经过 G_1，然后负相（去极化）低于基线。随后，偶极子沿着肌纤维向 G_2 方向传导，在 G_2 处信号是反向的。通过两个电极下面的信号是双相的，但是它们的和是 $G_1 + (-G_2)$。

双极记录引入了额外的相位，在 EMG 信号中转换成比单极记录更高的频率的分量。对于 G_1 来说，重新定位 G_2 会迫使偶极子移动更大的距离（$\Delta d_2 > \Delta d_1$）。传导速度保持不变，所以偶极子到达 G_2 需要更长的时间（$\Delta t_2 > \Delta t_1$）。G_1 和 G_2 的电位总和仍然有三个相位，但是现在的 EMG 信号的持续时间更长、振幅更大。持续较长时间的电位产生 EMG 信号的低频分量。显然，当电极间距离较短时情况正好相反：它们产生 EMG 信号高频分量振幅较小。由于 EMG 信号的振幅和频率受电极间距离的影响，双极电极作为空间滤波器发挥作用（Lynn et al.，1978）。推荐把单极电极放置在运动点上记录诱发电位，避免由于两个电极的空间滤波而产生信号失真（Tucker et al.，2007）。

再讨论一下偶极子传播。偶极子传播适用于 MFAP、MUAP 和 CMAP，但 MUAP 和 CMAP 的偶极子间距更宽。在一定传导速度（v）下，两个连续的动作电位波峰间传播的

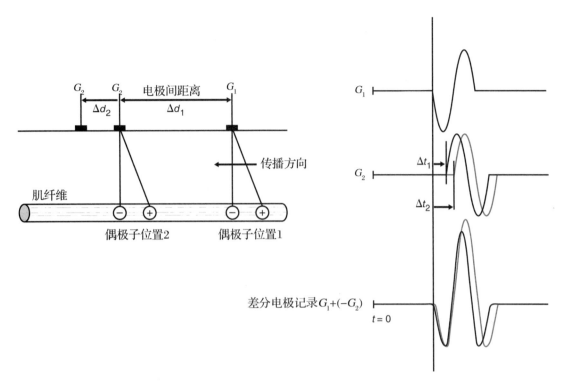

图 3.7　双极电极 G_1 和 G_2 在记录 MFAP 时，电极间距离增加的效应

注：当电极间距离增加时，MFAP 从 G_1 到 G_2 的时间也会增加。差分电极的记录结果 ［G_1 ＋ （－G_2）］ 是一个周期变长、振幅增大的 MFAP。

距离等于一个波长（λ），将同时位于两个电极下面（图 3.8 中第一个肌纤维）。G_1 和 G_2 的求和会导致波的对消。当波长等于电极间距离（$λ = d$）时，在 EMG 信号中被消除的信号频率为 $f = v/d$，导致传导速度整数倍（$n = 1$，2，3…）的频率信号也被消除了。当偶极子间距等于电极间距离时，负相和正相分别集中在 G_1 和 G_2（图 3.8 中第二个肌纤维），结果是两个相位完全叠加。在这种情况下，波长等于两倍的电极间距离（$λ = 2d$），通过电极的频率为 $f = v/2d$。传导速度奇数倍（$n = 1$，3，5…）的频率将存在于 EMG 信号中。等式 $f = v/2d$ 总是用代数式 $λ = d$ 的方法简化，简化后，传导速度偶数倍的频率将导致波形抵消，非整数倍频率只有部分信号衰减。

　　实际的影响是使双极检测系统像一个梳状滤波器，允许 EMG 信号中的某些频率通过，但不允许其他频率通过。如果知道电极间的距离和肌肉传导速度，就可以计算出 EMG 信号的频率（Lindström et al.，1977）。如上所述，表面 EMG 信号的电极间距离与振幅和频率之间高度相关，对研究结果进行解释时必须注意："解释 EMG 信号代表的生理特征的成功与否，取决于生理特点和滤波/噪声对 EMG 信号的影响。"（Sinderby et al.，1996）

2. 选择性

　　选择性是指从局部组织中记录到目标肌肉活动的能力，而不是记录到来自相邻肌肉的串扰。表面电极一开始处于劣势，但情况可以改善。肌纤维的偶极子间距是恒定的。然而

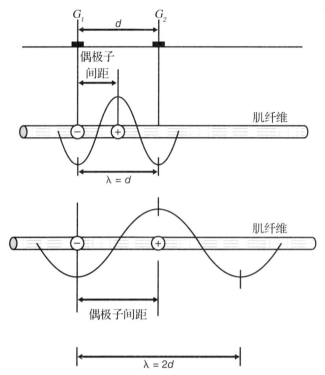

图 3.8　电极间距离（d）、偶极子间距和肌纤维动作电位的波长（λ）的空间关系

有效偶极子间距取决于肌纤维与检测表面径向距离的几何形状，较远肌纤维的偶极子间距大于较近肌纤维（图 2.4）。如果电极间距离尽可能小，则检测表面与最近的肌纤维偶极子间距匹配，而距离较远的肌纤维对振幅和频率的贡献将会减少。回想一下，从邻近皮肤表面肌肉记录下来的 CMAP 的振幅更大、持续时间更长，CMAP 的持续时间与其波长（λ）有关，这可用于确定表面电极的最佳电极间距离，因为最佳电极间距离随肌肉的大小而变化。最佳电极间距离从足底肌约 0.5 cm 到肱二头肌约 1 cm 不等。检查电极间距离是否足够的一种方法是看诱发 CMAP 的情况。如果经典的三相 CMAP 形状没有失真，且没有双极电极的空间滤波作用，那么电极间距离就足够了。

　　另一种极端情况是，典型针电极之间的距离（50～200 μm）确保了这种内置技术的选择性不是问题，因为它适用于更短波长的 MUAP（Andreassen et al.，1978）。线电极之间的距离控制非常困难，这是它们不能提供与针电极相同的选择性的主要原因。内置针电极还有更精细的制作方法，包括编织导线，并用医用级环氧树脂固定导线，使电极间距离固定在导线半径（25～50 μm）处，然而用刀割导线暴露出一个规则形状的检测表面并不是容易的事情。

　　电极间距是影响表面 EMG 局部选择性的主要因素。减少电极表面面积不能提高选择性，只会增加阻抗，并产生更大的噪声，污染信号。一般采用大拇指法则，即电极可以在肌肉组织周围半径等于电极间距离的球形区域内检测到"有意义"的电活动（Lynn et al.，1978）。这个区域称为电极检测面积或检测体积。对于固定电极间距离，无论肌肉大小，检测量都是一样的。然而对于较小的肌肉，确定的检测量将占总肌肉量较大的百分比。因此，对于表面 EMG 记录而言，较小肌肉比较大肌肉更有代表性。用增加电极间距离的方法来增加检测体积是很吸引人的。测量更大的肌肉可将电极间距离从 2cm 增加到 4cm，以增大表面 EMG 信号的振幅，降低其频率（Beck et al.，2005），然而电极间距离增加所产生的 EMG 信号的差异与双极电极的滤波作用是同步的。增加电极间距离不一定意味着电极将记录来自更深肌肉的电活动（Fuglevand et al.，1992；Elfving et al.，2002）。表面电极的检测体积只包括肌肉最浅层纤维。浅层肌纤维运动单位较大，阈值较高（Knight et al.，2005）。因此，用表面 EMG 信号评价整个肌肉活动可能有偏倚。

◯ 要点

电极间距离是表面 EMG 和内置 EMG 的一个问题，它影响记录的选择性，也影响信号的振幅和频率。电极间距越小，记录选择性越大，因为电极只能记录较小体积的组织。

三、电极放置注意事项

表面 EMG 的电极间距离通常是 5 ~ 20 mm，这取决于肌肉的大小。电极间距离更小些是可能的，但是在实践中受到盐桥风险的限制，电解质凝胶可在两个记录表面之间横跨皮肤，形成盐桥（形成短路），这将减少两个电极之间的电位差，并且观察到的 EMG 振幅将低于预期。因此，去除多余的电解质凝胶是很重要的。

与单极配置相比，表面双极电极不应放置在神经支配区之上。来自神经支配区的肌纤维动作电位双向传播，向肌肉两端的肌腱移动。如果 G_1 和 G_2 跨神经支配区，两个电极将"看到"相同的电位，并有类似于前面描述的波消情况，但实际上没有完全抵消。由于 G_1 和 G_2 之间的求和会产生更多的不规则峰，信号的振幅会更低，包含更多的高频分量。

对于静态收缩，电极应放置在离神经支配区 20 mm 远的地方，以减少时间色散（temporal dispersion）的影响。时间色散是：①传导速度的函数，传导速度与肌纤维直径有关；②运动终板分布的函数；③运动单位内肌纤维起始时间变化的函数。同一个运动单位内肌纤维之间存在空间差异，导致当电位向肌腱传播时，各个肌纤维的电位会分散，并且分散随传导时间的增加而增加，这种效应称为时间色散。这种情况类似于 100 m 短跑，在这个项目中，在开始的时候，甚至在起跑的时候，运动员先聚集成群，在比赛进行的过程中运动员就开始分散，跑得最快的运动员领先（从时域上分析，对于多径传播信号来说，不同路径的信号到达接收机时有不同的时延，相邻的发送信号在接收端处会发生时间上的重叠，造成信号间干扰，这种现象称为传播信号发生了时间色散）。

将电极置于神经支配区附近（而非正上方），此处 MFAP 时间色散度最小，并产生最大的 EMG 值。在较短的一段时间内，电位分散后的 MFAP 叠加将导致信号的振幅更低、持续时间更长、包含更多的低频分量。时间色散对 MUAP 具有低通滤波效果。相反，如果电极放置得太靠近肌腱，就会产生肌腱末端效应，肌腱附近动作电位的变化将对 EMG 信号的高频成分有贡献（Lateva et al.，1996；Dimitrova et al.，2001）。

建议电极与神经支配区保持 20 mm 的距离，其依据是保持这一距离时，肌纤维传导速度和 EMG 信号频率的估计值变得更稳定（Li et al.，1996a，1996b；Sakamoto et al.，1997）。对于动态收缩，电极应放置在神经支配区和肌腱之间的中点。这个中点位置代表几个相互竞争的影响因素之间的平衡：①需要弥补因肌肉缩短使神经支配区靠近电极的因素；②有必要避免因肌纤维-肌腱末端效应产生的电位贡献增加（见附录 3.1）（Schulte et al.，2004；Martin et al.，2006）。

瑞普（Zipp，1982）根据解剖标志详细介绍了各种肌肉的电极位置。使用这种方法可以使参与同一研究的不同受试者的电极位置标准化。克拉姆（Cram）和他的研究团队（1998）提出了关于表面电极放置的详细信息，还介绍了用于验证其位置的姿势动作。电极放置是为了一般的肌肉研究和临床研究。克拉姆还讨论了串扰和运动伪影的电压来源——非常有价值的信息，最近 EMG 理论相关的最佳实践建议是由非侵入性表面 EMG 评估项目（Surface Electromyography for the Non-Invasive Assessment of Muscles，SENIAM）提供的。SENIAM 的主要结果由赫尔墨斯（Hermens）和他的研究团队（2000）在《EMG 与运动学杂志》上发表。完整的报告包括 27 块肌肉的电极放置，可以通过 SENIAM 网站（www. seniam. org）获取。佩罗托（Perotto）和他的团队（2005）提供了一份专门针对内置电极的文章，为精确放置电极提供了详细的解剖标志和参考距离。

○ 要点

运动点从解剖学角度定义为含有密集的运动终板的皮肤区域，在此处施加最小的电刺激就能产生肌肉收缩。神经支配区包括更广阔的区域，与远离运动点的神经肌肉接点的结构有关。

推荐使用单极电极直接放在运动点之上来记录 CMAP。运动科学研究应用中，双极电极应放在离运动点约 2 cm 远的位置。

第三节　放大器特征

文献中报道的 EMG 值的范围有很大的差异，因为收缩的类型、肌肉的大小及研究的方法和技术等方面存在差异。最大等长收缩可以产生 5mV（P－P 振幅）的表面 EMG 值。内置 EMG 的振幅不像表面 EMG 那样被组织滤波衰减，最大可达 10mV。最大的 P－P 振幅（30mV）与诱发电位有关，因为它们与主动收缩时的波消没有关系。重点是这些电压仍然相对较小，需要特殊的仪器来记录（Winter，2005）。为了了解放大器的功能，需要了解放大器的基本组成部分：①差分增益；②输入阻抗；③共模抑制比；④对获得信号的频率响应。

一、差分增益

放大器的基本功能是增加信号的振幅，使其可以在示波器上显示或发送到计算机上进行高保真度的模数转换。放大器更正式的名称是运算放大器（operational amplifier）。这个术语起源于使用模拟电路执行数学运算的时期。特别令人感兴趣的是图 3.9（a）中描述的求和元件。在这个图中，G_1 和 G_2 输入信号被求和。

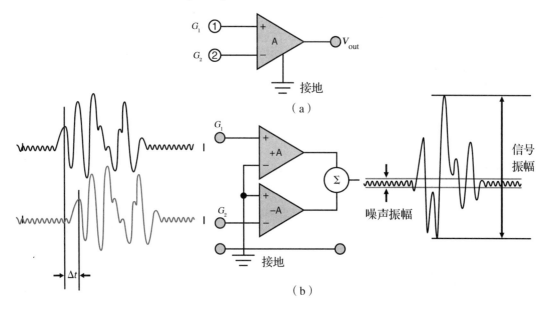

图 3.9　求和元件

（a）G_1 和 G_2 导线被引入一个求和元件。输入端 1（＋）定义为非反相元件，输入端 2（－）定义为反相元件。字母 "A" 代表基本放大元件。（b）基本放大器实际是两个求和元件连接公用接地电极和公共输出。

输入端 1 称为非反相输入元件，输入端 2 称为反相输入元件。非反相输入与输出阶段在一个相位，当非反相输入相位后移 180°时为反相输入。因此，电压输出与两个输入电压之差成正比：

$$V_o = A（G_1 - G_2）$$

其中，乘数（A）的范围为 $10 \sim 10^6$ 倍，取决于原始信号的大小。

差分放大器（differential amplifier）的概念乍一看似乎有悖直觉。如果两个电极都放置在肌肉上并接收相同的信号，那么输入的总和应该为零。但是，动作电位必须沿着肌纤维传播，在 G_1 和 G_2 放在肌肉上的双极配置中，经过 G_1 的信号大约 2ms 后将在 G_2 出现。确切的潜伏期取决于肌纤维传导速度和电极间距离。关键是 G_1 和 G_2 不能在同一时间探测到完全相同的生物信号。同时出现在两个电极中的信号称为共模（common mode）。如果 G_1 和 G_2 呈现同一个共模信号，则这个信号被认为是噪声。

例如，人体是存在于环境中的电磁辐射的"天线"。这是放大器和输入引线之间的电容耦合以及附近的电磁辐射造成的。静电感应是最普遍的电磁辐射来源，能量从附近的导线或测试设备的导线进入人体。这与接近调谐器时无线信号强度增加时产生的现象相同。导线噪声（power－line noise）同时存在于两个电极中，很容易被观察到。在肌肉放松时，表面 EMG 信号出现基线频率。在北美，这将被记录为 60 Hz 噪声（Clancy et al.，2002）。差分放大器的主要用途是去除共模信号（噪声）和放大差分信号（生物信号）。差分放大器可以被认为是两个独立的放大器连接到一个公用接地电极和公共输出 [图 3.9（b）]。首先，注意 G_1 和 G_2 的基线均存在 60 Hz 噪声（共模），它们的大小和相位均相同。G_2 的表面 EMG 信号相对于 G_1 被延迟，延迟的时间可以认为是沿着两个记录表面之间的肌肉进行传播的时间。G_2 输入信号发生反转，使得正共模成分和负共模成分相互抵消，只留下生物起源的差分信号。然后，将差分信号乘以放大器设置的某个值：

$$V_o = A\big[(G_1 + \text{noise}) - (G_2 + \text{noise})\big]$$

$$V_o = A(G_1 - G_2)$$

输出基线仍留有 60 Hz 电线的噪声，但振幅大大减小。这是因为 G_1 和 G_2 电极表面输入阻抗的自然差异，在放大器的两个输入端，共模信号不会完全相同。因此放大器不同，共模信号也有一些差异。完全消除共模信号在现实中是不可能实现的。差分放大器的一个关键性能标准是它们是否能很好地减去共模信号，这个参数被称为共模抑制比（common mode rejection ratio，CMRR）。为了确定共模抑制比，测试信号是仅通过两个输入终端中的一个。测试信号将放大一些增益，但没有消除共模信号，这时信号振幅的增加称为差分增益。如果相同的测试信号通过两个放大器输入端传递，则输出端振幅应该减小，这种振幅的差异称为共模增益。共模抑制比是差分增益与共模增益之比。EMG 放大器共模抑制比的规格为 10000∶1 到 100000∶1（80 ~ 100 dB）。

（1）EMG 电压仍然相对较小，需要特殊的仪器——放大器来记录它们。放大器的基本功能是增加信号的振幅，使其可以在示波器上显示，或发送到计算机上进行高保真度的模数转换。

（2）在单极配置或双极配置中，单个放大器接收到两个记录电极的输入，另外加一个接地电极。因为肌肉动作电位在两个电极间传播，放大器放大了两个表面电极间电压之差。

（3）电干扰通常同时出现在两个电极中，称为共模信号。放大器用于阻止或减少共模信号，以减少噪声干扰。

二、输入阻抗

阻抗对电路中的电流有阻碍的作用，阻抗大小取决于电路中的电阻元件和电容元件。由于本节讨论的电路中只包含电阻，所以 "R" 仍然用来表示纯交流电阻。

高输入阻抗是放大器的另一个重要特性。如果放大器被设计用来测量非常小的信号，那么放大器的输入电阻似乎应该尽可能地小，但串联电路能让我们理解为什么现实情况恰恰相反（图 3.10）。基尔霍夫定律表示，任何闭环电路的电压降之和为零。因此，任何闭环电路中的电压降值都等于该闭环中的电压上升值。实际测得的电压降：

$$V = V_1 + V_2$$

$$V = iR_1 + iR_2$$

由于相同的电流流过 R_1 和 R_2：

$$V = i\left(R_1 + R_2\right)$$

$$i = \frac{V}{R_1 + R_2}$$

把 i 代入式中：

$$V_2 = R_2\left(\frac{V}{R_1 + R_2}\right)$$

$$V_2 = V\left(\frac{R_2}{R_1 + R_2}\right)$$

对 V_1 也可以进行同样的代数运算。然而对 V_2 推导说明，V 表示进入电路的电压（V_i），V_2 表示离开电路的电压（V_o），由下式可知，输出电压的降低与每个电阻上的电压

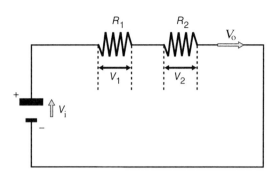

图 3.10　两个串联电阻构成的电路

注：采用基尔霍夫回路定律的输入电压（V_i）和输出电压（V_o）。

降成正比：

$$V_o = V_i \left(\frac{R_2}{R_1 + R_2} \right)$$

我们回顾了这个电路理论，因为实践中当放大器和肌肉通过电极和其导线连接时，它们形成了一个电路。放大器通过连接两个点来测量其间的电压时，不幸将电流引入电路。这降低了记录电极之间的电压差，最终放大器记录的电压小于实际的大小，这种效应称为电路降载。因此，输入阻抗是指输入端处的电阻，它决定了放大器从电源吸收的电流大小。

假设一个输入阻抗（电阻）为 10kΩ 的放大器连接到一个 1mV 的电源。根据欧姆定律，放大器产生的电流为：

$$i = \frac{V}{R} = \frac{1 \times 10^{-3}\ \text{V}}{1 \times 10^{4}\ \Omega} = 1 \times 10^{-7}\ \text{A}$$

如果输入阻抗增加到 10MΩ（$10^7\Omega$），放大器产生的电流为 1×10^{-10}A。因此，高输入阻抗是至关重要的，因为肌肉作为电源只有产生微小电流的能力。

更复杂的是，由于电极本身固有的阻抗属性，在电极上损失了一定的电压。因此，肌肉产生的原始电活动强度在到达放大器之前就降低了。同时，电极输入阻抗（R_e）和放大器输入阻抗（R_i）共同构成一个简单的符合基尔霍夫定律的串联电路。图 3.11 中的等效电路描述了这种情况。记住每个电极基本都与它自己的放大器元件相连，所以有两个串联电路，一个用于 G_1（虚线方框内），一个用于 G_2。

考虑一个来自肌电活动的电源 $V = 2$mV，一个输入阻抗为 R_1（10kΩ）的表面电极与输入阻抗为 R_2（10kΩ）的放大器串联。根据前面介绍的电路理论，放大器将产生一个电流：

$$i = \frac{V}{R_1 + R_2}$$

$$i = \frac{2 \times 10^{-3}\ \text{V}}{\left(1 \times 10^{4}\ \Omega\right) + \left(1 \times 10^{4}\ \Omega\right)} = 1 \times 10^{-7}\ \text{A}$$

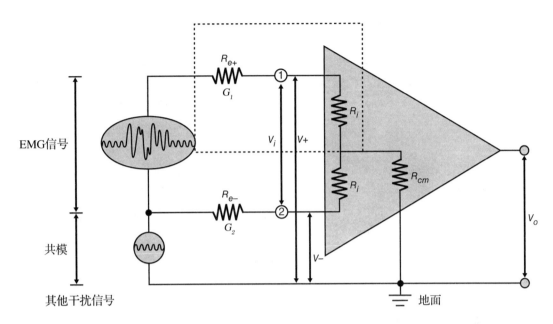

图3.11　不同放大器构成的电路模型，有两个分开的输入（G_1 和 G_2）的放大器

注：G_1 和 G_2 分别对应皮肤-电极输入阻抗 R_{e+} 和 R_{e-}。放大器的输入阻抗（R_i）对每一个输入都是内部电阻。输入终端与接地电极之间有共模电阻（R_{cm}）。虚线方框内是两个电路中的一个，R_e 和 R_i 串联，说明了基尔霍夫定律如何在阻抗控制中发挥作用。

通过放大器的电压降为：

$$V = iR_2$$
$$V = \left(1\times10^{-7}\,\text{A}\right)\times\left(1\times10^{4}\,\Omega\right) = 1\times10^{-3}\,\text{V}$$

由于原始信号为 2mV（$2\times10^{-3}\text{V}$），且放大器的电压降为 1mV（$1\times10^{-3}\text{V}$），所以电极剩余电压为 2 mV － 1 mV ＝ 1 mV。用输入阻抗相等的放大器和电极引入的误差是：

$$\frac{2\,\text{mV} - 1\,\text{mV}}{2\,\text{mV}}\times100\% = 50\%$$

由于电极和放大器构成一个串联电路，必须考虑它们输入阻抗之间的相互关系：目标是使大部分电压降发生在放大器（在那里测量）中。我们可以通过更好的皮肤准备来降低电极的输入阻抗。商业上可用的阻抗计是用电极导线创建一个电路，然后将正弦电压通过皮肤－电极界面来测试阻抗水平。可接受的标准是在 100 Hz 时 10kΩ。如果表面电极输入阻抗降低到 $R = 1\text{k}\Omega$，则放大器电压降增加到 1.82mV，误差仅为 9%。如果放大器的输入阻抗增加到 $R = 100\text{k}\Omega$，则放大器的电压降增加到 1.98mV，误差仅为 1%。阻抗控制是电源（电极）电阻和检测器（放大器）电阻匹配的问题。一个高阻抗电源应该由一个具有相当大输入阻抗的检测器来检测，这称为阻抗匹配。根据经验，检测器的输入阻抗应该至少是电源阻抗的 100 倍。

我们现在能够理解放大器的一个更微妙的方面。差分模式和共模模式实际上是两个不同的函数。我们最好记住放大器包含三个输入：两个高阻抗信号输入元件和一个接地信号（图3.11）。放大器增加了这两个信号输入元件之间的电压差振幅，但减小了这两个输入和接地参考电极之间的电压差。放大器这两个功能由于两个输入元件各有各的阻抗而得到进一步加强。如果在输入端1和2之间施加不同的电压，可在这两个输入端测量到不同的输入阻抗（R_i）。如果对输入端1和2施加相同的电压，则可在这两个输入端与接地电极处测量到共模阻抗（R_{cm}）。相对于参考接地电极（0V），每个电极都是环境噪声的"天线"，这样说可能比较直观。

如果电极的阻抗不相同（R_{e+} 和 R_{e-}），或者在每个放大器中存在差异，那么非反相输入端1和反相输入端2的共模和其他干扰信号将会不同，会发生一个不理想的抵消。如果放大器的输入阻抗很高，由于这种缺陷，输入1和输入2之间的信号差异相对是最小的。因此，只有输入阻抗明显大于电源阻抗，才能实现高共模抑制比。由于内置电极记录面积较小，内置电极的输入阻抗至少是表面电极的5倍（$50 \times 10^3 \Omega$）。输入阻抗达 $10^9 \Omega$ 才足以适用于表面电极和内置电极。

1. 电流偏倚

电流偏倚是电流一直流动而使放大器内出现电子的现象。放大器偏倚电流水平以下的信号检测不到。偏倚电流实际上从放大器流出，注入导线。电极之间的电压降与输入功率成正比（$V = iR_e$）。思考这种情况，带有电解质凝胶的表面电极的典型输入阻抗（$R_e = 50k\Omega$）和电流偏倚（$i = 50nA$），在没有肌肉活动的情况下，电极的电压降为2.5mV。实际上电流偏倚通常很小（$1 \sim 2pA$），这不代表有害，但它通过重复出现，改变金属-电解质界面的电化学，可能足以改变电极的记录特征。

如果使用标准的银-氯化银电极，需要定期根据以下步骤对电极表面进行复氯处理：①使用清洗粉或银清洗剂彻底清洁表面电极，去除污渍和污垢；②将电极放入含有5%盐（NaCl）溶液的非金属容器；③将需要氯的电极的一端连接到1.5V电池的正极，另一端电极连接到负极；④将100Ω电阻串联到电极上，氯化电极变暗，其他的气泡继续均匀覆盖黑暗的表面；⑤对另一端电极重复这个过程。

电流偏倚也会增加表面电极的运动伪影。众所周知，导线移动诱发电极受到机械压力，电极阻抗以量级 $\pm 50k\Omega$ 产生时变（time variant）。电极上的电压降是 $\pm 2.5mV$。掺入到生物信号中的运动伪影是 $\pm 2.5mV$。了解这个较小的电流偏倚（$1 \sim 2pA$）有助于明白这个问题，但不能消除这个问题，必须采用别的控制方法以尽量减少导线移动。

2. 放大器噪声

放大器内电子产生几种不同类型的噪声。如果感兴趣的信号小于这些噪声源之和，放大器无法检测到信号。在感兴趣信号的带宽范围内，放大器噪声 RMS 振幅应小于5mV。如果让放大器两个输入端短路，并测量放大器输出端的振幅，就能确定放大器噪声。

3. 布线

要记住，目标是使大部分电压降发生在放大器上。从电极到放大器的输入导线是一个主要的考虑因素。电流必须通过输入端流向放大器。但是，输入导线有一定的电阻，而且电极和放大器之间会有一定程度的电压降：

$$V_{降} = i_{导线} \times R_{导线}$$

电阻是材料的导电率、长度和横截面积的函数：

$$R = \frac{l}{\sigma A}$$

在这三个因素中，长度是最关键的因素，因为它可以最大限度地进行改变，并在我们的控制之下使输入导线和所有电缆的长度尽可能地变短，使电压降达到最小。通过把输入导线的长度减少到原始长度的一半，可以使观察到的信号强度快速、大幅度地增加。

○ 要点

放大器和电极导线连接起来形成一个独特形式的电路。放大器把电流引入电极导线，称为电路降载。电路中的电流流动减小了电极之间的电压差，这个电压差会被放大器记录，因而高品质放大器应该有一个阻碍这个电流的高输入电阻。

三、频率响应

放大器包含模拟电路，可以在输入信号被计算机数字化之前改变其频率。改变频率与信号滤波的意思相同。因为放大器在计算机进行数字化以前可以对信号滤波，所以它被称为抗叠影滤波器。下一章将讨论抗叠影滤波器的意义。现实中放大器特定电路的实现与以下描述的内容略有不同，但是基本原则相同。

1. 伯德图

最有效的介绍放大器改变信号频率的方式是介绍一下伯德图（bode plots）的使用。伯德图是根据输入刺激和输出响应绘制的系统物理特征图。类似于线性回归分析的过程，用于构建伯德图的数据可以用一阶或二阶微分方程进行拟合，其参数值可以量化特定的物理特征。

例如，假设你站在一棵不粗的树下，树高至少是你身高的 3 倍。这棵树很细，你可以用一只手完全握住它的树干。如果你在握住树干的时候，以正弦波的方式缓慢地前后移动手臂，你会注意到树的顶部也前后移动，树的振幅和手臂的振幅一样，手臂的移动和树的移动也同时发生（频率一样）。如果你以更快的频率前后移动手臂，树的顶部就无法跟上树干节奏，树顶部的惯性特征导致它落后于手臂的运动速度，树的材料特性也导致树顶部的移动相对于手臂的运动幅度下降。因此，树就像一个低通系统。也就是说，树允许低频无衰减地通过。当手臂运动减慢时，树可以保持与手臂相同的运动频率和振幅。随着手臂运动速度的加快，树顶部的运动滞后于手臂的运动，从而降低了树顶部的振幅。因此，作为一个物理系统，树衰减了高频。

如果手臂的运动是系统的输入刺激，其运动的频率和振幅可以用 $x(t) = A\sin(\omega t)$

表示，树的输出响应可以表示为 $y(t) = B\sin(\omega t - \Phi)$。$(\omega t - \Phi)$ 被用来表示刺激和反应之间的相位偏移（滞后）。图3.12以图形方式描述了刺激-反应示例。在本例中，假设手臂以0.25Hz的增益执行从0到6Hz的正弦位移，在每个频率增益处，计算输出对输入刺激响应的振幅比（B_{out}/A_{in}）并绘图。该比值（B_{out}/A_{in}）称为系统增益（system gain，G）。不要把这种增益与输入信号增益和输入信号的幅度简单相乘（如前一节所讨论的）混为一谈。两幅图定义了伯德图。第一幅图是系统增益（y 轴）相对于刺激频率（x 轴）的变化关系。第二幅图是输入刺激和输出响应的相位差（y 轴），相对于刺激频率（x 轴）的变化关系。系统增益和响应相位共同构成描述物理系统的伯德图。

2. 分贝

最初，电气工程师关心的是放大器如何改变信号的功率。用输出信号的功率与输入信号的功率之比确定放大器的系统增益（$G = P_{out}/P_{in}$），其中功率单位为瓦特（W），功率比按惯例表示为分贝（dB，功率比的对数度量）。分贝数量级是 $10\log_{10}X$，其中 X 是任意的数字。系统增益（G）为：

$$G = 10\log_{10}\left(\frac{P_{out}}{P_{in}}\right)$$

在交流电（AC）信号中，信号的平均功率是：

$$\overline{P} = \frac{V_{rms}^2}{R}$$

V_{rms}^2 为 RMS 振幅的平方，代入平均功率的公式，系统增益为：

$$G = 10\log_{10}\left(\frac{V_{out}^2}{R_{out}} \times \frac{R_{in}}{V_{in}^2}\right)$$

仍然使用 RMS 振幅。经过一些基本代数运算就可以去掉平方，系统增益以分贝为单位缩写为：

$$G = 20\log_{10}\left(\frac{V_{out}}{V_{in}}\right)$$

现在这个比率只基于输入和输出电压的 RMS 振幅，后面将详细介绍在包含电容和电阻组成的模拟电路中放大器如何进行信号滤波。无功电容与频率有关。随着交流电信号频率的增加，电荷没有时间在电容器上堆积，来抵抗电流的流动。在一个特征频率条件下，无功电容阻抗（X_c）对电流的阻碍程度增大，此时电容阻抗相当于一个电阻阻抗，这个特征频率称为截止频率（cutoff frequency，f_c），在前一章已经证明，截止频率的 RMS 振幅为其最大振幅的0.707倍。

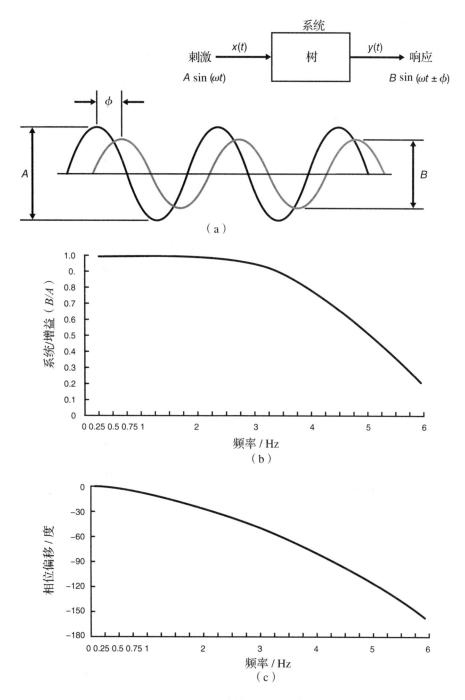

图 3.12 刺激-反应示例

注：图 3.12（a）中，系统的输入刺激是手臂，手以正弦波（A）的方式前后晃动树干；系统是一棵又高又细的树；响应是树顶部位移的振幅和运动的频率（B）。图 3.12（b）中，输入频率与响应频率的比率叫作系统增益（G）。图 3.12（c）中，输入刺激和输出响应之间的相位差叫作相位偏移。综上所述，系统增益和响应相位用来构建系统的伯德图。

当描述滤波器如何改变信号时，比值 0.707 是一个很重要的参考点。如果输出电压与输入电压的振幅比值（V_{out}/V_{in}）增加或减少到 0.707，那么以分贝表示的符号是：

$$20\log_{10}(0.707) = -3 \text{ dB}$$

如果使用平方（V_{rms}^2）计算振幅比，结果更容易转化为信号的功率含量。例如，截止频率的振幅比为 0.50，对应的信号功率为 50%。用分贝表示：

$$10\log_{10}(0.50) = -3 \text{ dB}$$

增益公式是基于两个功率的比值，在截止频率下，RMS 振幅比降低到 0.707 意味着信号的功率是其最大功率的一半。

3. 滤波器

放大器内部的电子电路可以改变信号的频率，因为这些电路允许特定的频率通过而使其他频率衰减，所以它们被称为模拟滤波器（analogue filter）。经常用简单的咖啡过滤器类比模拟滤波器，咖啡过滤器阻挡咖啡渣（我们不想要的信号频率）通过滤网，同时允许液体（感兴趣的信号频率）通过。

（1）高通滤波器

本节为理解电路中与电阻、电容相关的高通滤波器奠定了基础。在这种情况下，电容与信号源串联，电阻与信号源并联并接地（图 3.13）。考虑这样一种情况，正弦电压的振幅相同，但频率不同，从 0（直流电）到 1kHz 变化，这个正弦电压施加给输入端，然后计算输出电压与输入电压 RMS 振幅之比来计算增益（G），以分贝表示。

在低频率下，无功电容阻抗（X_c）会很高，信号会被电容直接阻碍，此时电阻对信号的影响很小；随着频率的增加，无功电容阻抗（X_c）减小，更多的信号通过电容到达输出端。电阻现在可以对信号产生很大的影响，使输出端电压降低，直至增益稳定。电阻和电容的大小一起决定了增益曲线到截止点的斜率（f_c）：

$$f_c = \frac{1}{2\pi RC}$$

如果我们遵循国际上提出的电生理学和人体运动学关于表面 EMG 信号的高通滤波的指南，截止频率应该设定在 10 Hz，来去除与导线移动相关的低频伪影和当肌肉收缩时电极所置皮肤移动的低频伪影，包括等长收缩期间也会出现的伪影。在图 3.13 所示的高通模拟滤波电路中，一个 16kΩ 电阻和一个 1μF 电容将产生 10 Hz 截止频率：

$$f_c = \frac{1}{2\pi(1.6\times10^4\ \Omega)(1\times10^{-6}\text{F})} = 10 \text{ Hz}$$

增益图显示增益单调增加，直到达到 10 Hz（-3 dB）（图 3.13）。过滤带从 -40 dB 扩展到 -3 dB。在 -40 dB 以下，信号功率特别小，所以这个点左边的区域叫作停止带。滤波器发挥功能，屏蔽了停止带以下的信号。一旦增益达到 -3 dB 点，信号功率就会增加到 50%。图 3.13 增益图中的圆显示了为什么在 -3 dB 点的截止频率也称转角频率。需注意的是，x 轴以赫兹来表示频率。为了方便地绘制高频图，可以使用对数度量单位。如果频率范围非常大，x 轴的单位可以使用角频率（ω）或用截止频率标准化的角频率（ω/ω_c，ω_c 为截止频率）。需注意的是，截止频率也用弧度表示。标准化对于比较不同类型的滤波器也很有用。

在滤波频带中，增益的增加率（斜率）是衡量滤波器对截止频率的严格程度的一个指标，称为滚转率（roll rate）。理想情况下，它应该是完全垂直的，这样增益看起来就像一堵"砖墙"，在截止频率以下的频率被阻挡，然而设计这样一个理想的滤波器是不可能的。如信号处理相关文献所示，理想滤波器是不可能实现的，标准滚转率是 20dB/10，稍后将详细介绍。有更陡滚转率的滤波器，但其结果是与滤波器其他特性权衡后的结果。图 3.13 中截止频率右侧为带通。理想的滤波器在带通中是最扁平的。也就是说，超出截止频率的每个频率，电压增益都是恒定的。这一特性对于巴特沃斯（Butterworth）和贝塞尔（Bessel）滤波器来说，在物理学上都可实现。这些滤波器的名字经常出现在表面 EMG 文献中，因为在带通中，每个频率的电压增益都是恒定的，这对于正确理解生理信号来说至关重要。

伯德图的第二部分是输入电压和输出电压之间的相位延迟（图 3.13）。当试图将 EMG 活动起始时间与肌肉力学的起始时间联系起来时，滤波器相位改变是一个重要的考虑因素。理想情况下，滤波器应为零相位，但这不会发生。对于高通滤波器，输出电压"领先（lead）"输入电压 90°~0°。相位差的大小与频率有关。相位的最大变化发生在过滤带，是高度非线性的。相位差在截止频率两侧的 10 个单位内开始趋于稳定。

（2）低通滤波器

电阻和电容的位置互换，就形成一个低通滤波器（图 3.14）。在非常低的频率下，无功电容阻抗（X_c）是如此之高，以至于没有一个信号会通过电容到达地面。大多数低频信号将通过电阻到达输出端。在低频时，电路表现得好像在输入端和输出端之间只有一个串联的电阻。随着频率的增加，无功电容阻抗（X_c）减小，更多的信号通过电容到达地面，而更少的信号到达输出端。从本质上讲，电容是一个分流器，把电流从输出端引走。

显而易见，电路中电阻和电容元件的排列顺序决定了输入电压和输出电压之间的关系。无论如何，它们的大小仍然决定着实际的截止频率。如果它们的大小与前面的例子保持不变，低通滤波器仍然有一个 10 Hz（-3 dB）点，但是整体形状有很大的不同，输入和输出电压之间的频率依赖性相位延迟也是如此。在这种情况下，输出电压滞后于输入电压 0°~90°。

（3）带通滤波器

在同一电路中使用串联的高、低通滤波器，使信号在两个截止频率之间通过，称为带通滤波器。图 3.15 显示了带通滤波器的伯德图，基本上是高通滤波器和低通滤波器合并产生的一幅图。

EMG 信号通常是使用带通滤波器滤过的信号。然而如何选择合适的低频截止频率和高频截止频率取决于信号的性质。表面 EMG 活动通常是 10~500 Hz。这意味着高通截止频率设置为 10 Hz，来去除电极和导线移动产生的低频运动伪影。然后将低通截止频率设置为 500 Hz，以尽量减少电极接收到的高频成分，这个高频成分来自周围环境所产生的信号。

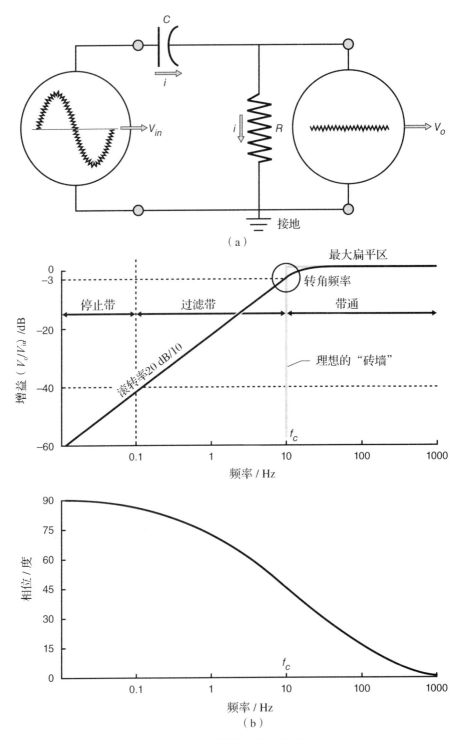

图 3.13　高通模拟滤波电路

注：（a）高通模拟滤波电路说明了在电容（C）、电阻（R）和电流（i）特定顺序时，输入电压（V_{in}）和输出电压（V_o）功能之间的关系。（b）高通模拟滤波电路的伯德图。

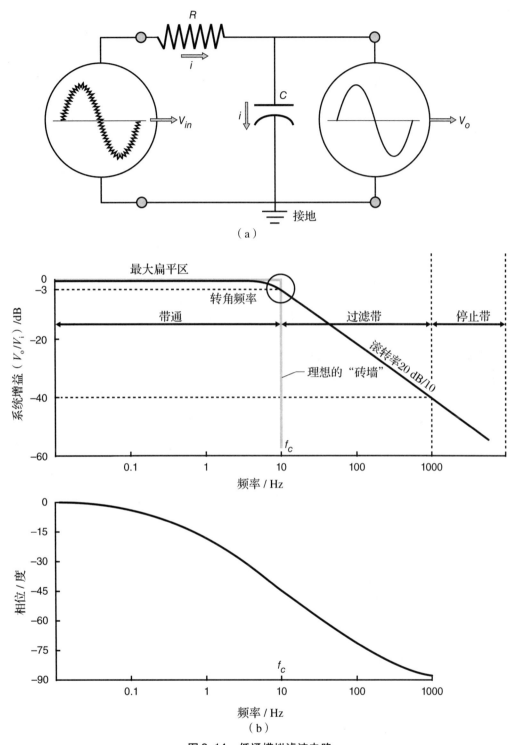

图 3.14　低通模拟滤波电路

注：（a）低通模拟滤波电路说明了在电容（C）、电阻（R）和电流（i）特定顺序时，输入电压（V_i）和输出电压（V_o）功能之间的关系。（b）低通模拟滤波电路的伯德图。

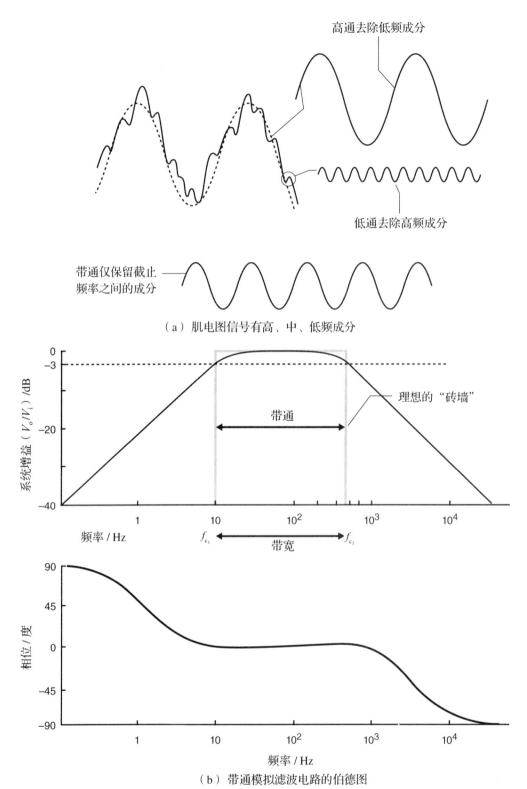

（a）肌电图信号有高、中、低频成分

（b）带通模拟滤波电路的伯德图

图3.15 带通模拟滤波电路

这些数字只是一个粗略的指南。在文献中，表面 EMG 的高通截止频率为 3 ~ 20 Hz（−3dB）。推测运动单位放电模式，一个重要信息是运动单位表面 EMG 信号频率为 3 ~ 40 Hz（Dimitrova and Dimitrov, 2003）。需要仔细设置电极并使用等长收缩，以将高通截止频率降低到 3Hz。相反，20 Hz 高通截止频率用于动态收缩。在表面 EMG 信号中，功率大于 500 Hz 的信号非常少，所以低通截止频率设置在 −3dB 点。低通截止频率也可以设置成其他值，频率上限多少取决于肌肉大小和功能，确定信号截止频率的方法将在后面叙述。内置线电极直接记录肌肉活动，它不受筋膜、脂肪和皮肤的影响。因此，当干扰信号高达 1000 Hz 时，可能功率较大，所以低通截止频率通常设置在 −3dB 点。为了便于从内置电极识别运动单位，带通截止频率设置为 1k ~ 10kHz。

4. 实际应用

随着伯德图和分贝单位的引入，我们可以更好地理解滤波器对 EMG 信号的滤波效果要优于放大器。我们在前面的章节中提到，EMG 信号在经过肌肉组织时发生了变化。图 3.16 展示了肌肉组织频率响应与 EMG 信号的关系。随着 EMG 信号频率的增加，信号增益逐渐衰减。衰减大小与距离有关，随着肌纤维离检测表面越来越远，从 h = 0.2mm 到 50mm，衰减增加。虽然同族曲线在曲率的大小上不同，但它们都显示了一个低通滤波作用。电极间距离也会影响 EMG 信号的频率。双极表面电极起着梳状滤波器的作用，允许某些频率通过，而使另一些频率衰减。图 3.17 为双极表面电极的滤波作用，电极间距离为 2cm，肌纤维传导速度为 4m/s。（注意：双极电极滤波功能类似于一系列逐渐变窄的带通区。每个波瓣的位置取决于肌纤维传导速度和电极间距离。相比之下，针电极有一个非常简单的高通作用。）

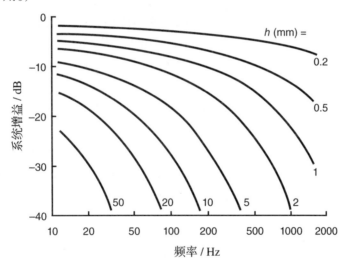

图 3.16 EMG 信号低通滤波，是滤波器到兴奋肌纤维距离的函数

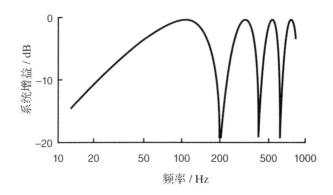

图 3.17　电极间距为 2cm 和肌纤维传导速度为 4m/s 的双极表面电极滤波函数

5. 矩阵电极

　　双差分增益电极和矩阵电极是两种基本的电极配置。这里讨论矩阵电极，因为它们需要比差分放大器更复杂的排列。考虑图 3.18 中虚线框中三个连续的电极表面，如果外部两个电极作为检测表面（G_1），中心电极作为参考表面（G_2），就可能产生两个双极信号（E_1 和 E_2）。两个双极信号 E_1 和 E_2 称为第一差分增益，它们被送入第三个放大器以产生第二差分增益：

$$S_1 = E_1 + (-E_2)$$

　　双差分增益电极进一步减少了所剩余的共模信号，使信号"更干净"。这些表面 EMG 电极的选择性增加了，因为与相邻或远处肌肉的串扰相关的共模信号被最小化了（van Vugt and van Dijk，2001）。两个双极信号可单独用于评价 MFCV。如果电极间距离已知，同一个电位穿越两个电极表面所需的时间可以根据已知的采样率确定。

　　线性矩阵电极就是双极电极"堆栈（stacks）"。设计线性矩阵的长度，用于跨越特定肌肉的重要部分，以跟踪动作电位在肌膜上的传播（Merletti et al.，2003）。最小的矩阵由皮肤表面的四个电极组成，获得两组双差分增益信号（Fiorito et al.，1994）。在图 3.18（b）中是三个双极信号（E_1、E_2、E_3），它们产生两个双差分信号（S_1、S_2）。S_1、S_2 基线波动比 E_1、E_2、E_3 小多了，因为多余的共模被抑制了。通过进一步减少共模源，可以大大增强观察到 MFAP 在 S_1 和 S_2 之间传播的能力。需注意的是，S_2 相对于 S_1 有时间偏移。

　　图 3.18 中的检测表面是矩形的，但也有使用其他几何形状的。独立的电极可以用来构造矩阵，但如果电极安装在固定结构内，就更容易获得恒定的电极间距离。固定矩阵电极大大减少了贴放电极的时间。在任何一种情况下，电极配置为双差分增益的矩阵电极仅限于应用在足够大的肌肉群。

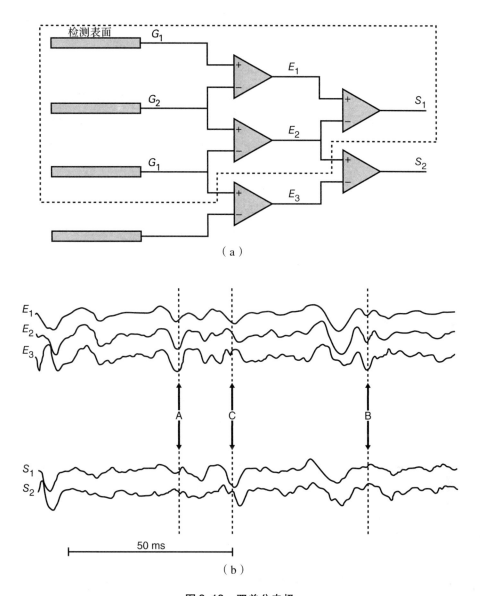

（a）

（b）

图3.18　双差分电极

注：图3.18（a）中，通过第一个差分增益获得两个双极信号（E_1 和 E_2），然后被导入第二个差分，产生了"双差分"信号（S_1）。图3.18（b）所示的是三个可能的双极信号：E_1、E_2 和 E_3。这三个双极信号产生两个双差分信号：$S_1 = [E_1 + (-E_2)]$ 和 $S_2 = [E_2 + (-E_3)]$。

（1）放大器包含调整频率成分的电路。如果低频信号不衰减地通过系统而高频被移除，就是低通滤波器。如果高频信号不衰减地通过系统而低频被移除，就是高通滤波器。带通滤波器滤掉高频和低频信号，只允许中间频率信号通过。

（2）系统的频率响应决定了放大器低通、高通和带通的特点，即描述了放大器如何很好地去除不想要的频率。

（3）伯德图是通过在较宽的频率范围内绘制输入信号和输出信号之间的关系的正弦曲线，来描述系统频率响应的图形。

（4）在给定频率下，输出端信号振幅与输入端信号振幅的比值叫作系统增益（system gain），用分贝表示。伯德图的 Y 轴是系统增益，X 轴表示目标信号的频率范围。

第四节　接地

电学测量的是待测电位与参考点的电位差（电压）。进行标准测量时，最方便的参考点是接地电位，我们将其赋值为零电位，尽管非零接地电位也是可能存在的。地面实际上可以导电，所以以接地电位可以在不同的位置有所变化。这一事实具有重要的含义，将在后面的章节中进行讨论。在任何情况下，参考电位都是通过电线连接到嵌入地面的金属桩来获得的。导线电阻相对地面来说通常很低。因为把地面电位作为参考值，所以 EMG 的参考电极也称为接地电极，实际上这个接地电极和三线插座要进行连接。三线插座第一根导线（黑色）是火线，因为它把电流传递到仪器。第二根导线（白色）被认为是中性的，因为它携带了从仪器返回到接地电极的电荷。第三根导线（绿色）没有电流，并为了达到安全的目的直接与接地电极连接。

一、安全接地

在实验室设备中，容纳电路的底盘与电线绝缘，导线将电力输送到电路。这是通过使用绝缘电线完成的，这样底盘就不会变得电"热"。导线的磨损（或普通滥用）会导致绝缘层破损。一段金属导线会裸露出来，并接触底盘，此时底盘与裸露导线电压相同。如果一个人在接触地面的时候接触到底盘，身体就会充当底盘和地面之间的电阻，形成一个完整的电路。当电流通过身体时，他会经历一个非常不愉快的电压降。

　　为了防止这种电击危险，底盘通过一个电阻非常低的第三根（绿色）导线连接到地面。这种低电阻路径对电流的阻抗比通过仪器的任何其他传导途径都要小。当裸露的导线接触到底盘时，电流将流向地面而不是通过人（图 3.19）。总有一定量的泄漏电流流过实验室设备。这是底盘与电源线"火线"、内部电路及其他外部电缆之间的电容性的耦合。确保泄漏电流始终保持在最小值是非常重要的。国际电工技术委员会根据 IEC60950 准则发布了书面准则，规定固定（永久连接）非医疗设备电流不允许超过 3.5 mA，医疗设备的泄漏电流限制要更低。表 3.1 显示了各种泄漏电流对人体的影响。

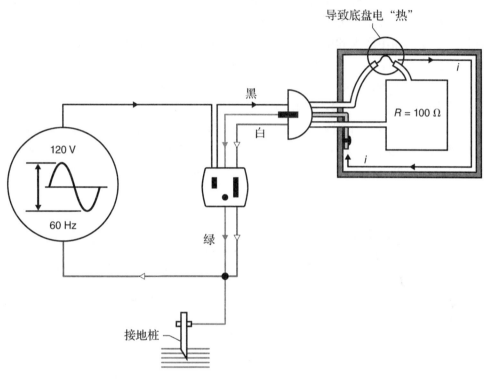

图 3.19　保证安全的接地设备

表 3.1　不同电流大小的效应

电流	效应
1 mA	仅能察觉
1～10 mA	刺痛感
15 mA	肌肉收缩，不能放松
15～100 mA	疼痛、昏迷，呼吸困难
100～500 mA	心室纤维性颤动

电流	效应
>500 mA	当电流停止时心脏重新跳动
6 A	心肌强直收缩
>6 A	暂时性呼吸麻痹，严重烧伤

不同地点的地面电位可能会有很大的差异。如果将放大器插入与所使用的其他仪器不同的插座，则这两种仪器有可能处于不同的电位。从放大器延伸到计算机的电缆上的电压降可能导致数字化信号的恒定偏倚。更糟的是，放大器和 A/D 计算机可以形成一个完整的电流回路，该回路由插入的电缆和分离插座之间的接地平面介导（图3.20）。因为回路与地面连接，假设这个设计是一种低阻抗导电路径，那么即使是最小的电位差也会导致很大的电流流动。与附近其他电力系统相连接的 60 Hz 地面电流很容易流入接地回路。当一个闭合的导电回路涵盖了一个较大的区域时，产生高度易受拾取的电磁场感应。屏蔽不会减少这个干扰，因为接地回路附着在地面上，屏蔽和地面都是回路的一部分。使接地回路最小化的唯一方法是将放大器和附属设备插入同一个电源插座，并将它们放在一起。如果不足以保证所有仪器都插入同一插座，则可以使用隔离变压器连接电源。禁止这些仪器与多个插座连接。

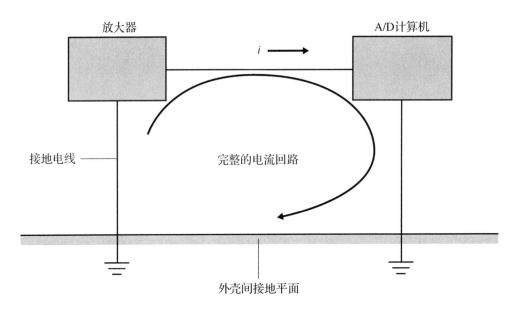

图 3.20　连接不同电子设备外壳的接地回路

○ 要点

　　三通插座的第三个连线与一个打入地面的金属桩连接，称为接地。接地有多种用途。如果实验室设备的机箱通过裸露的导线或过量的泄漏电流而变成火线，它可以作为一种安全措施。接地为这些电流提供了一条高导电性的路径，而不是让电流通过受试者或患者。

二、信号接地

　　噪声有两种基本形式：电噪声和磁噪声。导体周围有一个电场，它带有净电荷，导体内的电流流动产生磁场。如果电荷或电流以周期性的方式随时间变化，即电场强度和磁场强度将具有同样的周期。彼此接近的两根导线之间即使没有物理连接，也可能成为电容耦合（图 3.21）。电容器平板是由一个空间分开的，所以不需要物理连接。一根导线（电源线）像一块电容平板，而电极输入导线像另外一块电容平板。北美电源主要是 ±120 V、60 Hz 的交流电。当交流电循环到正值时，导线相当于电容平板的一侧，会从相反的板（电极输入导

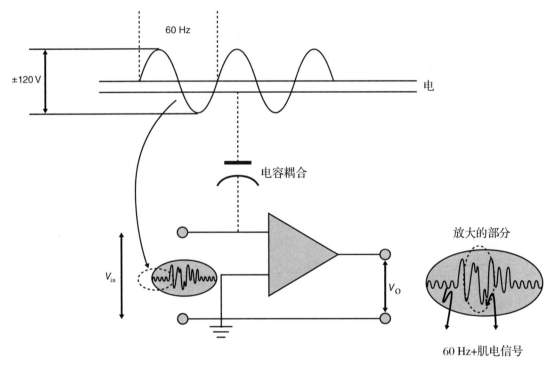

图 3.21　电源线和设备导线之间因电容耦合而产生的电源线噪声

线）把电子吸引过来。然后，当交流电循环到负值时，相当于电容极板的电源线就会排斥来自相反极板（电极输入导线）的电子。结果是，电极输入导线的电压变化将遵循与电源线相同的周期循环。这种外部电噪声非常普遍，它有自己的名字——"嗡（hum）"。据推测，如果这时电极输入导线连接到扬声器就会发出这种声音。

电场作用范围很广，仅仅把设备从电源移开是不可能减少电场的。电容耦合与电场耦合的问题只有使用屏蔽电缆才能解决。屏蔽电缆由三层组成，即信号传输线，柔性绝缘层，编织金属护套。中心的信号传输线被柔性绝缘层覆盖，绝缘层被编织的金属护套包围。静电场不能穿透编织金属护套。如果屏蔽层也通过放大器接地，电容电流将通过放大器流向地面，而不是流向放大器的输入端。接地屏蔽可能不会消除信号线对干扰信号的接收，但可以将干扰信号降低100～1000倍。同轴电缆一般用于实验室的所有其他连接，如计算机里放大器和A/D转换板之间的连接。同轴电缆也有屏蔽，但它们是由两个导体组成的。这些类型的电缆是一个外部导体围绕着一个内部导体，这两个导体中的电流方向相反，所以它们的电磁场相互抵消。因此，信号可以在同轴电缆中传输，而不会对实验室其他电子设备造成干扰。电容性干扰是指在不同电位导体之间存在静电场。感应干扰产生于与载流导体有关的磁场。如果电流随时间而改变，磁场也会随之改变。实验室仪器的电源线中有电流，周围的墙壁和天花板是最普遍的噪声源，电动机是产生磁场的罪魁祸首，它们在一些设备（电动泵、软饮料机器和跑步机等）中大量存在。

不能通过屏蔽来减小磁场，它们受产生源头的距离影响很大。导线电流产生的磁场在0.5 m以上时影响很小。因此，第一道防线是让电缆尽可能地远离其他设备。导线的长度和排列也是降噪的主要考虑因素。电极导线内电流的磁感应量可以很大，导线越长，感应电流就越大。减小电极导线的长度不仅对减小电压降很重要，而且对减小电感回路面积也很重要。编织导线进一步减少了线圈面积，并改变了它们相对于磁场的方向。由周期引起的正电流和负电流，方向变换时会互相抵消。

假设现在电极使用双绞线，并且它们都是屏蔽的，那就出现了一个新的问题，即受试者现在充当电源线的另一个电容板（图3.22）。假设差分放大器整体是一个电容板，任何附近的电源线构成另一个电容板。人体是优良的导体，将以电源线频率传播电压，对于特定电源线频率的一定振幅的电压，人体上的任何两点之间都没有区别。可利用放大器的共模抑制比对共模信号进行衰减，放大器获得 G_1 和 G_2 之间的电压差，并增加了生物学信号幅度。使用电池供电的放大器是减少静电耦合的一种办法。这些放大器还有助于减少电磁感应，避免接地回路。然而这些形式的干扰是很普遍的，使用电池的放大器也可能不会明显地减少噪声。成本效益分析留给使用者。

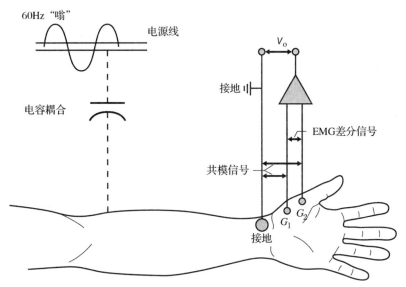

图 3.22　电源线和人体之间电容耦合而产生的电源线噪声

○ **要点**

（1）接地电位设置为零参考点，用以评估肌肉电活动。因而，接地电极与放大器实际接地功能有直接的联系。

（2）电缆及人体都可能同附近的导线或电气设备成为电容耦合。结果是 60 Hz 电压变化（"嗡"）在 EMG 基线中出现。接地电极和接地电缆给诱发的电流提供了一个导电途径，减少了对测量结果的影响。

第五节　计算机界面

计算机界面包括将模拟 EMG 信号转换成数字波形，然后通过编写计算机程序，以一种有意义的方式处理数字信号，从而计算 EMG 指标。当然，基本的振幅和时间可以直接从示波器提取，但更复杂的指标需要通过编写计算机程序来计算。计算机界面和滤波器同样可以影响 EMG 信号的测量和正确解释，甚至可能影响到更多方面。影响的主要原因是：如果数据被正确地收集，那么后期处理中出现错误是可能被修复的；如果 EMG 信号没有以正确速率被数字化采样，或其振幅分辨率没有正确设置，误差就不容易固定，可能需要重新收集数据。

一、采样

EMG 模拟信号从放大器发送到计算机，在计算机上进行数字化。计算机使用它的内部时钟发送一个信号，打开一个"采样并保持"电路的电子开关（图 3.23）。当开关打开时（孔径时间），计算机给信号赋一个数字值，电路中的一个电容用来保持模拟信号。孔径时间通常非常小（3 ns）。商用软件用于控制计算机并制定采集模拟信号的频率。采样

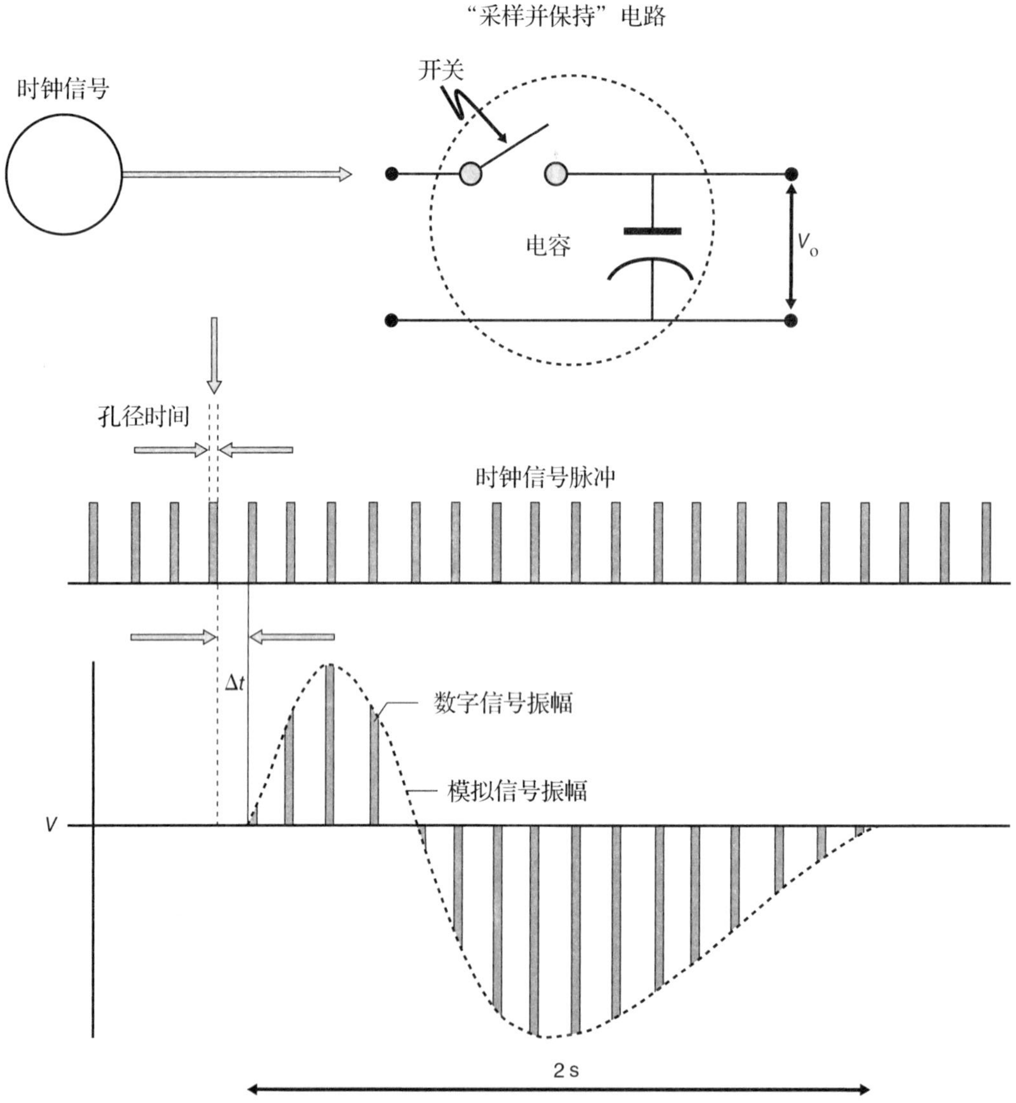

图 3.23　模拟信号采样

注：计算机内部时钟下的信号输送到"采样并保持"电路。电路下显示的垂直脉冲代表低于信号的部分被采集的比率，结果是一个具体时间点下的原始模拟信号的振幅值。

率（每秒采样数）以赫兹（Hz）表示。在 8 Hz 采集的 2 s 模拟信号会得到 16 个离散值。振幅－时间的数字信号图形遵循模拟输入的一般模式。不难看出，在较高采样率下，可以得到更有代表性的模拟信号的数字结果。

二、时间分辨率

如图 3.24 所示，低、中、高频信号以同一采样率进行采样。圆圈代表电子开关打开时的精确采样时间，计算机创建了振幅的数字表示。紧挨着每个模拟信号的是每个采样时刻振幅的数字表示。显然，最适合该采样率的是低频信号，波形的振幅和形状都保存得很好。中频信号勉强够用，波形的振幅和形状仍然保留，但没有低频信号波形那么好。高频信号波形已经完全失真。这是因为原始振幅减小，波形频率从 15 Hz 减到 5 Hz。混叠是用太低的采样率捕获感兴趣波形时发生的错误。

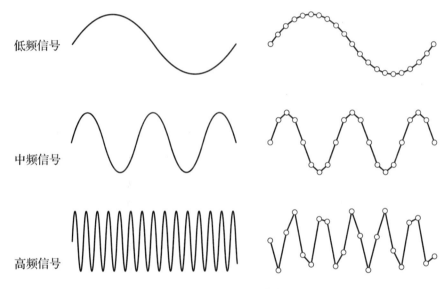

图 3.24 信号的水平分量

注：低、中、高频信号（左）以同一采样率进行采样（右）。因为信号是同一采样率采样，每一个波形有完全相同的数据点，采样的时间点也相同。

混叠是电影中常见的现象。例如，飞机上的螺旋桨在速度增加的情况下，影像中会出现减速、停止、甚至倒转的现象。这种现象是相机的采样率（快门速度）和螺旋桨旋转频率不匹配造成的。高频信号被混叠到低频信号中。

由于正弦信号是对称的波形，每个周期至少需要两个点来确定其频率。如果这两点之间的时间间隔为 Δt，采样率为 $1/\Delta t$，这个采样率表示的最高频率为 $f = 1/(2\ \Delta t)$。频率 f 称为截止频率、奈奎斯特（Nyquist）频率或折叠频率。一个特定的采样率为 $1/\Delta t$ 时，任何大于 f_c $[1/(2\ \Delta t)]$ 的频率都将被折叠（混叠）到 0 至 $1/(2\ \Delta t)$ 的频率范围。例如，时间间隔为 $\Delta t = 0.01$ 时，对应的采样率为 $1/0.01 = 100$ Hz。这个采样率表示的最高频率是

$f_c = 1/(2 \times 0.01) = 50$ Hz。任何高于 50 Hz 的频率都将在 0~50 Hz 的范围内混叠，并与较低频率范围的数据混淆到一起。对于 0 至 f_c 范围内的任何特定频率 f，高于 f_c 的频率与之进行混叠之后可得：

$$\tilde{f} = (2f_c n \pm f), \quad n = 1, 2, 3 \cdots$$

使用我们前面的例子，其中 $\Delta t = 0.01$ 和 $f_c = 50$ Hz，高频与 f = 20 Hz 混叠，可以生成 $\tilde{f} = 80$ Hz、120 Hz、180 Hz、220 Hz、280 Hz 等。在一个不需要的频率区域，可以观察到的是一个异常高的信号功率（凸起）（Marmarelis and Marmarelis，1978；Bendat and Piersol，1971）。如果滚转率不够大，不能在截止频率附近区域阻止其发生混叠，信号就会发生混叠（图 3.25）。在设置采样率时考虑过渡带是很重要的。

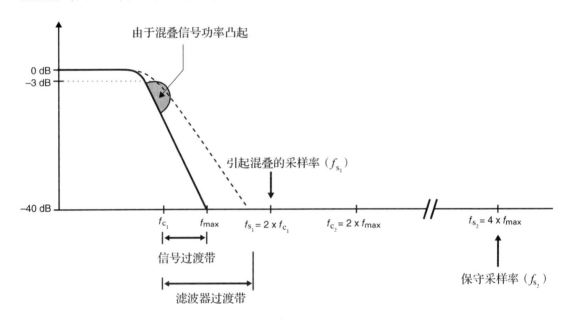

图 3.25　混叠图示

注：信号功率的增加或是凸起，是由于在放大器抗混叠的滤波器的过渡带之内的截止频率附近发生混叠。

奈奎斯特采样定理是根据工程师哈里·奈奎斯特的名字（Harry Nyquist，1928）命名的，它规定采样率（频率）应该是原始模拟信号中最高频率的两倍，也称为奈奎斯特频率。由于不总是事先知道信号的最高频率，所以在模拟信号被计算机数字化之前，从模拟信号中去除不需要的高频成分（低通滤波）是一个很好的做法。使用采样率所确定的截止频率（f_c）的低通滤波将防止高频在 0 和 f_c 之间折叠。这些滤波器通常被整合到商用放大器中，称为抗混叠滤波器。需要注意的是，采样定理是一个下限，类似于中频波形的速率。在实际应用中，为了在时域和频域上能真实再现正弦曲线的形状，我们通常会对其进行 15~20 倍采样。

奈奎斯特采样定理最初使用的原因是存储空间和 CPU 能力有限，因此研究人员必须估计最小需求。如果不确定信号的频率，建议采用以下步骤根据预实验数据确定截止频率和采样频率。首先，对信号进行采样（如 100 kHz），以确保抗混叠频率远远超过在 EMG 中通常观测到的最高频率信号的带宽。其次，计算得到的数字信号的功率谱。应该使用 -40 dB 点来指定感兴趣的最大频率（f_{max}）。可用的信号能量在 -40 dB 点之外非常少（1%）。低通滤波器的截止频率（f_c）应该是 f_{max} 的 1.5~2 倍，这取决于抗混叠滤波器的滚转率。图 3.25 说明 f_c 调整了过渡带，以便为样本设置更现实的采样率。新的采样率为 $4 \times f_{max}$，较高的采样率还具有保持信号振幅结构的优点。

三、多路复用

在许多情况下，EMG 信号是与其他传感器同时获得的，如力传感器或电位计。多个信号被发送到 A/D 板，A/D 板通过一个叫作多路复用的电子开关依次采样。考虑一个实验，用两个 EMG 电极（通道 1 和通道 2）和一个力传感器（通道 3）收集信号。通道 1 和通道 2 分别是肱二头肌和肱三头肌。通道 3 用于记录最大等长屈肘力矩。A/D 板将依次对通道 1、2 和 3 进行采样，获得第一个数据点。然后在 A/D 板返回通道 1 重新开始该过程时获得第二个数据点，在采样期间以此类推。该实验必须考虑通道之间的采样时间。

例如，EMD 是 EMG 起始与力的起始时刻之间的时间延迟。EMD 时间通常用于把肌肉激活后的数据与生物力学数据进行对齐处理。等长收缩通常有 10~20 ms 的 EMD。如果采样率为 1000 Hz，每个数据点代表 1 ms。这意味着通道 1（肱二头肌）和通道 3（力）有 2 ms 的差异。估计 EMD 时间的可能误差是 10%~20%。随着通道数量的增加，情况进一步恶化。所需考虑设置的单通道采样率必须乘以正在使用的 A/D 通道的总数。在这个例子中，采样时 A/D 板应该被设置为 3000 Hz。数据采集板的商业供应商经常做广告宣传单个通道的最大采样率。最大采样率必须分散在采样通道的总数上。

四、量化

用数字给模拟信号赋值的过程称为量化。A/D 转换板的输入范围可以改变，但使用 10 V 是相当普遍的。双极电极测量 EMG 信号中，范围设定为 ±5 V 更适合。计算机二进制系统是以 2 为基数的编号系统，使用这个系统能将电压振幅表示为一系列 1 和 0，其中每个 1 或 0 是一个二进制数字（简称比特）。A/D 板的分辨率最终由 2^n 的因数决定，其中 n 是比特的数量。例如，一个 4 比特 A/D 板有 $2^4 = 16$ 种 1 和 0 组合，来产生 16 个不同的数字。将 10 V 的输入范围划分为 16 个不同的电压等级（表 3.2），因为第一等级是从 0 到 1，最后一等级编号为 15。编号的等级总是以 2^{n-1} 结束。每个电压等级的步长（分辨率）为 625 mV。每个电压等级的中点是这个电压等级加上 312.5 mV。A/D 板首先确定合适的电压等级来观测信号，然后计算相对于该等级中点的信号振幅（图 3.26）。如果观测到的信号低于中点，则为其赋值为最低值；如果信号高于中点，则为其赋值为最高值。需注意的是，前一等级的最高值是下一等级的最低值。相对于中点的舍入称为量化误差（quantization error，QE）。在这种情况下，量化误差是312.5mV，但更一般的公式是：

$$\varepsilon_{QE} = \frac{A/D \text{ 分辨率}}{2}$$

表3.2　输入电压变化范围为10 V的4比特A/D板中，电压水平二进制的表示情况

输入电压/V	电压水平	二进制数字
0.000 ~ 0.625	0	0000
0.625 ~ 1.250	1	0001
1.250 ~ 1.875	2	0010
1.875 ~ 2.500	3	0011
2.500 ~ 3.125	4	0100
3.125 ~ 3.750	5	0101
3.750 ~ 4.375	6	0110
4.375 ~ 5.000	7	0111
5.000 ~ 5.625	8	1000
5.625 ~ 6.250	9	1001
6.250 ~ 6.875	10	1010
6.875 ~ 7.500	11	1011
7.500 ~ 8.125	12	1100
8.125 ~ 8.750	13	1101
8.750 ~ 9.375	14	1110
9.375 ~ 10.000	15	1111

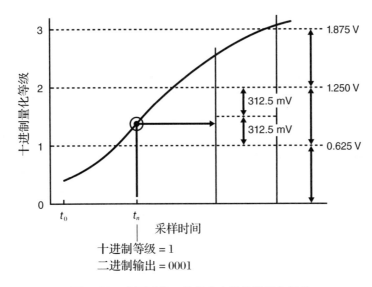

图 3.26　电压到每一等级中点相关的量化误差

注：十进制等级为 1，二进制输出为 0001。

使用 12 比特或 16 比特 A/D 板可以获得更高的分辨率。对于 12 比特 A/D 板，10 V 的输入范围将被划分为 4096 个电压等级，步长（分辨率）为 2.44 mV。量化误差是 1.22 mV。从技术上讲，增加 A/D 转换器的比特数的限制是增加了计算时间，精确计算（逐次逼近量化等级）观测信号振幅，需要更多的时间，不过现在计算速度已经显著提高，这不再是一个重要问题。图 3.27 展示了由 4 比特 A/D 转换器采样的正弦波。显然，增加比特数量（分辨率）将生成更平滑、更精确的波形。

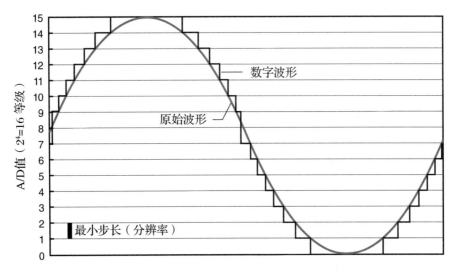

图 3.27　使用 4 比特转换器进行正弦波的模拟 – 数字采样

注：原始模拟信号与 4 比特数字信号重叠。

五、振幅分辨率

重要的是，对研究中将观察到的 EMG 最大振幅要有一个良好的估计，那么必须使放大器的增益设置匹配 A/D 板输入范围。图 3.28 中的水平线表示每个波形的电压等级相同。各图之间唯一的区别是输入信号的增益不同。

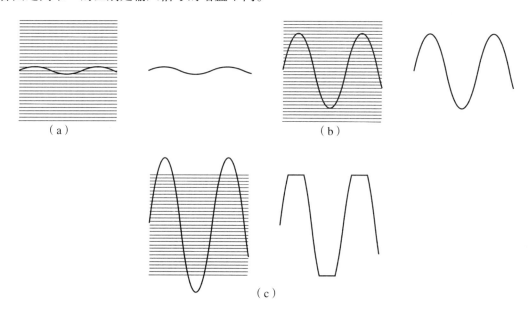

图 3.28　A/D 转换板的输入范围和放大器增益之间的相互作用

注：每一个波形所示的 A/D 板的输入范围相同。水平线显示在每一个条件下电压等级的数量是相同的。每一个波形的放大器增益不同，图 3.28（a）～图 3.28（c）的放大器增益分别为低、中等、高。

考虑一个 12 比特 A/D 板的输入范围 10V（±5 V）。电压等级有 4096 个等级，步长（分辨率）为 2.44 mV。一个 P－P 振幅为 5 mV 的 EMG 信号只会占据 A/D 板的中间两个等级。信号的数字特征将很难被察觉［图 3.28（a）］。如果放大器增益设为 2000 Hz，这个 EMG 信号P－P振幅就是 10 V，就使用了 A/D 板的所有 4096 个电压等级。要重现原始的电压振幅，输出信号必须除以它的增益。然而在实际应用中，EMG 信号的振幅与 A/D 转换板的振幅分辨率不太可能完全匹配。因此，建议进行一些肌肉收缩测试，并设置放大器增益，使 EMG 信号占据输入范围的中间 2/3［图 3.28（b）］。有一种实现这一目标的方法，就是把监测 EMG 活动的示波器增益设置成与 A/D 板输入范围相同。

中间 2/3 原则用于确定安全边际。不难发现，图 3.28（c）中肌肉收缩测试低估了实验中观测到的最大 P－P 振幅。如果增益设置太接近全幅输入范围，EMG 电压会使 A/D 板饱和，数字 EMG 信号将被剪切，这一段记录的数据将丢失［图 3.28（c）］。为动态收缩校准放大器增益特别困难。动态运动产生的 EMG 振幅常常超过同一群肌肉的最大等长收缩所产生的振幅。

　　振幅分辨率实际上取决于几个因素。A/D 板的输入范围和电压等级（比特）的数量可确定电压分辨率或步长的绝对值。增加增益可以最大限度地扩大 A/D 板的输入范围，而波形变化的分辨率提高了。如果不能正确地调整增益，就等于自动减少比特数（分辨率）。因此，提高振幅分辨率的目标是增加增益，使其达到解决特定问题的最佳状态。

○ 要点

　　（1）波形的时间分辨率指的是采样时的频率。奈奎斯特采样定理规定采样率应该是信号中最高频率的两倍。

　　（2）低通滤波器应设置不高于奈奎斯特频率的一半。欠采样率的信号可引起混叠，这时高频信号被记录为低频信号。

　　（3）用数字给模拟信号赋值的过程称为量化。通过计算机模拟－数字转换板（A/D 转换板），可以把一系列电压范围划分为不同等级（分辨率），等级的数量最终由 2^n 的因数决定，其中 n 是比特的数量。

　　（4）信号应放大到 A/D 转换板最大电压范围。如果放大不足，波形仅能用少数电压等级来表示。如果信号被过度放大，根本就不能完整记录信号电压值，因为最大信号和最小信号都丢失了。通过选择放大等级，即波形占 A/D 转换板电压范围的中间 2/3，就能获得波形最佳振幅分辨率。

第四章　EMG 信号处理

第三章介绍了如何获取高质量的 EMG 数据。本章涵盖了基本的 EMG 信号处理、减少噪声技术以及从获取的 EMG 信号中提取有用信息的技术。从 EMG 信号中提取的指标分为三大类：振幅、时间和频率。

第一节　振幅

EMG 的振幅被用来评价神经对肌肉的支配。在运动诱发电位（如 CMAP）的情况下，EMG 的 P – P 振幅与周围神经兴奋而激活的运动单位数量成正比。因为有波的抵消，运动单位的数量与主动收缩所产生的 EMG 振幅之间的关系并不简单（Keenan et al.，2005）。

一、EMG 信号的性质

如果信号可以预测未来某时间点的特征值，则信号被称为确定性信号（deterministic signal）。在一般的实践中，任何可以用数学函数来描述的信号都被认为是确定性信号。如果未来的值不能被预测，但遵循一个概率模式，产生的信号被称为随机信号（random signal）。随机信号的描述依赖于概率陈述和统计方法，如均值和标准差（Marmarelis and Marmarelis，1978；Bendat and Piersol，1971）。EMG 信号分析及其处理基于 EMG 信号是一个零均值随机过程的假设，其变异与运动单位数量及其放电率成正比（Clancy et al.，2002）。

在静态（等长）收缩期间收集一长段 EMG 数据，可以创建一个振幅直方图，由振幅的总范围（整个长度数据）划分成相等的间隔，然后确定每个间隔中振幅的比例。如果数据段的长度增加，那么间隔会大大地减小，振幅直方图就开始像一个连续函数（图 4.1）（Clancy and Hogan，1999）。连续函数表示信号振幅的概率分布，这个概率分布是对可能结果的相对似然的数学描述。一般假设 EMG 信号振幅的概率的分布（即频率分布）呈高斯分布。

$$p(x) = \frac{1}{\sigma\sqrt{2\pi}} e^{-\frac{(x-\mu)^2}{2\sigma^2}}$$

其中，μ 为均值；σ 为 x（EMG 信号）的标准差。有证据表明，EMG 信号振幅的概率分布取决于肌肉收缩的强度，当肌肉收缩强度接近最大主动收缩（maximal volitional contraction，MVC）的70%时，EMG 信号振幅的分布接近高斯分布（Kaplanis et al.，2009）。

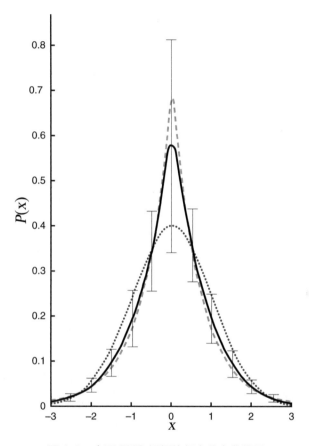

图 4.1　表面 EMG 振幅的频率分布曲线图

注：每一个 EMG 振幅首先用零平均和单位方差被转换为 Z 分。每一小时间段的振幅先做出平均值和方差。每一小时间段（X 轴）振幅的频率（Y 轴）被计数。曲线下的面积标准化为一个单位，所以结果是概率密度函数（probability density function，PDF）。每个受试者以恒定的50%最大自主收缩力收缩进行了660个 EMG 测验，平滑的 PDF 是所有受试者660个 EMG 平均的结果。每一个垂直标准差线代表一个标准差，虚线是高斯分布的 PDF。

当绘制 EMG 信号频率分布曲线时，其曲线结构呈高斯（正态曲线）分布。

二、线性包络

EMG 信号的线性包络应用的是解调技术，是从观测到的 EMG 波形中提取信息的最常用技术。EMG 分析及其处理的基础起源于电信，许多术语由此而来。在这里，我们简短地介绍一下背景，以有利于理解 EMG 文献中常出现的术语。

1. 无线电信号解调

考虑到要传输一个信号：$S(t) = m\cos\omega_m t$，其中 m 为振幅，ω_m 为角频率。包含信息的信号通常是低振幅、低频率的（图 4.2）。信息信号的传输需要一个振幅和频率都较大的载波信号：$A(t) = A_c\cos\omega_c t$，其中 A_c 为未调制的振幅，ω_c 为载波频率。将信息信号与载波信号结合，可得到调制信号：

$$A(t) = A_c\cos\omega_c t\left(1 + m\cos\omega_m t\right)$$

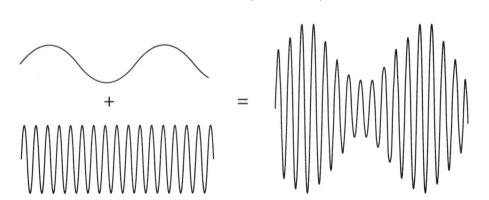

图 4.2　振幅-调制信号的产生

注：低振幅、低频率的信号所包含的信息叠加在高频载体信号上（右）。信息信号与载体信号的（左）振幅。

当信息信号（m）与载波信号的这两种波形相结合时，信息信号的振幅就改变了（调制）载波信号的振幅（A_c）。包络（envelope）用来描述所产生的波形的轮廓（图 4.3）。包络反映载波信号的调制结果，包络图形包含信息信号。如果取信号的绝对值，包络线仍然反映调制，但分辨率更高。

一旦接收到信号 $A(t)$，必须对载波信号进行解调，以便从叠加信号中抽取出信息信号。有多种方法检测叠加信号中的信息信号。因为这是一个振幅调制信号，所以必须检测的是信息信号的振幅。最常用的振幅解调技术是线性包络（linear envelope）。这个过程的第一步是全波整流（full – wave rectification）。全波整流是线性检测器，因为它只需要取原始信号的绝对值（图 4.3）。图 4.3 中的虚线表明，由于取了绝对值，信号的下半部分现在位于信号的上半部分，然后通过低通滤波去除载波信号的高频分量。这就留下了与包络线有关的缓慢变化的波形，包络线是信号的信息内容。包络线类似于移动平均线，因为它遵循调制波形的一般趋势。解调可以通过硬件电路实现，也可以作为离线信号处理，如一部分通过软件实现。

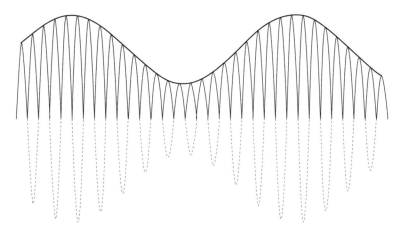

图 4.3　振幅–调制信号的包络

注：外层线连接了振幅—调制信号的峰点，就叫作包络。虚线表示已用绝对值整流的原始波形的部分。

2. 移动平均线

移动平均线（moving average，MV）是应用移动窗口进行数据处理的方法。如图 4.4（a）所示的三点移动窗口，对 t_1 到 t_3 的 y 值进行求和，然后将结果除以 3，创建第一个平均值（$\bar{X}_1$）。对于每一个数据流中的后续点，都进行同样的计算。因为移动窗口从当前点向前扩展了两个点，所以进程必须在数据流的末尾的两个点（$N-2$）停止。因此，平滑（或滤波）的信号比原始信号少两个数据点，并且时间长度不同。

平滑度随着移动窗口长度的增加而增加，但滤波信号长度的减少量与移动窗口长度相关。时间长度的变化幅度取决于窗口长度（数据点的数量）和采样率。有一些技术可以产生与原始信号长度相同的滤波信号，但是这些需要更详细的处理，这里暂时不介绍。计算移动平均的公式如下：

$$s(\tau) = \frac{1}{n} \sum_{j=t}^{t+(n-1)} x(t)$$

其中，n 为用于平滑数据的窗口数据点的数量（平滑因子）；$x(t)$ 为特定时间点的原始数据；$s(\tau)$ 为新时间长度中的平滑的数据。本例为在屈肘过程中，肱二头肌最大主动收缩产生了表面 EMG，这里举例说明移动平均线应用。从图 4.4（b）中可以看出，移动平均线可以看作一个基本的低通滤波器。低通截止频率（f_c）随移动窗口长度的增加而减小。移动平均线很吸引人，因为它简单易用，但它的频率响应很差，所以很少使用。

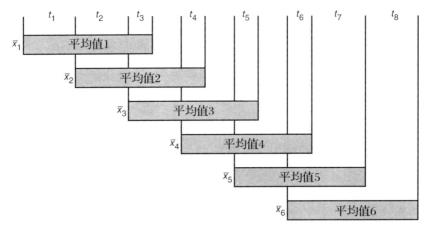

（a）

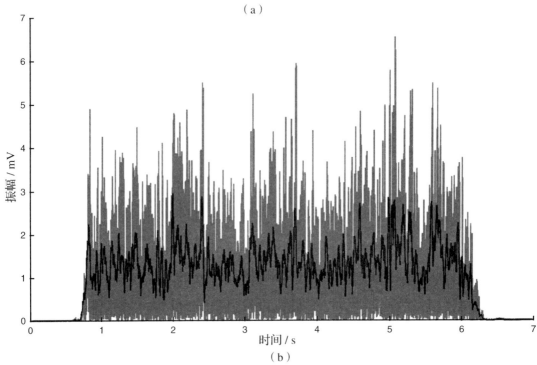

（b）

图 4.4 使用移动平均对 EMG 进行处理

注：（a）三点数据窗口用来计算移动平均线。（b）对肱二头肌最大主动等长收缩屈肘的表面 EMG 整流、带通（灰线）后进行移动平均处理（黑线）

3. EMG 信号解调

EMG 活动被看作一种放大的振幅调制的噪声信号，其中的信息包含在信号的包络中

（Kadefors，1973）。也就是说，噪声是一种振幅调制载波信号，振幅调制被认为代表了肌肉力量级配时运动单位的激活的变化。在这种情况下，"噪声"指的是 EMG 信号是一个随机过程，其中振幅的分布为高斯分布。

EMG 信号的线性包络遵循前面介绍的信号振幅解调步骤（图4.5）。第一步是相对直接的。全波整流包括取每个 EMG 数据点的绝对值，使信号值都为正。第二步是对全波整流信号进行低通滤波。文献中低通截止频率的范围很宽，从 3 Hz 到 60 Hz。然而大多数 EMG 研究人员和从业人员使用的截止频率低于 20 Hz，确切的截止频率取决于研究的目标。温特（Winter，2005）认为应该设置低通截止频率，以便解释输出信号时有一个生物物理基础。

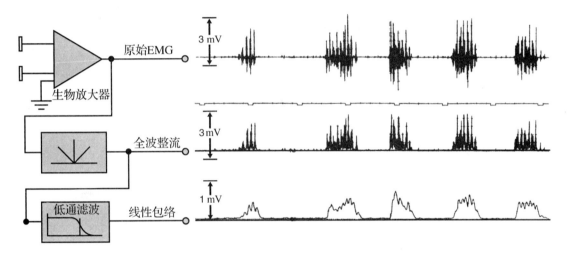

图4.5　EMG 信号线性包络过程

注：最上部区域是原始 EMG。第一步是全波整流（中间）。最后一步是低通滤波（底部）。左边三个图显示的是这些步骤的技术图。

经过全波整流后，运动单位动作电位可以看作是构成运动单位的肌纤维的脉冲产生肌肉收缩。运动单位脉冲为高频输入，肌肉收缩为低频输出（图4.6）。这类似于低通滤波器电路，其中高频电压输入变为低频电压输出。因此，具有适当截止频率的低通滤波器产生的 EMG 信号包络线类似于激活肌群的力－时间曲线。截止频率由第三章所述的低通模拟电路的电阻－电容时间常数给出：

$$f_c = \frac{1}{2\pi RC}$$

温特（Winter，2005）的研究表明，截止频率与被研究的肌肉的收缩时间直接相关。例如，使用前面的方程，肱二头肌的平均收缩时间为 52 ms，因此低通截止频率应为 $f_c = 3.1$ Hz。肌纤维单收缩次数是以等长收缩为基础的。动态收缩的低通截止频率应该基于运动的频率。建议将低通截止频率设置在一个能保持 95% 总功率（稍后定义）的水平上。截止频率设定在总功率的 95%，在减小信号失真的同时足以保持 EMG 的波形。这一建议背后的逻辑是肌肉收缩的频率与运动的频率紧密相关（Shiavi et al.，1998）。

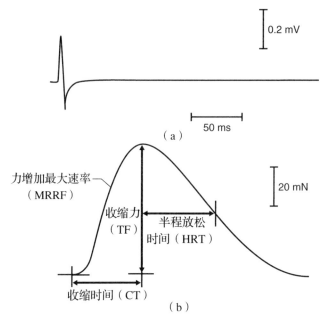

（a）

力增加最大速率
（MRRF）

收缩力
（TF）

半程放松
时间（HRT）

收缩时间（CT）

（b）

图4.6　一个运动单位动作电位（a）和肌肉内微电流刺激产生的肌纤维单收缩（b）

○ 要点

　　EMG信号的线性包络是建立在放大器解调的噪声信号的概念基础上的。为了可视化，线性包络类似于EMG信号移动平均线。EMG信号全波整流、低通滤波。实践中，低通滤波截止频率的确定取决于研究目的。

三、EMG信号线性包络的指标

对检测到的肌肉EMG进行线性包络、低通滤波，通常有利于提取积分面积、斜率、起始时间和形状特征。这些指标都可以解释肌肉在静态和动态收缩中的运动控制特征。

1. 积分面积

由于检测到的EMG信号的线性包络是一种与基线形成开放区域的低频波形，因此根据测量得到的该曲线被错误地称为积分EMG（integrate electromyography，IEMG）。可以用一个简单的梯形积分算法对EMG曲线进行数学积分，得到曲线下面积（见附录4.1）。这种测量方法可以量化一段时间内肌肉活动的数量（或信号能量）。文献中IEMG的单位为mV·s。

2. 斜率

如果肌肉特征保持不变，可使用 EMG 包络线斜率的变化来推断神经肌肉控制的变化（Ives et al.，1993；1999）。在 EMG 的上升相位，检测到的 EMG 信号包络线中往往会出现一些"峰"和"谷"，这就很难画一条直线（斜率）。EMG 信号的随机性也会使实验过程及实验结果相当不稳定。线性包络确实降低了 EMG 的方差，但在降低低通截止频率时必须谨慎，需稳定斜率，因为主要实验效应可能会在研究中被"滤波滤掉"。

戈特利布（Gottlieb）及其团队（1989）提出了一种解决低通截止频率问题的有效方法。作者推导出的数学证明（见附录4.1）表明，EMG 波形的上升阶段的斜率可以用很短的时间周期（T）内的曲线进行数值积分来近似估计计算，即用 30 ms 间隔观察各种收缩条件的适应性变化，因此，该方法被称为 Q_{30}。虽然斜率的单位是 mV/s，但必须记住 Q_{30} 实际上是通过数值积分得到的，所以单位依然是 mV·s。必须为 EMG 的上升相位匹配一条直线的问题得到了解决，因为一旦确定了起始时间，就可以从该点开始设置 30 ms 的积分时间间隔。此外，不需要调整低通截止频率，操作方便。

3. 起始时间

如何正确确定 EMG 起始时间已引起广泛关注，这是研究的热点课题。目视检查电脑屏幕的 EMG 信号，是研究者 100% 确信每一次都正确确定起始时间的唯一方法。然而这是一个耗时且乏味的过程。还有一种错误的看法，认为目视确定 EMG 起始时间主观且不可靠。目视确定 EMG 起始时间确实需要经验，但有经验的研究人员之间的共识可能相当高（Hodgess and Bui，1996）。目视确定 EMG 起始时间的内相关系数同样很高（Ives et al.，1993），然而计算机自动确定起始时间被认为是大大地减少数据处理时间的一种手段，可以提高客观性和数据的可靠性（Micera et al.，2001）。具有讽刺意味的是，在没有依据的情况下，目视确定 EMG 起始时间仍然是测试新算法的黄金标准（Hodges and Bui，1996）。

双阈值法是经过最严格测试和验证的计算机算法（DiFabio，1987；Hodges and Bui，1996；Micera et al.，2001）。在没有肌肉收缩的情况下，计算基线 EMG 活动的平均值和标准差。第一阈值原则是 EMG 振幅必须超过基线活动的 95% 置信区间（$\mu \pm 1.96\sigma$）。置信区间可能扩展到 99%（$\mu \pm 2.58\sigma$）或更高的水平，使基线活动水平具有重要意义。阈值原则采用统计学值的意思是，用已知确定的起始时间发生的 I 型和 II 型统计错误率来解释（Hodges and Bui，1996）。与传统的假设检验一样，95% 置信区间的 I 型错误较高，而99% 置信区间的 II 型错误较高（Micera et al.，2001）。EMG 起始时间位于真值之前为 I 型错误，而 EMG 起始时间在真值之后（延迟）为 II 型错误。第一阈值与第二阈值合用，可用来减少 I 型错误。一旦 EMG 活动的振幅超过基线活动的 95% 置信区间，那么在一段时间内（t_c），它必须保持在阈值之上。具体的时间长度从 10ms 到 50ms 不等，这取决于基线活动的水平。第二阈值最大限度地减少了在肌肉收缩之前经常发生的 EMG 不稳定、偏离基线的错误（Walter，1984）（图 4.7）。双阈值方法作为点－点移动窗口（moving window）实现，窗口长度由第二阈值的时间长度决定。

对于计算机自动确定 EMG 起始时间的情况，低通截止频率应设置为 50 Hz，以便所检测到的 EMG 信号线性包络更接近带通信号底层的真实情况（Walter，1984；Hodges and

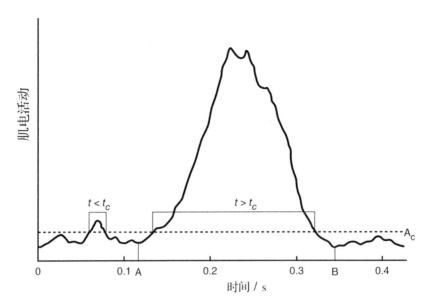

图 4.7 肌肉活动的 EMG 线性包络曲线的起始时间

注：第一阈值原则，EMG 波形必须超过振幅阈值（虚线）。第二阈值原则，EMG 波形超过阈值振幅要持续一段时间，才是真正的肌肉活动的起始时间。较小的 EMG 波形不能同时满足双阈值原则，大一些的 EMG 波形可以满足双阈值原则。

Bui，1996）。使用较低的截止频率来降低线性包络曲线的方差是非常诱人的，这样可以减少不稳定的、偏离基线的次数。下面的例子说明，为什么当使用一个非常低的截止频率进行线性包络时，设定自动确定 EMG 起始时间是不可取的。当肱二头肌屈肘进行最大等长收缩产生 EMG 活动时，思考一下同一表面 EMG 信号的三个不同版本处理结果：①带通滤波（10 ~ 500 Hz）；②在 $f_c = 3.1\,Hz$ 时进行线性包络；③在 $f_c = 50\,Hz$ 时进行线性包络。

在 $f_c = 3.1\,Hz$ 时，EMG 信号线性包络得到滤过信号［图 4.8（a）］。自动确定 EMG 起始时间，与带通信号相比，检测到 EMG 信号更早。使用带通信号，计算机自动确定 EMG 起始时间，情况并没有得到改善。当高频波动时，EMG 振幅超过阈值的时间不够长，不足以定义 EMG 起始时间，除非进入收缩期。当 $f_c = 50\,Hz$ 时，EMG 信号线性包络，消除了高频成分，双阈值标准就可以有效地用于计算机自动确定 EMG 起始时间［图 4.8（b）］。此外，更高频率的线性包络线更好地保留了接近于带通滤波底层的信号。在理想情况下，目视确定起始时间的 EMG 波形应与计算机自动确定起始时间的波形一致。

交互式方法结合了目视和计算机确定 EMG 起始时间的最佳属性（Walter，1984），采用计算机将双阈值准则作为检测 EMG 信号包络线的移动窗口。在计算机屏幕上绘制起始时间和波形。将带通后的 EMG 和原始 EMG 叠放在一起，由操作者验证通过双阈值准则得到的起始时间。识别错误起始时间后，可以手动调整光标来纠正，从而用目视确定法纠正自动确定起始时间的错误。

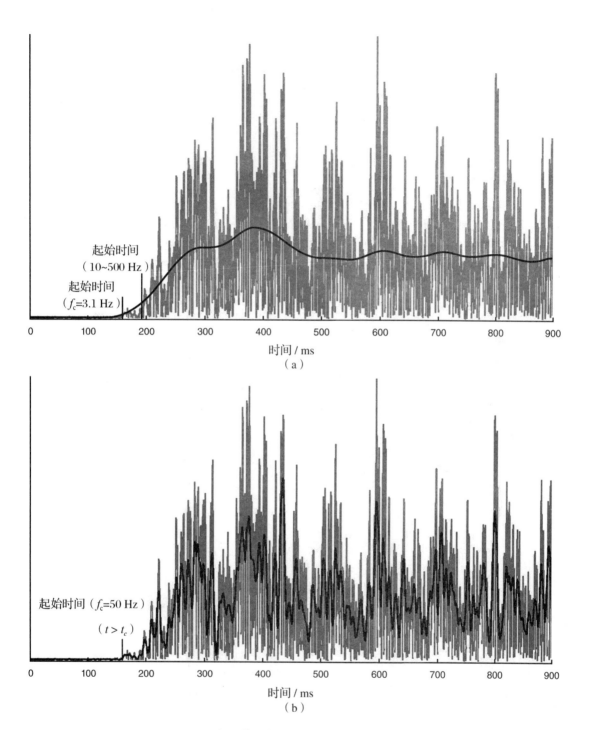

图 4.8 低通截止频率和双阈值原则交互式方法

注：（a）带通、整流的 EMG 活动（灰色）和 f_c = 3.1 Hz 线性包络 EMG（黑色）。需注意的是，线性包络 EMG 起始时间先于带通 EMG。（b）带通整流的 EMG 活动（灰色）和 f_c = 50 Hz 线性包络 EMG（黑色）垂直黑线表示 a 和 b 中不同 EMG 信号的起始时间。需注意的是，EMG 起始时间比 f_c = 3.1 Hz 线性包络 EMG 早一些。带通滤波 EMG 起始时间比 f_c = 50 Hz 线性包络 EMG 延迟一些。

交互式方法确定起始时间比完全目视确定法快得多，但远不如完全自动化的速度快。使用交互式方法确实多花了一些时间，但好处是100%相信所识别出来的EMG起始时间是正确的。必须承认，阈值标准需要通过反复试验和调整以适应数据的独特特性。如果阈值标准需要不断调整，那么肌肉产生的EMG极有可能隐没在基线周围的大量噪声中。基线活动过大会破坏双阈值算法的稳定性，并且通常需要目视校正。一般认为，双阈值法在基线活动水平较低时非常有效。进一步研究基线活动水平较高时新的检测算法是研究的热点领域（Micera et al.，2001）。

4. 形状特征

作为步态分析的一部分，方差比（variance ratio，VR）用于量化在多个实验中产生的EMG线性包络波形之间的相似性（Hershler and Milner，1978）。VR在步态分析方面应用最广，也易于应用于任何检测到的EMG信号线性包络波形，是记录个体之间变异性的一种极好的方法（Calder et al.，2005）。与相关系数不同，VR较低更好。个体间变异性的可接受程度取决于研究的性质。实际上限 VR = 0.4 已被雅各布森（Jacobson）和他的团队

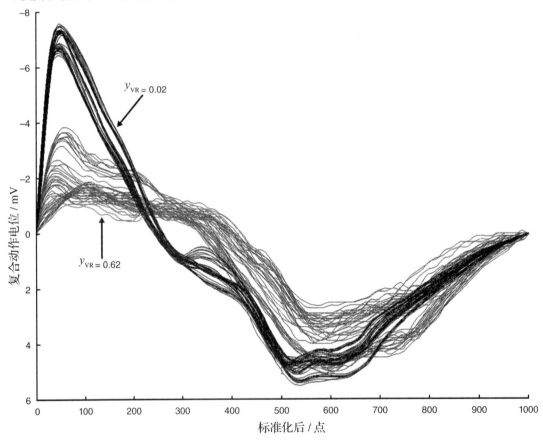

图4.9 两个受试者肱二头肌的M–波（复合动作电位，CMAP）较大方差比(0.62)和较小方差比(0.02)

注：对波形进行插值，在起始时间和终止时间之间有1000个点。低方差比的波形组紧密靠在一起，而高方差比的波形组有一定的波动。

使用（1995）。考尔德（Calder）和他的团队比较了两个受试者肱二头肌 M - 波，一个 VR 较高，一个 VR 较低（图 4.9）。在每个受试者 EMG 波形的第一个点（t_1，y_1）和最后一个点（t_n，y_n）之间的间隔内，都必须插值达到相同数量的数据点（T），这样才能确定 EMG 数据的 VR。计算 VR 的公式如下：

$$y_{VR} = \frac{\dfrac{\sum_{t=1}^{T}\sum_{n=1}^{N}(y_{t,n}-\bar{y}_t)^2}{T(N-1)}}{\dfrac{\sum_{t=1}^{T}\sum_{n=1}^{N}(y_{t,n}-\bar{y})^2}{TN-1}}$$

为了计算 $\bar{y}_t$，必须把所有实验（N）得到的 EMG 数据进行逐点平均，使每个受试者产生一个 EMG 平均波形，即长度为 T 个数据点的波形。因为是用所有数据点计算 $\bar{y}_t$，结果只有代表整个波形的单一值。

○ 要点

（1）EMG 信号线性包络面积，可用于量化所测量的肌肉激活的大小。肌肉激活率用 EMG 上升相位的斜率来反映。可以用 Q_{30} 简单计算 EMG 的斜率。

（2）确定肌肉激活的时间需要确定其起始时间。EMG 起始时间可通过目视确定，也可以使用计算机算法程序来自动确定并用目视确定法校正。

（3）使用最广泛的算法是双阈值法，它确定 EMG 起始时间的标准既包括大小标准，也包括持续时间标准，但是双阈值法的精度与线性包络时的低通截止频率密切相关。

（4）线性包络波形的变异性可以用 VR 量化。

四、带通 EMG 指标

带通的 EMG 信号中有两个 EMG 检测器，很少需要或根本不需要额外的信号处理过程（De Luca and Van Dyk，1975）。平均整流值（average rectified value，ARV）是一个线性指标，因为它只计算 EMG 在特定区间（0，T）上的每个数据的绝对值。因为特定的区间在给定的时间段内，所以它经常指的是一段时间或一个数据窗口的 EMG 绝对值：

$$ARV = \frac{1}{T}\sum_{t=1}^{T}|EMG(t_i)|$$

ARV 的单位是 mV 或 μV。ARV 的计算类似于积分的计算公式，经常与 IEMG 混淆，尤其是在线性包络波形上。

RMS 振幅是一种基于平方定律的非线性指标。在计算 EMG 信号的 RMS 振幅之前，不需要对其进行整流。其中，$EMG^2(t_i)$ 为数据窗口内每个数据的平方。

$$RMS = \sqrt{\frac{1}{T}\sum_{t=1}^{T}EMG^2(t_i)}$$

RMS 振幅既有物理意义，也有生理意义。首先应该认识到，RMS 振幅与信号功率（V_{rms}^2）有关。由于运动单位的募集、放电率或肌纤维传导速度等原因，EMG 信号中 ARV 会发生变化，这种变化高度依赖于振幅波消，振幅波消是 MUAP 正相位和负相位叠加的结果（Keenan et al.，2005）。EMG 信号的 RMS 振幅被认为是比 ARV 更好的监测肌肉活动的方法，因为它不受振幅波消的影响（De Luca and Van Dyk，1975；De Luca，1979）。重点强调一下，特定的运动单位行为不能仅从振幅变化推断。一般来说，经常同时报道 EMG 信号的 ARV 和 RMS 振幅。如果信号呈高斯分布，ARV 与 RMS 振幅成正比（Lowery and O'Malley，2003）。然而当很少的运动单位被激活、收缩力水平很低时，不太可能出现这种情况（Kaplanis et al.，2009）

平均尖峰振幅（mean spike amplitude，MSA）是一种最近被引入的线性指标，因为它的一个好处是使用噪声拒绝标准（基本假设噪声振幅比峰值低很多）。因此，MSA 在动态收缩过程中表现出高度稳定的特性（Gabriel，2000），并且与 RMS 振幅高度相关（Gabriel et al.，2001）。由于 MSA 是用非参数的方法来计算随机信号的峰间振幅（P－P）的，RMS 振幅与 P－P 振幅之间存在内在联系，因此 MSA 与 RMS 振幅存在高度相关性：

$$V_{rms} = \frac{V_{pp}}{\sqrt{2}}$$

EMG 尖峰被定义为一对向上和向下的偏离，它们都穿过等电基线，并且大于基线活动的 95% 置信区间（图 4.10）。没有穿过等电基线的偏转不是完全发育的尖峰，峰值是尖峰内一对向上和向下的偏转，一个离散的尖峰，在 MSA 计算中被忽略，图 4.10 中用 "x" 表示峰值。圆在尖峰顶点，方形在底部，以识别每一个尖峰。其中 y 为 EMG 在时刻（t）时的振幅值，单个尖峰振幅（SA_i）计算如下：

$$SA_i = \frac{(B_y - A_y) + (B_y - C_y)}{2}$$

在数据窗口中，总尖峰数量（NS）用于计算平均值：

$$MSA = \frac{1}{NS}\sum_{i=1}^{NS}SA_i$$

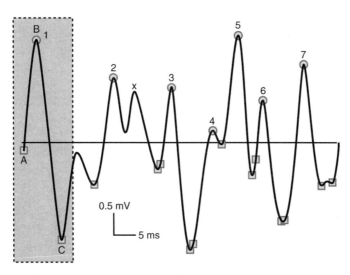

图 4.10　一小段肱二头肌 EMG 波形（一共有 7 个完整的 EMG 尖峰）

注：圆圈圈出的是每一个尖峰的最高点，方框圈出的是每一个尖峰的最低点。"*x*"是一个 EMG 尖峰内的不完整的峰值。阴影部分强调指出，第一个尖峰定义是由穿过等电基线的两个垂直方向峰值之间的部分。构成尖峰 1 和尖峰 2 之间的折线没有构成一个完整的或完全的尖峰，因为它们没有穿过等电基线。第一个尖峰用 A、B、C 标出，说明了尖峰的计算范围。

○ 要点

（1）带通 EMG 信号中，ARV、RMS 振幅和 MSA 用于量化肌肉活动的大小。

（2）过度解释 EMG 振幅的含义是非常危险的，因为它受许多因素的影响。

第二节　互相关函数

互相关函数（cross - correlation function）常用于确定两个信号之间的延迟时间。例如应用互相关函数通过两个 EMG 电极之间的时间延迟来计算肌纤维传导速度。又如通过 EMG 与力或位移信号确定 EMD，即 EMG 的起始时间与力或位移起始时间的间隔。互相关函数还常用于确定两个电极之间是否出现串扰。

一、相关系数的基础

考虑更熟悉的标准差（SD）公式：

$$\sigma = \sqrt{\frac{\sum_{i=1}^{N}(x_i - \bar{x})^2}{N}}$$

其中，x_i 为单个观测值；$\bar{x}$ 为所有观测值的均值；N 为观测值的总数。这个公式的基础是差值（$x_i - \bar{x}$）。差值表示任一个观测值离平均值有多远。在均值上下总有相同数量的观测值。因此，每个差值必须进行平方，否则它们的和为零。将所有差值平方和除以总的观测次数（N），然后再就可以计算出任何一个观测值偏离（或改变）平均值的大小。SD 和原来结果的数量级相同。在某种意义上，SD 实际上是另一种均值。分布（$N-1$）实际上是用来计算无偏估计量的，但除此之外，很难认识到 SD 实际上是另一种类型的平均值（Glass and Hopkins，1996）。

下一步是考虑一个标准化版本的 SD，它独立于原始的度量单位：Z 分。Z 分是任一个观测值偏离均值的标准分数，它表示如下：

$$z_i = \frac{(x_i - \bar{x})}{\sqrt{\dfrac{\sum_{i=1}^{N}(x_i - \bar{x})^2}{N-1}}}$$

从前面的讨论中可以看到，Z 分的和是零，Z 分的 SD 总是 1。使用 Z 分有两个主要优点：一个优点是，Z 分的大小表示相对于均值的分布。例如，没有方法真正知道某个受试者胫骨前肌 EMG 1.2 mV_{pp}是大还是小，如果它的 Z 分是 -0.8，那么它就是在平均值以下，接近一个标准单位。与其他受试者相比，EMG 振幅较低。另一个优点是 Z 分构成了相关系数的基础。相关系数是一种量化两种不同测量的 Z 分重合程度的方法。同样这个受试者的最大等长背屈肌力可能是 150 N，在这组受试者中其对应的 Z 分可能是 -1.5。这两次测量的 Z 分与力和 EMG 活动之间关系的观点是一致的。也就是说，低强度（Z 分为 -1.5）的受试者可能具有相对较低的 EMG 峰值（Z 分为 -0.8）。如果力和 EMG 之间的相关性很完美，那么在这两次测量中，受试者的两个 Z 分完全相同，我们现在可以逐步推导相关系数的公式，这是互相关函数计算的基础：

$$r_{xy} = \frac{\dfrac{\sum_{i=1}^{N}(x_i - \bar{x})(y_i - \bar{y})}{N-1}}{\sqrt{\dfrac{\sum_{i=1}^{N}(x_i - \bar{x})^2}{N-1}}\sqrt{\dfrac{\sum_{i=1}^{N}(y_i - \bar{y})^2}{N-1}}}$$

$1/(N-1)$ 可以从分母（$1/\sqrt{N-1}$）的两项中提取出来，在分子中消掉。既然 $\sqrt{a}\sqrt{b} = \sqrt{ab}$，那么上式中分母可以合并成一个根式：

$$r_{xy} = \frac{\sum_{i=1}^{N}(x_i - \bar{x})(y_i - \bar{y})}{\sqrt{\sum_{i=1}^{N}(x_i - \bar{x})^2 \sum_{i=1}^{N}(y_i - \bar{y})^2}}$$

分子是两个变量 x 和 y 之间的交叉乘积和（sum of cross‐products）。每一个分数都是相对于它自己的分布，这两个差值 $(x_i - \bar{x})$ 和 $(y_i - \bar{y})$ 相乘，因此分母度量了协方差（covariance）——这两个变量相对于各自的均值同时变化的程度（Glass and Hopkins，1996）。

我们将使用力（x）和 EMG（y）来说明如何用协方差来量化两个变量之间的关系。下面的协方差描述了正相关关系（图 4.11）。较大的力和较大的 EMG 值会导致力和 EMG 的正偏差更大，所以交叉乘积将是一个较大的值，且为正。同样，较小的力和较小的 EMG 值会导致力和 EMG 的负偏差更大，两个负数的乘积结果仍然是较大的正交叉乘积，每一项正交叉乘积之和是正的。相反，协方差描述的是负相关关系。希望读者自己绘制负相关协方差图来强化这个概念。较大的力和较小的 EMG 值导致力有较大的正偏差，而 EMG 有较大的负偏差。交叉乘积结果也会产生绝对值很大的负数。较小的力和较大 EMG

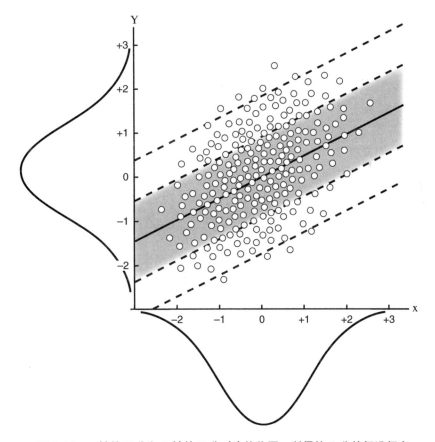

图 4.11　*X* 轴的 Z 分和 *Y* 轴的 Z 分对应值作图，所得的 Z 分的假设频率

注：需注意的是，一个分布的高 Z 分与另一个分布的高 Z 分相关，一个分布的低 Z 分与另一个分布的低 Z 分相关。通过数据点的"最匹配"线有一个正斜率，说明是正相关关系。

值导致力有较大的负偏差，而 EMG 有较大的正偏差，交叉乘积结果也会产生绝对值很大的负数，所以交叉乘积的总和是负数。随机协方差结果是力与 EMG 关系很小或没有关系。如果力较大，与较大 EMG 值和较小 EMG 相乘，交叉乘积分别是正数和负数。较小的力与较大 EMG 值和较小 EMG 值也会分别产生负交叉乘积和正交叉乘积的结果。两种情况下的和接近于零。

分子是正值或者负值没有关系，但是大小仍然取决于所涉及指标的原始单位。在这种情况下，必须使用与 Z 分相同的原则。分母包含 x 和 y 的 SD。然后用两个分布的 SD 将交叉乘积的和进行标准化。必须认识到，分母本质上将相关系数转化为两个变量的平均 Z 分。由于 Z 分的 SD 为 1，相关系数受这些限制约束。完全正相关为 $r = 1.0$，完全负相关为 $r = -1.0$，无关系为 $r = 0$。

二、互相关函数的计算

如果逐步了解互相关函数是如何计算出来的，我们将更容易、直观地理解互相关函数。假设有两个信号 $x(t)$ 和 $y(t)$ 分别列在表格的第一列和第二列，这些信号的持续时间为 1s，每个信号的采样频率为 1 kHz。因此，每列中有 1000 个数据点。首先计算两列 $x(t_1)$ 和 $y(t_1)$ 的相关系数 r_{xy}，用 r_{xy} 做分母来计算延迟时间 $\tau = 0$ 时第一个数据点的互相关函数 $R_{xy}(\tau)$。这意味着互相关系数从 $R_{xy}(0)$ 开始索引，下一步是相对于 $x(t)$ 移动 $y(t)$。信号 $y(t)$ 向下移动一行，在 $x(t)$ 右边出现一个空单元格，然后根据剩余的重叠数据点计算相关系数。互相关函数 $R_{xy}(1)$ 中的第二个数据点表示在滞后时间 $t = 1$ ms 时 $y(t)$ 与 $x(t)$ 的相关性。

显然，我们可以用更少的两个数据点来估计 $R_{xy}(1)$。随着互相关函数的计算继续进行，$y(t)$ 相对于 $x(t)$ 的移位减少了用来估计 $R_{xy}(\tau)$ 的数据点的数量。因此，随着计算的进行，估计 $R_{xy}(\tau)$ 的方差逐渐增加，因为在计算中可使用的数据点越来越少。为了避免这个问题，我们假设信号是周期性的，周期等于样本的持续时间。然后，信号可以把自己包裹起来，这样就可以使用相同数量的数据点来计算每个滞后时间。这将最大限度地减小方差，并使其在每个滞后时间内保持不变。一个周期波形，如正弦波，其中前面的数据点被"连接"到后面，以生成新的周期（图 4.12）。

在本例中，将最后一个数据点 $y(t_{1000})$ 移动到第一行，使第一行包含 $x(t_1)$ 和 $y(t_{1000})$，最后一行包含 $x(t_{1000})$ 和 $y(t_{999})$。现在计算 $x(t)$ 和 $y(t)$ 在其原长度（n）之间的相关系数，得到的互相关函数 $R_{xy}(1)$ 仍然表示滞后时间 $\tau = 1$ ms。为了继续下一个计算，将"新的"最后一个数据点 $y(t_{999})$ 移动到第一行，使第一行包含 $x(t_1)$ 和 $y(t_{999})$，最后一行包含 $x(t_{1000})$ 和 $y(t_{998})$。互相关函数 $R_{xy}(2)$ 中第三个数据点是 $x(t)$ 和 $y(t)$ 在滞后时间 $\tau = 2$ ms 时的相关性。$y(t)$ 相对于 $x(t)$ 的移动过程和 $R_{xy}(\tau)$ 计算持续进行，直到在 n 个数据点达到一个完整的信号周期才停止。到目前为止，互相关函数的长度为 n，其中每个数据点都是滞后时间线性递增时 $x(t)$ 和 $y(t)$ 的相互关系。按照惯例，滞后时间被认为是正的。在这一点上，互相关函数的计算只完成了一半。第一行现在应该

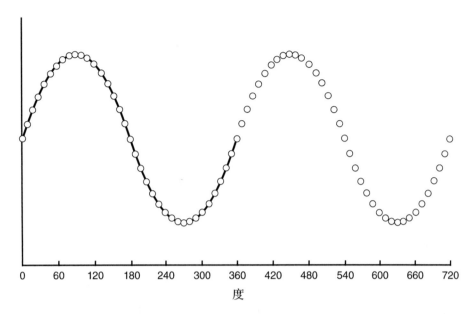

图 4.12 把一个正弦波的周期（*T*）延伸为 2 个周期（2*T*），复制前一个波形的数据点并加到其后，成为后一个波形

再次包含 x（t_1）和 y（t_1）。

　　重复同样的过程，只是此时是 x（t）相对于 y（t）移动。在这种情况下，滞后时间用负值来表示。完整的互相关函数实际上被限制为信号长度减去 1（$N-1$）的两倍，其中 N 表示用于计算 R_{xy}（τ）的正滞后时间、零滞后时间和负滞后时间的数据点总数。$N-1$ 表示自由度。整个过程称为循环相关。互相关函数可以用卷积积分计算（见附录 4.2）。但是，简单起见，也可以用传统的皮尔逊（Pearson）相关系数来计算，只是计算的每个系数都使用滞后时间（τ）：

$$R_{xy}(\tau) = \frac{\sum_{n=1}^{N}\left[(x_n - \overline{x})(y_{n-\tau} - \overline{y})\right]}{\sqrt{\sum_{i=1}^{N}(x_i - \overline{x})^2 \sum_{i=1}^{N}(y_i - \overline{y})^2}}$$

三、肌纤维传导速度

　　互相关函数可以用来确定 MFCV。假设信号 y（t）与 x（t）相同，当动作电位沿着肌纤维传播时，它在距离较近的不同位置被检测到。两对电极表面之间的传导时间定义为滞后时间（τ），该滞后时间与互相关函数的最大值有关（Hunter et al.，1987；Fiorito et al.，1994）。这应该是很直观的，因为互相关函数的最大值定位了 y（t）必须向后移动数据点的数量，以便 x（t）和 y（t）的信号峰保持一致。当峰对齐时，相关系数应该是最大值（图 4.13）。简单地将 MFCV 计算为电极间距离除以滞后时间（τ），滞后时间与互相关函数的最大值相关。最大的互相关系数不是 +1，因为 MFAP 在传播时由于时间色散而改变形状。没有可接受的互相关系数最小值标准作为参考。文献中通过仔细的实验控制，所得的互相关系数值在 0.60 ~ 0.90 范围内（Broman. et al.，1985a）。

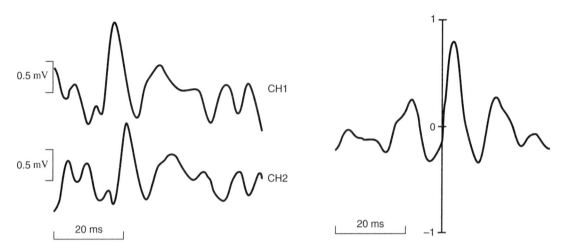

图 4.13 两个不同通道记录同一 MFAP 的结果

注：使用两个不同的电极在通道 1（CH1）和通道 2（CH2）分别记录同一 MFAP。通道 1 靠近运动点，互相关函数在正滞后时间（τ）处有一个最大值，说明通道 2 相对于通道 1 有延迟（右图）。滞后时间（τ）与互相关函数最大值相关，通道 1 信号后移 τ 长度，可使两个通道之间的峰值对齐。

将互相关函数应用于两个电极测得的带通 EMG 信号。如果两个电极间距离为 0.015 m，MFCV 为 5 m/s，则 MFAP 从一个电极到达另一个电极需要 3 ms。2000 Hz 的采样率只会产生 6 个数据点来计算电极之间的延迟。测量的精度显然是不够的。可以采用下面任一方法来提高测量精度。一种方法是将互相关函数结合较高的采样率使用，这样每个滞后时间（τ）只是一个较小的时间分量（Rababy et al.，1989）。预期采样率增加多少取决于电极间的距离和期望值范围。另一种方法是以更高的速率采集信号（如每通道 50 kHz），确保足以解决延迟（Fiorito et al.，1994）。A/D 转换板和计算能力方面的技术进步使我们能够以很高的速率采集信号，并相对容易地执行后处理。

由于目标是在两个不同的电极上记录相同 EMG 波形，所以为了最大限度地提高选择性和最小化时间色散效应，电极的金属测试表面的间距保持在较小距离（5 ~ 15 mm）。使用双差分电极也是提高选择性的方法。与共模噪声相关的非延迟活动，降低了互相关函数反映 MFAP 传播延迟的能力，结果高估了 MFCV（Broman et al.，1985a）。通过将两对电极的 EMG 数据转换为 Z 分，也可以对两个电极的 EMG 数据进行标准化处理，使其均值和单位方差为零。标准化可降低时间色散对互相关系数大小的影响（Hunter et al.，1987）。

在计算 MFCV 时，一个重要的误差来源是电极相对肌纤维的排列偏差，电极与肌纤维方向一致，目地是使 MFAP 沿着两个金属检测表面之间直线传播。MFCV 的较高估计误差相当于排列偏差角的余弦乘以电极间距离（Sollie et al.，1985b）。揭示肌纤维方向的一种方法是激发较小的局部收缩反应，就像精确识别运动点时那样的反应（Arendt – Nielson and Mills，1988）

四、电－机械延迟

沃斯（Voss）和他的团队（1991）及文特（Vint）和他的团队（2001）主张使用互相关函数来检测力学信号和 EMG 信号起始时间来确定 EMD。主要优点是 EMD 的确定是完全客观的，与前面描述的交互式方法不同。在计算 EMG 信号与力学信号的互相关函数时，测量精度仍然很重要。EMG 信号必须线性包络，才能对互相关函数产生稳定的估计。没有关于最合适的低通截止频率范围的一般规则。文献报道的低通截止频率为 2～20 Hz（Vint et al.，2001；Voss et al.，1991；Li and Cald well，1999），在没有任何具体建议的情况下，谨慎地在低通截止频率范围（2～25 Hz）内计算 EMD。我们可以通过评估平均变异性大小来评估实验效果（Vint et al.，2001）。

五、串扰

串扰（crosstalk）可以定义为由电极在主要感兴趣的肌肉上记录下来的相邻或远处肌肉（或两者）的电活动。用最大互相关函数来确定两个电极之间的公共信号量。互相关系数的平方（r^2）称为决定相关系数，它的值乘以 100% 就得到了一个测量值所占方差百分比，即被两个电极公共信号量原因所解释的百分比。同样，前面公式中的 R_{xy} 为滞后时间（τ）时的互相关系数的大小，R_{xy}^2 为两个电极之间的公共信号量或公共功率量（Winter et al.，1994）。

一般认为，互相关函数并不是评价串扰是否存在的最佳方法，因为它不能将运动单位同步效果或共同驱动效果与容积传导的肌肉活动效果区分开来（Lowery et al. 2003）。然而当相邻电极之间的距离增加时，互相关函数被有效地用于研究公共信号量的大小。有趣的是，在膝关节伸肌上两个相距 2.5 cm 的相邻电极可以包含 1/4 的公共信号（25%）（Winter et al.，1994）。在放置在腕部伸肌上两个相邻的电极上发现，当相距 3 cm 时，两个电极可以包含一半的公共信号（50%）（Mogk and Keir，2003）。容积传导的大小显然是一个调节因素。评价串扰大小最有效的方法是使用诱发电位（De Luca and Merletti，1988；Solomonow et al.，1994）。由于拮抗肌 EMG 活动可以很小，因此有必要证明拮抗肌低振幅的 EMG 活动不是原动肌或协同肌通过容积传导的活动。原动肌的周围神经、协同肌的周围神经及两者的周围神经，受到刺激产生诱发电位的 P－P 振幅，通过电极可以在拮抗肌上测量到。同样的方法也可以用来评估相邻肌肉的串扰量。

只有少数的几种方法可以减少串扰。双差分电极比双极电极具有更强的降低共模信号的能力。如果肌肉不够大，不足以支持高阶电极配置的应用，那么双极电极间距离应该保持在较小的范围（5～10 mm），以增加选择性。相关的运动解剖学知识是非常重要的。电极位置对减少相邻肌肉公共信号的接收具有显著影响。电极应该放置在肌腹的中心，远离肌肉边缘。如果怀疑产生串扰，可以对感兴趣的肌肉进行收缩测试，然后通过在示波器上监视肌肉 EMG 活动来验证电极放置是否合适（Winter et al.，1994）。

皮下脂肪是产生串扰的主要危险因素。因为皮下脂肪组织增加了电极与电源之间的距离（Dimitrova et al.，2002）。与 MUAP 的整体大小相比，电极与待测肌肉距离越远，肌肉肌腱结合处的末端效应越大（见附录 3.1）。肌肉肌腱结合处的末端效应的电位叫作 MUAP 的终末相。它是一个高频源，也被称为 MUAP 的非传播成分。因为它波形出现的位置与电极长轴是否沿着肌纤维的方向放置无关（Dimitrova et al.，2002；Farina et al.，2002）。组织的低通滤波作用不会减少 MUAP 高频终末相。在肌肉肌腱结合处，组织的低通滤波作用实际上是一个容易误导的术语。这种组织滤波特性起源于一个众所周知的现象，即由运动单位产生的细胞外电位的主体（传播）相位随待测电源（肌纤维）与电极距离的增加而变宽。细胞外电位扩大的实际原因是什么呢？广泛的模型表明，MUAP 与电极距离相关的变化和容积传导组织的电阻性有关，而不是与容积传导组织是低通滤波器有关（Dimitrova et al.，2002）。结果提示，在肌肉肌腱结合处不能像先前建议的那样使用高通滤波来减少串扰（Winter et al.，1994）。

○ 要点

互相关函数决定滞后时间，此时，两个信号相关性最强。当已知电极间距时，可以计算互相关函数，进而确定不同电极下通过信号的 MFCV。

同样，可用互相关函数通过同时测量 EMG 活性和肌肉收缩力来确定 EMD。尽管互相关函数大小可用于评估来自临近肌肉的串扰程度，可还是不推荐使用，因为还有更好的方法。

第三节　频率

EMG 信号的频率被用来提供生理和非生理信息。生理信息由 EMG 信号频率进行分析，包括 MFCV 和较小程度运动单位放电率。非生理信息与 EMG 信号中电子干扰产生的某些类型的噪声污染有关，通过频率分析可以很容易地识别这些噪声污染。因此频率分析是一个强大的工具，非常有必要理解其基本原理。

一、傅里叶级数

法国数学家傅里叶证明周期为 T 的周期波形 $f(t)$ 可以表示为正弦和余弦的线性组合，它们的振幅和频率各不相同：

$$f(t) = \frac{a_0}{2} + a_1 \cos(\omega t) + a_2 \cos(\omega t) + \cdots + a_n \cos(\omega t) + b_1 \sin(\omega t) + b_2 \sin(\omega t) + \cdots + b_n \sin(\omega t)$$

正弦和余弦称为波形的交流分量（alternating component，AC）。两个三角函数结合是一种方便计算波形的相位分量的方式，而不是使用 sin（$\omega t + \Phi$）。式中，$a_0/2$ 表示波形中可能存在的零频率或直流分量（direct component，DC），也可以被认为是周期 T 的平均值。例如，如果一个正弦曲线在 1 附近振荡，正弦曲线的均值是 1。由于直流电流是一个常数，所以正弦曲线的直流分量是 1。傅里叶方程第一项也可以称为直流偏移，因为正弦曲线不围绕零等电线振荡，而是被值 1 偏移。

正弦和余弦的傅里叶级数通常用求和符号表示：

$$f(t) = \frac{a_0}{2} + \sum_{n=1}^{\infty} \left[a_n \cos(n\omega t) + b_n \sin(n\omega t) \right]$$

这里，$\omega = 2\pi/T$，n 取所有正整数。然而一些项实际上会根据波形而消失，然后在所有波形的共同周期（T）内扩展了一些项。例如，第一谐波（$n=1$）项是 $a_1 \cos$（ωt）和 $a_1 \sin$（ωt），它们的基本周期是 T。第二谐波（$n=2$）项的频率 2ω 或基于基本周期为 $2/T$。周期 T 是二次谐波的基础，因为在这段基本周期里它们会经历两个完整的新周期。同理，n^{th} 次谐波项有一个 T/n 的新周期，即在基本周期 T 中经过 n 个新周期。这个性质保证了分量波形的长度是相同的，并且它们相加后的长度和与原始波形相同。

对于初学者来说，为系数 a_n 和 b_n 选择合适的值，以及正确组合正弦和余弦，是最神秘的。用截距（b_0）和斜率（b_1）进行线性回归分析的计算公式，是由最小二乘法推导出来的。该法减小了最佳拟合线和所有受试者之间的误差。傅里叶分析也遵循同样的过程。将原始波形和傅里叶级数波形之间的平方误差降为最小，就确定了 a_n 和 b_n 的计算公式，组合正弦和余弦，重构原始波形：

$$a_0 = \frac{1}{T} \int_{-T/2}^{T/2} f(t)\,\mathrm{d}t$$

$$a_n = \frac{2}{T} \int_{-T/2}^{T/2} f(t)\cos(n\omega t)\,\mathrm{d}t$$

$$b_n = \frac{2}{T} \int_{-T/2}^{T/2} f(t)\sin(n\omega t)\,\mathrm{d}t$$

积分必须在完整周期 $-T$ 内进行。周期波形不一定要在 0~T 的范围内，周期波形可能是 Y 轴对称，并且从 $-T/2$ 到 $T/2$ 积分。对称便于对较困难的函数进行积分。a_0 代表 f（t）的平均值。积分 f（t）只需求出 f（t）曲线下以及 t 轴从 $t=0$ 到 $t=T$ 时的面积。如果 f（t）是一个信号，那么结果的数量级为 $V \cdot s$。把这个数字除以 T 秒就得到了单位时间内的平均伏特。a_n 项是由 f（t）乘以 cos（$n\omega t$）得到的，然后取这两项的乘积和 x 轴在时间间隔 T 下的面积，再乘以 $2/T$。b_n 项的定义是一样的。附录 4.3 给出了一个示例。

傅里叶分析需要确定正弦和余弦的振幅与频率。当这些波加载在一起时，会用最小二乘法来最佳拟合（再现）原始的 EMG 信号。

二、频谱

傅里叶系数的计算除了在最小二乘法意义上为原始波形提供最佳拟合外，还有其他用途。系数 a_n 和 b_n 准确地揭示了用来构造观测信号的频率，系数的大小表明了每个频率对整个波形的相对贡献，可通过绘制每个特定频率的系数值来获得频谱更好的描述。附录 4.3 给出的例子计算了方波的傅里叶系数，可以看到例子中没有系数 a_n。因此对于构成方波的每个频率，只有系数 b_n 的大小，用图 4.14 表示。有一种方法可以结合系数 a_n 和 b_n，当它们都存在的时候，得到每个频率的唯一值。方波的直流分量（平均值）的大小为零，因为它的振幅范围为 $1 \sim -1$。

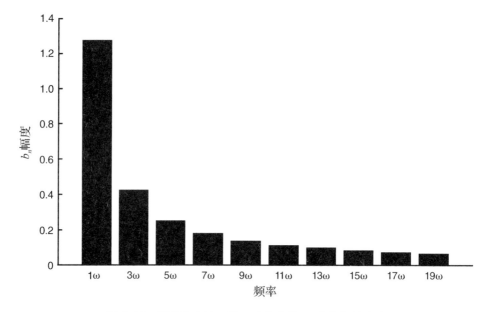

图 4.14　频谱为方波，傅里叶合成的 10 个周期的方波

注：每一个方条显示了相关系数为 b_n 的谐波的幅度大小。

频谱的物理解释基于信号带宽的识别。信号带宽是信号中所包含的可获知大小的各个频率分量的范围。在收敛傅里叶级数中，系数随着 n 的增加而逐渐减小。信号带宽通常从直流分量扩展到第 n 次（n^{th}）谐波，第 n 次谐波是可感知强度的最高频率。从理论上讲，一个信号可能包含无限个谐波序列，但非常小的分量的物理意义可能不太重要。信号带宽的确定取决于特定的应用，并且需要决定什么是"明显的幅度"。EMG 中信号带宽的定义基于信号功率的考虑。

○ 要点

频谱的图包括：频率在 X 轴上，信号频率范围为从零到截止频率；在每一个频率上，Y 轴显示了这个特定频率（正弦波和余弦波的组合）对信号整体结构的影响。

三、功率谱

信号功率是电阻上通过恒定电流（i^2R）或恒定电压（V^2/R）时所消耗的功率。这个概念可扩展到任何信号，如 $x^2(t)$ 的瞬时功率。在下面的例子中，我们会证明，如果对傅里叶级数中 a_n 和 b_n 系数进行平方，那么频谱就变成了功率谱。如此，在恒定的时间间隔（T）上的均方值（MS）就是信号的平均功率：

$$MS = \frac{1}{T}\int_0^T x^2(t)\,dt$$

周期性信号 $x(t) = X\sin(wt)$ 的平均功率为：

$$MS = \frac{1}{T}\int_0^T x^2\sin^2(\omega t)\,dt$$

$$MS = \frac{1}{T}\int_0^T \frac{X^2}{2}[1-\cos(2\omega t)]\,dt$$

$$MS = \frac{X^2}{2}$$

把这些概念扩展到周期性信号的傅里叶级数：

$$MS = \frac{1}{T}\int_0^T \left(\frac{a_0}{2} + \sum_{n=1}^{\infty}[a_n\cos(n\omega t)+b_n\sin(n\omega t)]\right)^2 dt$$

这个方程式可以被分解成几个易于处理的部分：

$$MS = \frac{1}{T}\int_0^T \left(\frac{a_0}{2}\right)^2 dt + \frac{1}{T}\int_0^T \left(\sum_{n=1}^{\infty}[a_n\cos(n\omega t)+b_n\sin(n\omega t)]\right)^2 dt$$

第一项简化为：

$$\frac{1}{T}\int_0^T\left(\frac{a_0}{2}\right)^2 \mathrm{d}t = \frac{a_0^2}{4}$$

第二项扩展为：

$$\frac{1}{T}\int_0^T\left(\sum_{n=1}^{\infty}\left[a_n^2\cos^2(n\omega t)+2a_nb_n\cos(n\omega t)\sin(n\omega t)+b_n^2\sin^2(n\omega t)\right]\right)\mathrm{d}t$$

交叉乘积项在整个周期内积分为零：

$$\frac{1}{T}\int_0^T\left[2a_nb_n\cos(n\omega t)\sin(n\omega t)\right]\mathrm{d}t = 0$$

因为：

$$\int_0^T\cos^2(n\omega t)\mathrm{d}t = \int_0^T\sin^2(n\omega t)\mathrm{d}t = \frac{T}{2}$$

所以，傅里叶级数的均方值的表达式，或者说它的平均功率是：

$$\mathrm{MS} = \frac{a_0^2}{4}+\sum_{n=1}^{\infty}\left(\frac{a_n^2}{2}+\frac{b_n^2}{2}\right)$$

继续讨论附录 4.3 的方波示例。下面的计算表明，90% 的总信号功率包含在基本频率和第三谐波中。基本频率的均方值为：

$$\mathrm{MS} = \frac{(4V)^2}{\pi^2}\times\frac{1}{2} = 0.8106V^2$$

大约 81% 的总信号功率位于基本频率范围内。对于收敛傅里叶级数来说，基本频率的高百分比很典型。第三谐波只占总功率的 9%：

$$\mathrm{MS} = \frac{(4V)^2}{\pi^2}\times\frac{1}{2}\times\frac{1}{9} = 0.0900V^2$$

在图 4.15 中，90% 的总信号功率包含在基本信号和第三谐波信号中。需注意的是如何通过傅里叶级数中的第一阶频率得到方波的基本形状。

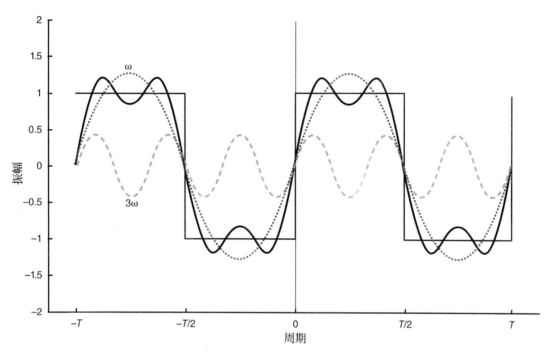

图 4.15　傅里叶合成的方波比较

注：傅里叶方波（实线）只包括基本频率和第三谐波，基本频率（ω）和第三谐波（3ω）分别用不同的虚线表示，仅从这两个频率就可以得到基本方波。事实上，仅从前两个频率得到的基本方波构成了 90% 的总信号功率。

○ **要点**

如果对傅里叶级数中用来构建频谱的 a_n 和 b_n 系数进行平方，就会得到功率谱。

四、傅里叶变换

频率分析是用傅里叶级数的普通原始表达式引入的，它适用于表现良好的周期函数。对于这些函数，只需要使用大学一年级所学的微积分课程的内容就可以进行解析。对于 EMG 这样的真实信号，数学复杂度呈指数级增长。仔细看完附录 4.3 中的傅里叶级数的示例，就能对更困难的情况有较直观的理解。这个问题的基础是正弦和余弦被定义为从正无穷到负无穷，而无限长的信号不能用来合成有限长度的非周期信号。然而这可以通过傅里叶变换（Fourier transform，FT）来实现。任意非周期信号 $x(t)$ 的傅里叶变换如下所示：

$$X(\omega) = \int_{-\infty}^{\infty} x(t)e^{-j\omega t} \mathrm{d}t$$

指数 e 是想象的数字（如复数）。指数表达式引用了欧拉表达式，这一项可以写为：

$$e^{-j\omega t} = \cos(\omega t) - j\sin(\omega t)$$

其中，$j = \sqrt{-1}$。

于是：

$$X(\omega) = \int_{-\infty}^{\infty} x(t)\cos(\omega t)\mathrm{d}t - j\int_{-\infty}^{\infty} x(t)\sin(\omega t)\mathrm{d}t$$

因此傅里叶变换有实数（R_e）和虚数（I_m）部分。这个公式最容易让人迷惑的方面是实数（R_e）部分代表 ω 偶函数，而虚数（I_m）部分代表 ω 奇函数。计算中不使用复数，它们都是实数：

$$X(\omega) = R_e(\omega) + jI_m(\omega)$$

这里：

$$R_e(\omega) = \int_{-\infty}^{\infty} x(t)\cos(\omega t)\mathrm{d}t$$

和

$$I_m(\omega) = -\int_{-\infty}^{\infty} x(t)\sin(\omega t)\mathrm{d}t$$

因而傅里叶变换大小是：

$$X(\omega) = \sqrt{R_e^2(\omega) + I_m^2(\omega)}$$

相位角 $\varphi(\omega)$ 为：

$$\varphi(\omega) = \tan^{-1}\frac{I_m(\omega)}{R_e(\omega)}$$

信号 $x(t)$ 及其傅里叶变换只与它的逆变换有关：

$$x(t) = \frac{1}{2\pi}\int_{-\infty}^{\infty} X(\omega)e^{-j\omega t}\mathrm{d}\omega$$

因此，有一种重构原始信号的方法就是求傅里叶变换的逆变换。

表达式 $X(\omega)$ 和 $\varphi(\omega)$ 允许分别确定任何非周期信号的频率分量的密度函数、幅值和相位角。因此，可以通过目视检查来评估构成给定信号 $x(t)$ 的频率的分布。频谱不仅可以用来识别信号的带宽，还可以用来识别噪声源。例如，导线频率（50 Hz 或 60 Hz）处可能存在一个电磁干扰的峰值。由于 60 Hz 是这种噪声的基本频率，所以这个频率成倍增加时（在 120 Hz、180 Hz、240 Hz 时的谐波），小峰值可能存在，但被埋在信号的高频谱中。从其他干扰源也可以看到峰值。

○ **要点**

（1）傅里叶转换用于非周期信号的频谱计算，EMG 信号也是非周期信号。

（2）信号的频谱有多种用途。干扰源电噪声有一个特征频率，可以通过频谱确定。

五、EMG 的频谱

计算傅里叶变换和它的逆变换可以通过两种方法完成：第一种方法是快速傅里叶变换（fast Fourier transform，FFT）。FFT 之所以"快"，是因为如果用于分析的数据段（N）限制在 2^n（如 256、512、1024 或 2048）的话，计算频谱所需的操作数可以大大减少。如果数据段不是 2^n，那么它可能是零，而下一个是 2^n。零填充字面意思是在数据末尾添加一串零。第二种方法是离散傅里叶变换（discrete Fourier transfrom，DFT），当信号的长度不是 2^n 时可以使用，但是计算时间很长。

傅里叶变换的本质是把数据段看作周期信号的一种体现，也就是说，周期 T 是数据段的长度。通过把数据段的长度限制为 2^n，FFT 也迫使它的基本的谐波恰好与数据段的长度规定的周期 T 相匹配。问题是所选的数据段可能包含不完整周期波形。某些周期波形会横跨相邻的数据段，这是非常现实的。如果 FFT 在这个不完整周期上进行，那么频谱将包含假频率成分。下面的类比可能有助于解释频谱的变化。傅里叶变换试图完成这个不完整周期，即不连续的、部分完成的波形。傅里叶级数在不连续点上及其附近都存在振荡误差（参见附录 4.3 中的 Gibbs 现象）。同样，由不完整周期波形引起的不连续会导致产生的假频率散布在合法的频率上。由此产生的频谱峰值出现了扩散，这种效应称为频率泄漏。

在执行 FFT 之前，通过对数据段应用窗口加权函数可以使频率泄漏最小化。就一个钟形的高斯窗口而言，加权系数的大小决定了它的形状。也就是说，中心位置权重系数的绝对值最大，在中心两侧的系数逐渐以钟形的方式减小，直至变为零。当数据段乘以窗口的系数时，数据段的值在最后趋向于零。因此，频率泄漏是最小的，因为不完整周期的影响在靠近数据段的末尾时减少。有几种不同的加权函数，如汉明窗，每个窗口在频谱上都有自己的性能特征。

因为正弦波是对称的，所以定义正弦波只需要两点。因此，信号必须以信号中的最高频率的两倍进行采样，这对傅里叶变换的计算有影响。信号中可以确定的最高频率限制为奈奎斯特（Nyquist）标准频率：

$$f_{max} = \frac{1}{2 \times \Delta t}$$

最难接受的一个概念是，提高采样率并不会增加频率分辨率（frequency resolution，Δf）。频率分辨率（Δf）取决于在任何给定的采样率下用于分析的数据窗口（ms）的长度，数据窗口的长度最终决定了数据点的数量（N），这个数量用于表示达到奈奎斯特标准频率（f_{max}）的信号频率，其中仍然需要两个点定义正弦波：

$$\Delta f = \frac{1}{N \times \Delta t}$$

以一个 1s 数据窗口和 1024Hz 的采样率为例。一个 1s 数据窗口有 1024 个点，可用来表示达到奈奎斯特标准频率（f_{max} = 512 Hz）的频率。如果数据窗口长度减少到 500 ms，则可以用 512 个数据点来表示达到奈奎斯特标准频率的频率。频谱中的每个频率箱表示 2Hz。如果数据窗口长度增加到 2s，则有 2048 个点用来表示达到奈奎斯特标准频率的频率。频谱中的每个频率箱表示 0.5Hz。零填充的额外好处现在其增加了时间域的数据点数量。由于傅里叶变换考虑的 Δt 是常数，零填充实质上增加了正在减少的数据窗口的长度，结果提高了频率分辨率。

屈肘时肱二头肌最大等长收缩表面 EMG 频谱如图 4.16 所示。在文献中，频谱通常不是用柱状图表示的，图 4.16 是为了便于直观表达理论和实践之间的联系。每一方条都表示频率分辨率 Δf = 1Hz。同时注意 X 轴的单位是 Hz。信号的频率分析通常用角频率（ω，其单位为 rad·s^{-1}）表示，以适应非常大的数字。然而，EMG 中的数量等级非常小，所以没有必要降低它们的数量级。

○ 要点

（1）计算傅里叶变换需要注意信号的数据段长度，必须为 2^n。如果数据没有达到所需长度，那么可能需要零填充，使其达到新的数据段长度。

（2）EMG 数据段的傅里叶变换是把数据段看作周期信号的一种体现。任何单个数据段难免包括不完整周期，不完整周期会横跨相邻的数据段，这是非常合理的。在单一数据段中，不完整周期陡然结束，能引起频谱的频率泄漏。

（3）可以通过应用窗口加权函数处理数据段来减少数据段末端的影响。肌肉收缩时数据段长度（窗口）和窗口位置的选择标准，现在还有争议。

六、EMG 的功率谱密度

EMG 的频谱在文献中未见报道，因为它是一种随机信号。因此，傅里叶变换将取决于所选的样本。此外，频谱的平均值将为零。原因是随机信号的振幅分布具有零均值和单位方差。该问题的解决方案类似于应用均方差或 Z 分数防止差值累加为零的解决方案。傅里叶变换后，每个频率的大小可以平方。其中 $X(\omega)$ 是 $x(t)$ 的傅里叶变换，$X^*(\omega)$ 是 $X(\omega)$ 的复共轭，两者相乘得到傅里叶变换的平方：

$$\varphi(\omega) = X(\omega)X^*(\omega) = |X(\omega)|^2$$

$\varphi(\omega)$ 是信号 $x(t)$ 的功率谱密度（power spectral density，PSD）函数。这是傅里叶级数每个频率的平方 $[(a_n+b_n)^2]$ 的自然扩展，可证明它产生了功率谱。图 4.16 为屈肘时肱二头肌最大等长收缩表面 EMG 频谱，同一信号的 PSD 如图 4.17 所示。平方值较小，因为平均过程可以产生平滑估计值，但总体形状与图 4.16 所示的"原始"估计值的波形相同。在带通(10～500 Hz)表面 EMG 信号上计算 PSD 函数，10 Hz 的高通时，很明显在这一点以下没有信号功率。问题是，在信号的时域表示中，少量的噪声会导致功率谱估计值出现较大的误差。有几种方法可以降低功率谱估计值的误差，其中一种是将数据分成若干段，计算每个数据段的功率谱，然后取估计值的平均值。这个过程和信号平均没有什么不同，它被称为平均周期图技术（average periodogram technique）或巴特利特（Bartlett）方法。这种方法的不足之处在于，EMG 记录的持续时间通常不够长，很难在不影响频率分辨率的情况下把数据窗口划分为许多段。

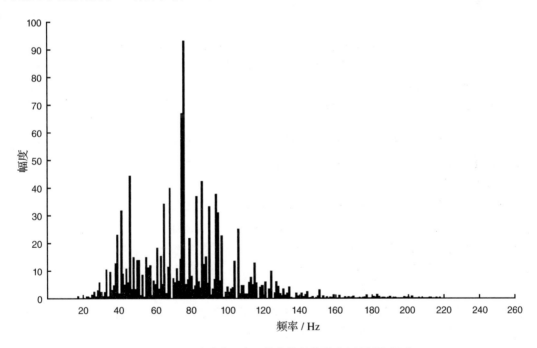

图 4.16　屈肘时肱二头肌最大等长收缩表面 EMG 频谱

注：每一方条为 $\Delta f = 1\text{Hz}$ 的频率分辨率，对应幅度值为 $\sqrt{a_n^2+b_n^2}$。幅度值大小表示贡献给全部表面 EMG 信号的特定频率的多少。

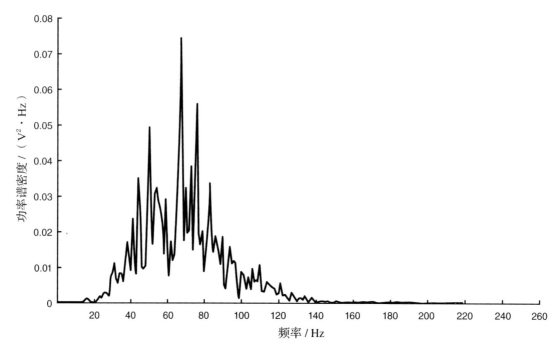

图 4.17 屈肘时肱二头肌最大等长收缩表面 EMG 功率谱密度

注：数据分析窗分成 3 个数据段，功率谱用数据 50% 重叠计算，每一个数据段在过零点之前，保留同样频率分辨率（$\Delta f = 1 Hz$）来计算功率谱。然后将 5 个单独的功率谱估计值进行平均。功率谱的每一个数据点对应于相关系数的平方（$a_n^2 + b_n^2$），类似于对应 V^2。

　　这里的基本问题是肌肉疲劳起始时间的确定和信号平稳性。在 EMG 实践中使用最广泛的方法是韦尔奇（Welch）周期图技术。数据窗口被划分为一个个数据段，频谱估计是根据相邻数据段重叠的特定百分比计算的，通常为 50%。然后对重叠得到的额外功率谱估计值进行平均。例如，如果将用于分析的数据窗口划分为三个数据段，计算功率谱的重叠率为 50%，则可以使用 5 个功率谱估计值进行平均。将数据窗口划分为更小的数据段，可以使频谱分辨率下降，但韦尔奇周期图技术允许在一定程度上进行平均，把较短的数据窗口用于 EMG 实践。但是如果较小的数据段零填充到合适的长度，则可以保留原来的频率分辨率。丹尼尔（Daniell）所使用的方法只需要计算一次频谱，然后用与移动平均相同的方法对相邻频率的频谱估计值进行平均。正如预期的那样，这种方法也会导致频率分辨率的降低。降低多少取决于平均时使用了多少相邻频率。

○ 要点

　　EMG 信号频谱的平方产生功率谱。频谱估计值不成比例地受到信号中少量噪声的影响。因此，平滑功率谱有不同的方法。

七、从功率谱密度函数中获得的离散指标

来自不同肌群的 PSD 功能都具有相同的基本形状，这通常与肌肉 MUAP 的形状有关（Lindström and Magnusson，1977）。肌群之间的主要区别是信号的带宽，这与肌肉生理学有关。这些属性包括 MVC 中运动单位动员的百分比、最大放电率、运动单位的大小和肌纤维长度等（Weytjens and van Steenberghe，1984；Dimitrov and Dimitrova，1998）。由于表面 EMG 信号的低通组织滤波特性，表面 EMG 的带宽比内置 EMG 的带宽更窄（Basmajian et al.，1975）。按照惯例，EMG 信号的带宽是根据 PSD 图上的半功率点来确定的（Bendat and Piersol，1971）。在有些应用中，PSD 函数有时表示为分贝与频率对数（Sinderby et al.，1996）。在这种情况下，带宽参照 $-3dB$ 点。最终信号带宽设置与第三章所介绍的放大器的带通滤波器相联系。低通滤波器和高通滤波器设置应该匹配信号带宽，使超出该范围的频率不会污染感兴趣的信号。

斯图伦和德鲁卡（Stulen and De Luca，1981）表明，EMG 信号的 PSD 函数可以由两个参数表征：平均功率频率（mean power frequency，MNF）和中值功率频率（median power frequency，MDF）。MNF 和 MDF 位于 PSD 函数上，与正偏态分布相同，MNF 大于 MDF（Farina and Merletti，2000）。MDF 也称中心频率或质心频率。为了计算 MDF，首先需要计算总功率（total power，TP）。N 是数据窗口中数据点的个数。TP 仅被认为是 PSD 函数的一部分，该函数描述正频率中的功率，并由下列公式可计算：

$$TP = \sum_{k=0}^{\frac{N}{2}-1} PSD(k)$$

式中，k 为频率 $\omega[k]$ 的指数；$\omega[k] = 2\pi k/N$：$k = 0，1，\cdots，N-1$。需注意的是，频率单位从 rad/s 转换到 Hz，然后计算 MNF：

$$MNF = \frac{1}{TP} \sum_{k=0}^{\frac{N}{2}-1} (f[k] \cdot PSD[k])$$

MDF 被定义为将功率谱分成相等两部分功率的频率，可以用下面的公式：

$$0.5 = \frac{1}{TP} \sum_{k=0}^{MDF} PSD[k]$$

通常这些指标会得到一同报告，因为这些指标提供了运动单位的同步激活及其他不同的信息（Farina and Merletti，2000）。MNF 和 MDF 对肌纤维特性（如传导速度）比较敏感。另外，这些指标反映运动单位放电现象，如运动单位募集和编码率（Stulen and De Luca，1981；Solomonow et al.，1990）。将这些变量与运动单位激活联系起来的情况还需要进一步研究。信号穿过零等电基线的次数与信号频率有关。与过零次数相关的一个度量是平均尖峰频率（mean spike frequency，MSF）（图 4.10）。MSF 以一种非参数的方式来描

述一个周期随机信号，简单地计算每秒出现的完整的 EMG 尖峰的数量。MSF 在动态收缩期间高度可靠（Gabriel，2000），与 MNF 密切相关（Gabriel et al.，2001）。计算 MSF 的方法是用尖峰数量除以数据窗口的总持续时间（total duration，TD）。如果数据窗口小于 1s，那么这个比值必须用窗口时间长度标准化，单位是 Hz。计算公式如下：

$$MSF = \frac{NS}{TD}$$

○ 要点

（1）MNF 和 MDF 是传统的信号频率的测量方法，使用时需要信号稳定。MSF 计算每秒发生的完整的 EMG 尖峰的数量，与信号频率有关。

（2）MNF 和 MDF 可用于量化运动单位募集的改变、肌纤维激活和 MFCV。MSF 是以一种非参数的方式来描述一个周期随机信号的术语。需注意的是，读者不要过度解释这些指标的含义，因为这还是有争议的话题。

第四节　数据窗口长度

利用变异系数和均方根误差对最小数据窗口长度进行评估，以获得等长收缩时 EMG 活动的稳定估计。不管研究的是哪种具体的 EMG 指标，随着数据窗口长度的增加，EMG 活动的变异性均会出现典型的指数级下降（Vint and Hinrichs，1999；Farina and Merletti，2000）。如果对长度为 10~1000 ms 的数据窗口绘制变异性图，曲线的"弯头"通常出现在 200 ms 之前。获得稳定结果所需的最小数据窗口为 250~500 ms。更长的数据窗口（>1s）当然是可能的。窗口期中，疲劳开始时，电压随着肌肉收缩强度的增加而增加。

数据窗口的位置与其长度一样重要。如果只提取一个值来表示肌肉收缩的 EMG 特征，那么应该使用力-时间曲线的稳定部分（Vint and Hinrichs，1999）。为了在最大主动收缩中获得代表性的 EMG 值，何为合适的数据窗口长度和位置还有争议。短数据窗口（250ms）可以集中在力的峰值位置（图 4.18）。

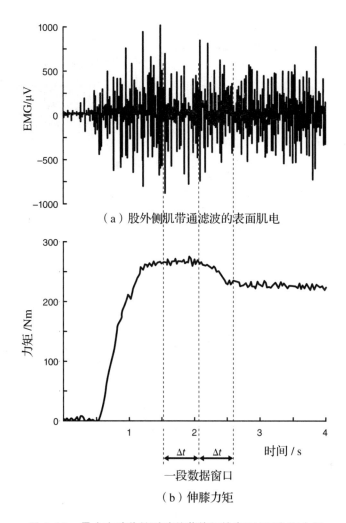

（a）股外侧肌带通滤波的表面肌电

（b）伸膝力矩

图 4.18　最大主动收缩时膝关节伸肌的表面 EMG 和力矩

注：垂直虚线显示包含最大力矩值的两个数据窗口（Δt）。

　　这种方法很有吸引力，因为它的价值最大，但它也可能受到测量系统动态高估（测出来的值比实际数值高一些）的影响（Karlsson et al.，1994）。另一种方法是在肌肉收缩中的中间部分数据窗口获得力和 EMG 的平均最大值（Vint and Hinrichs，1999）（图 4.19）。然而对于最大主动收缩，如果这样做，就会得到力不是最大的时候的 EMG 值。数据窗口的长度和位置都必须在研究报告中说明。

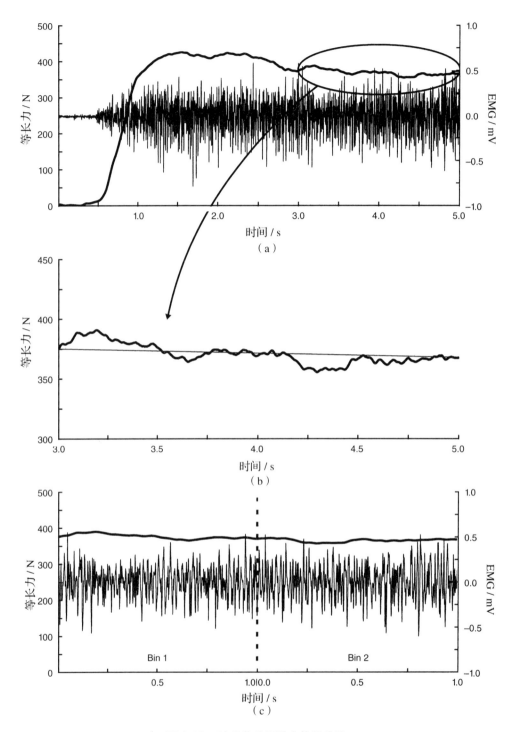

图 4.19　膝关节伸肌最大等长收缩

注：图 4.19（a）所示为股外侧肌带通滤波的表面 EMG 和伸膝力矩；图 4.19（b）所示为数据窗口内最大力矩值相对稳定；在图 4.19（c）中，可以把数据窗口分成较小数据段，来评价数据窗口内每一部分的平均值和标准差。

当力水平发生变化时，除了选择合适的数据窗口长度，还要考虑几个重要因素，尤其是在频域测量中。在数据窗口指定的时间内，力水平应缓慢变化，使 EMG 信号的统计特征保持稳定。如果将数据窗口划分为更小的数据段，并且平均值和标准差在每段之间没有明显的变化，那么窗口内的 EMG 信号是稳定的。稳定性是频率分析的必要条件，可以通过测试或逆向测试的统计结果确定（Bendat and Piersol，1971）。如果数据窗口内力的变化不超过 MVC 的 10%，那 EMG 信号可以保持不变（Bilodeau et al.，1997）。就一个递增的等长收缩而言，它以每秒 20% MVC 的速度增长，达到最大值需要 5 s。如果每个数据窗口的长度为 500 ms，可以构建 10 个连续的数据窗口来跟踪整个收缩期间 EMG 活动的变化。如果递增速度减慢至每秒 10% MVC，那么需要把 500 ms 的数据窗口长度翻倍。长时间的收缩会增加疲劳的风险（Sbriccoli et al.，2003）。

非等长收缩的 EMG 活动不是一个简单的、力大小的函数。肌肉的长度、收缩速度和力臂都是影响因素。数据窗口通常是为这种类型的收缩量身定制的，由多个标准带来的约束可能限制对单个窗口进行数据分析。例如，在等动收缩期间，数据窗口需要标准化到特定位置，但要求保持在运动范围内，其间速度是恒定的，并且它包含力 - 时间曲线的顶点（Karlsson et al.，2003）。

此外，还有更先进的信号处理方法来分析动态收缩过程中的 EMG 活动。在整个肌肉收缩期间，创建非常短的数据窗口用于较短时间间隔的数据分析和频率分析（如 250 ms）（Potvin，1997）。如果收缩期太短而不能获得足够的频率分辨率，那么应该使用瞬时时频分析，因为这种时频分析利用了周期平稳性。在整个肌肉收缩过程中，收缩速度、肌肉长度和瞬时力臂都发生了变化，在多次实验中都可以观察到同样模式的变化。结果显示，EMG 活动在多个收缩实验中保持稳定。周期平稳性意味着在多次实验中 EMG 值是一致的。有关时频分析的更多细节，请参阅克纳弗利茨和博纳托（Knaflitz and Bonato，1999）的相关研究。

◯ 要点

（1）若要获得 EMG 信号均值和标准差稳定估计，数据窗口最小时间长度应为 250 ms。如果数据窗口内的平均值和标准差是常数，就说明信号是稳定的。

（2）数据窗口的位置非常重要，这样才能正确呈现肌肉的收缩活动。对等长收缩来说，数据窗口应该包含第一个收缩稳定部分，这时力是恒定的。对非等长收缩来说，需要考虑多种因素，如在运动范围内的同一个关节角度来定位数据窗口。

第五节　噪声污染

在肌肉收缩之前和之后，总是要包含一个大约500ms的最小数据窗口来记录基线活动的大小。噪声污染在肌肉静息时的基线活动中最明显。在没有任何污染的情况下，可接受的基线活动的P－P振幅范围可达20μV（deVries et al.，1976）。噪声污染叠加在基线活动上，它有两个基本来源：①固有噪声；②干扰。基线中的两个噪声污染基本类型如图4.20所示。

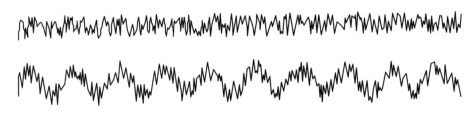

图4.20　两个噪声污染基本类型

注：与设备有关的内源白噪声（上面），它可以叠加于60 Hz干扰噪声（下面）。

以下各部分回顾了每种噪声的特点和基本的信号处理方法，以尽量减少它们对 EMG 分析和解释的影响。

一、信噪比

基线活动可以被定义为检测信号的背景噪声。在这种情况下，EMG 暴发是必须检测的信号。EMG 数据的实际质量通常用信噪比（signal－to－noise ratio，SNR）来表示。信噪比以分贝表示，所以它是信号功率（P_S）与噪声功率（P_N）的比值。

信噪比的主要应用是测量分辨率。一个 12 比特 A/D 板的输入范围是 10 V（±5V），有 $2^{12}=4096$ 离散的等级，在这种情况下，每一等级是 10V/4096＝2.44 mV。在这个例子中，在不降低分辨率的情况下，EMG 的 P－P 振幅的最大信噪比是：

$$SNR = 10\log\left(\frac{P_S}{P_N}\right)$$

$$SNR = 10\log\left(\frac{10}{0.00244}\right) = 36 \text{ dB}$$

当进行收缩测试来确定适当的放大器增益时，检查示波器以确保基线活动的 P－P 振幅不大于 2.44 mV，这是与 A/D 板分辨率相对应的电压等级，这个值表示放大的信号。如果放大器增益设为 1000，那么原噪声的 P－P 振幅为 2.44 μV。需注意的是，使用的是

P－P振幅，而不是均方值。A/D 板的输入范围用 P－P 振幅表示，基线活动的 P－P 振幅可以直接测量。

二、固有噪声

电极和放大器都是测量系统固有噪声的来源。固有噪声一般很小，可以通过实验控制和简单信号处理方法进一步减小。

1. 电极噪声

电极噪声（electrode noise）是由电解质－皮肤和电解质－金属界面引起的。一旦电解质－金属界面电化学反应稳定，这种噪声源就可以忽略不计（0.3μV P－P）。Ag－AgCl 电极的电解质-金属界面引起的噪声的振幅在使用的第一分钟内大幅度降低，并稳定在达到或低于放大器噪声的水平。其他金属（如不锈钢）稳定所需时间更长（180min）（Huigen et al.，2002）。电解质－皮肤界面引起的噪声电压范围为 5～60 μV，可以通过良好的皮肤准备来实现噪声的降低，但也取决于受试者自身情况（Gondran et al.，1996）。

2. 放大器噪声

第一种放大器噪声称为热噪声（thermal noise），也称为约翰逊噪声，与电阻有关。噪声源是电子与电阻性材料随机碰撞时的电流流动。平均噪声水平是：

$$V_{TH} = \sqrt{4kTRB}$$

其中，k 为玻尔兹曼常数（1.38×10^{-23} J/K）；T 为绝对温度（K）；R 为电阻（Ω）；B 为带宽（Hz）。关于这个公式需要注意的是，热噪声电压的大小与频率无关。也就是说，这种类型的放大器噪声的电压振幅在频率分布上是相等的（里面的白噪声在功率密度分布的每一段中都有相等的大小）。白噪声（white noise）的一个重要特征是随机性，与信号电压的大小无关。

第二种放大器噪声实际上存在于许多电子设备、物理、化学甚至生理系统中。事实上，它也存在于电极中（Huigen et al.，2002）（图 4.21）。当进行长时间的噪声测量时，人们经常观察到一个特征频率分布。当频率范围在 10 Hz 以下时，噪声出现了迅速而大幅的增长。噪声频率在低频范围内最多，然后随函数 1/f 减小，因而，这个噪声叫作 1/f 噪声。在大多数模拟电子技术中，高斯噪声、白噪声和 1/f 噪声在 1～100 Hz 产生。尽管 1/f 噪声无处不在，它的实际来源仍然是未知的。在 EMG 内的高质量的放大器中，带宽为 0.1～400 Hz 的两个噪声源范围为 1～5 μV。总的放大器噪声量代表可以检测到的 EMG 最小水平。

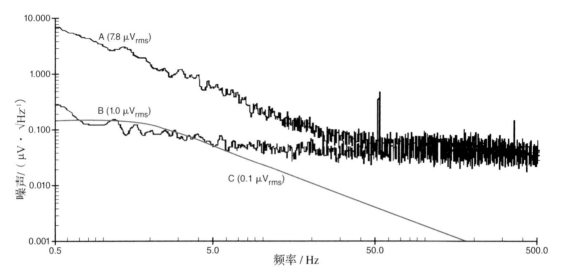

图4.21　Ag－AgCl电极（A）和高分辨率放大器（B）测得的噪声

注：二者包含1/f噪声，当功率谱密度的振幅低于10 Hz时1/f噪声增加。皮肤电极阻抗的热噪声也可以计算（C）。每一个噪声源均方根振幅值位于每一个追踪线旁边。

三、干扰噪声

关于干扰噪声（如60 Hz的嗡嗡声）人们已进行了相当多的讨论，解决办法包括屏蔽、使用差分记录、消除明显的干扰噪声源（如荧光灯）和小心接地等。这种类型的干扰是如此普遍，以至于许多放大器都包括一个导线频率（如北美的60 Hz）。陷波滤波器作为可选的设置，可以消除60 Hz的信号功率。陷波滤波器的伯德图在60 Hz有一个狭窄的陷波，60 Hz陷波滤波器也有一个滚转率，导致减少过渡带邻近频率的信号功率，而不仅仅是消除60 Hz信号功率。此外，肌肉活动在60 Hz也会产生大量的信号功率，不应该被消除。我们建议禁用60 Hz陷波滤波器，以防止为了去除噪声的人误用它。

四、信号平均

固有噪声不能像干扰噪声那样通过屏蔽或小心接地来降低。如果信号被高斯噪声污染，信号平均是提高信号质量最简单的方法（Marmarelis and Marmarelis，1978）。考虑在特定时间点 T（t_i）所诱发反应的真实数值，经过多次实验，在特定时间点观测到的 x（t_i）将是真实数值 T（t_i）加上或减去误差（e_i）：

$$x(t_i) = T(t_i) \pm e_i$$

每一次实验，在一个特定的时间点上观测到的数值都可以随机地高于或低于真实数值。信号平均对真实数值之上和之下的值进行求和，这类似于给估计值添加正值和负值。

由于误差是正态分布的，因此在真实数值上下有相同大小的误差。在无限次的实验平均之后，噪声将会累加到零，只留下真实数值。当然，对无限次实验进行平均是不可行的。有一种计算信噪比的方法可以对实验平均次数进行估计：

$$SNR = \frac{S \times \sqrt{n}}{A}$$

其中，S 为信号振幅；A 为噪声的振幅；n 为平均执行次数。如果 4 个信号取平均值，信噪比就翻倍了，因为 $\sqrt{4} = 2$。

应用信号平均的一个关键因素是对外部事件进行时间 – 标定（time – lock）响应的能力（图 4.22）。在诱发电位的情况下，它的形式是施加于神经或肌肉的电刺激。姿势控制和平衡研究中有时会有外力干扰系统。与反射反应相关的 EMG 振幅通常比主动收缩的小。无论收缩类型如何，基线活动都是相同的，因此反射反应的 EMG 振幅越小，姿势控制、平衡和诱发电位研究的信噪比就越低。例如，纽科默（Newcomer）和他的团队（2002）发现，至少进行 16 项实验，才能在不同的踏板扰动中识别肌肉激活模式。在这种情况下，信号平均产生的信噪比大约增加 4 倍。进行信号平均次数更多的实验可能结果会更好，但在实验程序方面不总是可行的。

为了利用信号平均的优点进行运动研究，必须有一种方法来进行时间 – 标定 EMG 波形。这可以使用 A/D 板或软件进行后期处理，然后根据感兴趣的阶段前后数量固定的数据点对 EMG 波形进行平均。如果不同阶段肌肉活动产生不同长度的 EMG 波形，可以使用插值函数将每个波形设置为相同数量的数据点（Shiavi and Green，1983）。使用软件方法对 EMG 波形进行对齐比较困难，但只要同时记录力学信号或其他触发信号，这仍然是可能的。为了检测触发信号中的时间标志点，有必要编写一个计算机算法，这比处理含有噪声的 EMG 信号要容易得多。根据目标运动阶段前后数量固定的数据点创建一个数据窗口，数据窗口要包含 EMG 波形，然后对 EMG 波形进行平均（Darling et al.，1989；Gabriel，2002）。

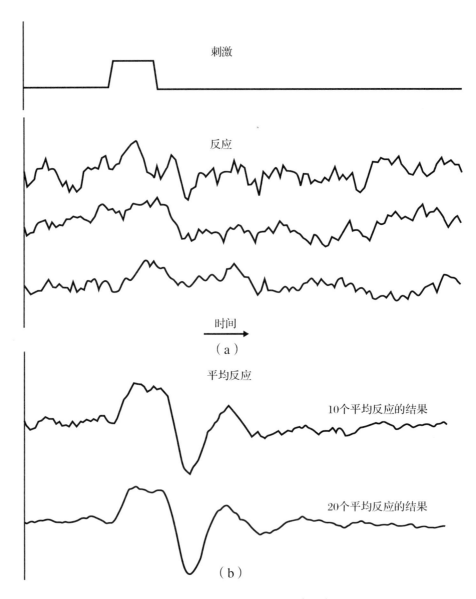

图 4.22　信号平均对测量结果的影响

注：一个刺激和连续的反应；平均反应的数量从 10 个增加到 20 个后，曲线就变得光滑。

五、基线噪声频谱减除

　　巴拉塔（Baratta）和他的团队（1998）提出了一个简单而有效的方法，在收集数据后可将 60 Hz 电线噪声的影响降到最低。首先，在肌肉放松时估计基线活动的导线噪声的振幅和相位。其次，从整个记录的 EMG 信号中减去与导线噪声相同振幅和相位的正弦波形。对基线活动分别进行两次线性回归，考虑到导线噪声的相角，一次使用正弦函数，另一次使用余弦函数：

$$\hat{Y}_1 = a + b\sin(\omega t) + e_1$$

$$\hat{Y}_2 = c + d\cos(\omega t) + e_2$$

其中，a、b、c、d 为回归分析计算出的相关系数；$\hat{Y}_1$、$\hat{Y}_2$ 为基于相关系数来预测的基线活动；误差项 e_i 为回归模型未解释的基线噪声分量（残差）。然后对整个信号进行电线噪声的减除：

$$\mathrm{EMG}_R(t) = \mathrm{EMG}(t) - b\sin(\omega t) - d\cos(\omega t)$$

在 EMG_R 基线噪声频谱减除之前和之后的信号如图 4.23 所示。这种技术的主要优点是它不影响与导线同频率上的肌肉产生的生理信号。需注意的是，降低基线噪声有利于 EMG 起始时间的确定。

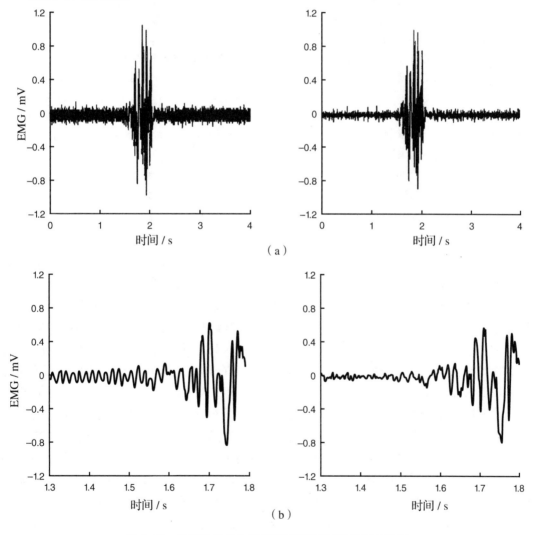

图 4.23　股直肌等长收缩时带通滤波的表面 EMG 信号

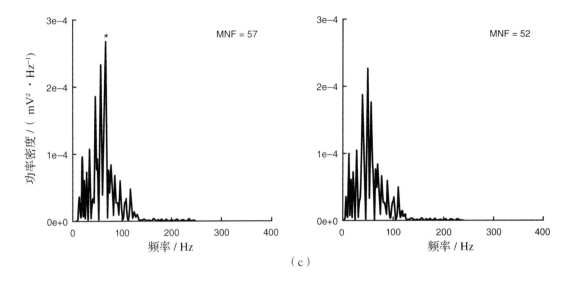

(c)

图4.23　股直肌等长收缩时带通滤波的表面 EMG 信号（续图）

　　注：图4.23（a），左图信噪比较低，因为与导线功率（60 Hz）污染相关的基线活动较大。图4.23（b），左图通过增大观察基线的分辨率，进一步揭示导线噪声污染。图4.23（c），左图表面EMG 的功率谱图显示，60 Hz 时有一个峰值，进一步确定导线噪声的存在。图4.23（a），右图去除60 Hz 噪声大大地减小了基线活动的振幅。图4.23（b），右图增加分辨率后可观察到基线的随机性更大。图4.23（c），右图移除噪声后功率谱在 60 Hz 时的峰值消失了。

六、心电图污染

　　从躯干周围肌肉获得表面 EMG 记录时，最麻烦的污染形式可能是心脏的电活动，即心电活动（图4.24）。心电图（electrocardiogram，ECG）的影响随着收缩强度的增加而减少。在 20% MVC 肌肉收缩中，心电图构成了总信号功率的 1/10；达到 100% MVC 肌肉收缩时，心电信号达总信号功率的 1/100，心电图的影响急剧下降（Redfern et al.，1993）。

　　有三种基本的方法可以减少心电图污染的影响：第一种方法是从基线肌肉活动中创建一个 QRS 波形的个性化模板，然后使用互相关函数在收缩过程中产生的 EMG 进行定位并嵌入 QRS 波形。模板与定位的 QRS 波形对齐，把这些从 EMG 信号中减去，减去的波形位置用零代替。第二种方法是采用快速傅里叶逆变换的频率减法，在相关文献中已较好地应用这种信号处理方法。在使用快速傅里叶逆变换重建信号之前，将 QRS 复合波相关联的频率设置为零。这种方法很有吸引力，因为它模仿了第三章描述的"理想化滤波器的砖墙效应"。它类似于一个陷波滤波器，只用于消除 EMG 的 QRS 波形。这种方法的主要局限在于它在时域产生振铃效应（ringing artifacts），这与数据不连续点的吉布斯（Gibbs）现象有关。振铃效应会导致 EMG 数据振幅结构的失真，这是由使用快速傅里叶逆变换将频率设置为零的频率与邻近频率之间的急剧的变化引起的。加权系数可以应用于零频率周围的过渡带，来使运动伪影最小化。这种方法的有效性最终取决于所用的系数和过渡带的可用宽度。第三种方法是根据大多数心电信号功率低于 30 Hz 的情况，用 30 Hz 对 EMG 进行高通滤波。德雷克和卡拉汗（Drake and Callaghan，2006）比较了这三种方法，发现 30 Hz 的高通滤波器效果最好。

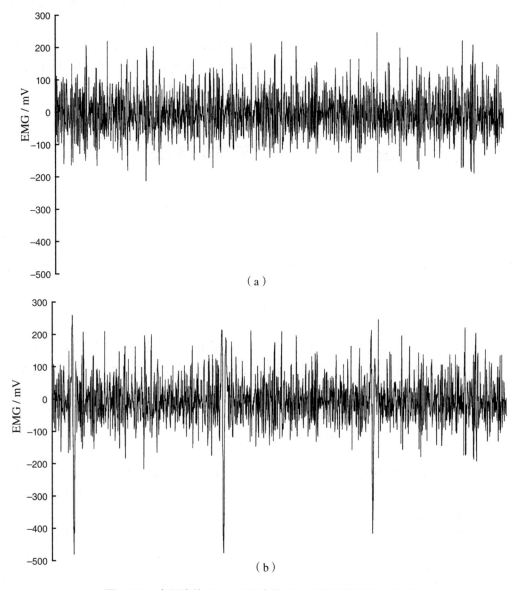

图 4.24　未污染的（a）和污染的（b）带通表面 EMG 信号

注：污染源是心电信号，植入表面 EMG 信号当中。污染的表面 EMG 信号显示 3 个心电波形。

○ **要点**

（1）电极和放大器都是测量系统固有噪声的来源。干扰噪声可能来自电源（导线）或生物源。

（2）如果由于多数固有噪声源产生的噪声具有高斯结构，信号平均可以增加信噪比。具有特征频率的噪声，如导线噪声的特征频率（60 Hz）或ECG 都可以用回归分析或快速傅里叶逆变换直接减去。

第六节　数字滤波的基本概念

在第三章中，我们讨论了与传统放大器设置有关的模拟滤波器。虽然重点应该放在预先收集"干净"的数据上，而不应放在事后处理含有噪声污染和人为因素的信号上，但是有些情况确实需要在线性包络前用软件滤波。

一、残差分析

在没有设置低通截止频率（f_c）的先验标准的情况下，首选方法是在低通截止频率从 2 Hz 到奈奎斯特频率的情况下，分析未滤波的 EMG 和滤波的 EMG 之间的残差（Winter，2005）。残差通过均方误差（mean square error，MSE）计算得到。计算方法如下：

$$\mathrm{MSE}(f_c) = \sqrt{\frac{1}{N}\sum_{i=1}^{N}(x_i - X_i)^2}$$

其中，x_i 和 X_i 分别为第 i^{th} 个采样数据点的原始 EMG 和滤波 EMG。该方法的主要优点是对数据的处理是基于 EMG 信号与滤波器特性之间的交互作用。该技术假设残差将在噪声分量的固定值附近波动（Yu et al.，1999）。这一点在残差图中很明显，它是一条渐近线（图 4.25）。将一条回归线（虚线）拟合到残差的渐近线上，以确定 y 轴的截距。然后作一条水平线（$y =$ 截距）延伸到奈奎斯特频率（500 Hz）。水平线和残差曲线（阴影部分）之间的区域是通过滤波器的噪声。低通截止频率是水平线和残差曲线的交点。截止频率以下，信号将失真。该方法识别出截止频率为 $f_c = 261$ Hz，与肱二头肌表面 EMG 的功率谱一致，大多数信号功率在这一点以下。如果低通截止频率设置在 261 Hz 以下，那么滤波信号失真将增加。

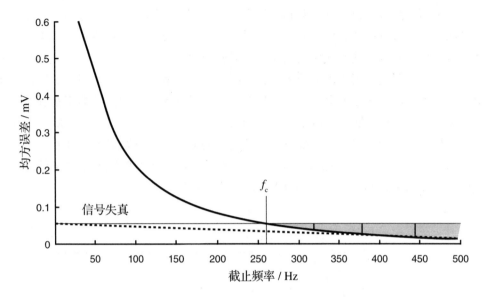

图 4.25　肱二头肌表面 EMG 的残差分析确定最佳低通截止频率

二、数字滤波

模拟滤波器的伯德图中描述的特性同样适用于软件数字滤波器：①截止频率；②带通的平整度；③过渡带的滚转率；④停止带的平整度。由于这些滤波特性都是相互依赖的，因此通常情况是优化其中的一个而牺牲另一个或另几个。因此完全理想的滤波器不存在。模拟滤波器和软件数字滤波器的另一个关键特性是相位响应。所有滤波器都在一定程度上延迟信号，只要在信号频率范围内的延迟是线性的就不是问题。如果滤波器使某些频率比其他频率延迟更多，这个滤波器将扭曲信号。这就是为什么滤波器的相位响应是伯德图的重要组成部分。巴特沃斯（Butterworth）数字滤波器和贝塞尔（Bessel）数字滤波器是EMG 中最常用的两种数字滤波器，因为它们很好地结合了两种特性——过渡带的滚转率和相位延迟。与其他类型相比，巴特沃斯数字滤波器过渡带的滚转率较差，但在带通中是平整的，而且滤波器的相位延迟在带通中是线性的（见第三章）。贝塞尔数字滤波器在带通中平整度是最大的。另外，虽然它的过渡带的滚转率比巴特沃斯数字滤波器差，但相位延迟在整个范围中都是线性的。

在 EMG 中，肌肉收缩产生肌力，当测量肌肉活动时间时，滤波器的时间延迟或相位延迟是非常重要的。获得零相位延迟的一种方法是在数据的正向和反向两个方向（双通道）将信号通过数字滤波器两次。双通法不能盲目应用，必须使用罗伯逊和道林（Robertson and Dowling，2003）提供的公式来调整所需要的截止频率，以解释双通法滤波后的结果。

模拟滤波器里电阻电容（resistor-capacitor，RC）元件堆栈。每个 RC 元件都被认为是滤波过程中的一个阶段；一个阶段的输出成为另一个阶段的输入，直到相位延迟被消除。一个阶段RC 电路有两个极，称为二阶滤波器；如果有四个极则称为四阶滤波器。如果一个信号同时向前、向后通过二阶滤波器来消除相位延迟，就称这个信号用四阶滤波器进行了数字滤波。

四阶滤波器具有良好的相位响应，当信号的强度突然增加时，如阶跃变化或尖峰，四阶滤波器将以可预测的方式对此做出响应。如果输出电压在稳定到输入电压值之前进行振荡，此响应称为欠阻尼。当输出电压需要很长时间才能达到输入电压值时，数字滤波器就会过阻尼。如果输出电压跟随电压的逐步增加而没有任何超调，则滤波器将是临界阻尼滤波器（图 4.26）。临界阻尼滤波器是 EMG 分析的标准。这些术语来源于对质量弹簧阻尼器的力学分析，用来分析阻尼器系统对突然的扰动的响应，如阶跃输入信号如何响应（图 4.27）。零相位延迟滤波器是双通的，"预期"步长增加。随着低通截止频率的降低，预期效应增加，如图 4.8（a）所示，在 EMG 信号线性包络中可以明显看出。

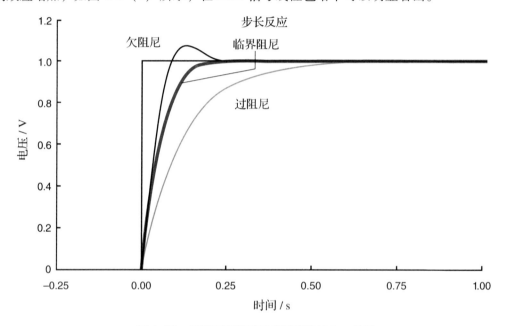

图 4.26　三种不同类型反应的滤波输入 – 输出

注：输入部分是信号增加的电压。临界阻尼滤波器的输出接近输入电压的水平。欠阻尼滤波器略微超过输入电压，过阻尼滤波器经过相当长的时间达到输入电压。

我们用一个简单的低通数字滤波器，说明如何实现数字滤波。三点加权平均值，即原始信号 x_n 在时刻 $t_0 + nT$ 的加权平均 y_n，用数据点 x_n 及其相邻的两个样本 x_{n-1} 和 x_{n+1} 的加权平均得到：

$$y_n = \frac{1}{a+2}\left(x_{n-1} + ax_n + x_{n+1}\right)$$

其中，t_0 为信号的起始点；T 为采样时间（Milsum et al.，1973）。在这种情况下的加权系数是数字滤波器系数 $a = 2$。如果将数字滤波器表示为数组，系数为（1，2，1），将系数数组按照（x_{n-1}，x_n，x_{n+1}）的顺序排列在信号中的数据旁边。每一个滤波系数乘以旁边的数据点，将结果求和。在这种情况下，因为总和是加权平均，所以用它除以 $a+2$。样本中心 x_n 最终被计算值（y_n）所取代。新的值（y_n）将被储存，直到数字滤波器将信

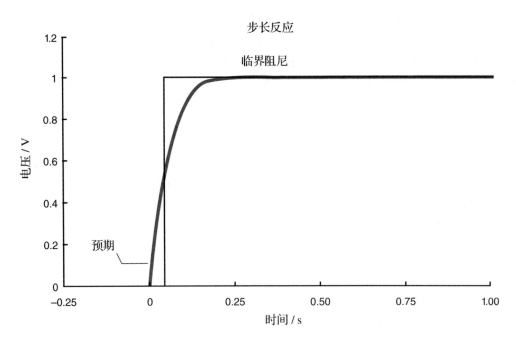

图4.27　零相位滞后数字滤波器的输入－输出关系

注：输入部分是信号增加的电压。零相位滞后数字滤波器预期到电压增加这一步。这个零相位设置保证了滤波信号的相位与原始未滤波信号的相位相同。

号若干数据点向下移动，这些数据点等于相关系数矩阵的长度。这确保数字滤波器只在原始信号上执行。三点加权平均沿信号移动，从开始到结束，每次一个点，重复同样的操作。因此，操作需要一个由三个数字滤波器系数组成的移动窗口。在窗口加权函数的应用中也涉及同样的基本过程，正如前面为计算快速傅里叶变换所概述的那样。

需要注意的是，数字滤波器只能从原始信号的第二个数字（x_2）开始，因为在信号的开始没有 x_{n-1}，在信号末尾也没有 x_{n+1}。随着数字滤波器变得越来越复杂，需要更多的数据点及系数。当滤波器"预测"非常低的低通截止频率的信号时，这个问题恶化了。增加数据收集周期，就要在感兴趣的信号前后收集更多点，这是一种既能适应数字滤波器系数矩阵长度又能"预知"信号的方法。当很难获得额外的数据点时，逆变换方法特别有用（Smith，1989）。逆变换方法将数据点从信号的末端复制到起始点。有这样一种情况：20个数据点被填充在从 t_i 开始的信号前面。最后一个数据点（N）被追加到前面的 t_{i-20} 处。每个末端值追加到信号前面时都有相反的符号：

$$x(t_{i-20}) = -1 \times x_N$$

$$x(t_{i-19}) = -1 \times x_{N-1}$$

$$x(t_{i-18}) = -1 \times x_{N-2}$$

$$\dots$$

$$x(t_{i-1}) = -1 \times x_{N-19}$$

巴特沃斯数字滤波器和贝塞尔数字滤波器是三点加权平均滤波器的自然延伸。三点加权平均滤波器是一个非递归滤波器，其中输出是有限数据计算前和计算后的数据的加权组合。巴特沃斯数字滤波器和贝塞尔数字滤波器是递归的或自回归的滤波器，因为输出不仅依赖原始数据（x_n）之前和之后的数据，还依赖滤波后信号（y_n）之前的数值。下面是一个二阶巴特沃斯的方程：

$$y_n = a_0 x_n + a_1 x_{n-1} + a_2 x_{n-2} + b_1 y_{n-1} + b_2 y_{n-2}$$

递归项（b_1 和 b_2）在数字滤波器启动之前，需要在信号的开始处有额外的数据点。要么在感兴趣的信号之前和之后包括更多的数据点，要么使用逆变换方法。数字滤波器系数的确切数值决定了这里所描述的滤波器特性。根据所需的特性计算巴特沃斯数字滤波器系数的公式可以在 2005 年温特（Winter）的文章中找到，罗伯逊和道林（Robertson and Dowling，2003）对其进行了其他处理。

○ 要点

（1）很少选择使用数字滤波器来消除噪声。数字滤波器有一系列加权系数，当通过移动窗口与 EMG 信号相乘时，会改变 EMG 信号的频率，结果是有些频率不变，而有些频率最小化。

（2）应该通过良好的实验控制来获得"干净"的信号。巴特沃斯数字滤波器在 EMG 处理中应用广泛，因为它在带通中最平整。而贝塞尔数字滤波器由于在带通中有线性相位延迟而受到青睐。

第五章　EMG－力和 EMG－疲劳的关系

在前面的章节中，我们已经讨论了 EMG 的基本生理学特征、重要的生物电活动、相关仪器及用于分析 EMG 信号的各种技术问题，本章我们开始讨论如何运用这些基础知识。首先，我们详细分析在不同肌肉收缩情况下的 EMG 信号，以及肌肉力量与 EMG 振幅的关系。其次，我们讨论肌肉疲劳问题和在疲劳状态下 EMG 信号的振幅与频率特征。

第一节　肌力与 EMG 的关系

在许多情况下，我们需要了解 EMG 和肌力之间的关系。例如，当我们研究肌肉活动的特征时，一个看似简单的收缩，如肘关节屈至少受肱二头肌、肱桡肌和肱肌的控制。这些肌肉中的哪一块肌肉在活动中占主导地位呢？随着初始位置、肌纤维特性、运动速度等变量的改变，肌肉激活策略发生了怎样的变化呢？

又如，假肢控制比例的设计。根据 EMG 的输入程度了解肢体运动情况很重要（Parker and Scott，1986）。在一些假肢系统中，指屈肌的 EMG 信号被用来确定手指运动的幅度，而来自肱二头肌和肱三头肌的 EMG 信号经常用来描述手臂的运动（Patterson and Andreson，1999；Zecca et al.，2002）。如果 EMG 振幅与力之间的关系是简单的线性关系，那么直接建立一个回归方程，就可以得到一个相对简单的技术来控制假肢的功能。

目前，大多数涉及 EMG－力关系的研究文献都基于在等长收缩。如果在等长收缩条件下能更好地理解 EMG－力关系，研究结果就可以用于许多非等长收缩中。例如，它可以用于步态实验室，以提高我们对步行或跑步活动中肌肉所产生力量的理解。另外，人体工效学家可以通过研究 EMG 活动来评估肌肉的负荷。

一、EMG 振幅和肌肉力量

在前面的章节中，我们讨论了评估 EMG 振幅（或大小）和 EMG 频率特征的技术。在这一节中，我们讨论 EMG 振幅的应用，以及它如何随着肌肉力量水平的变化而变化。

1. 等长收缩

利波尔德（Lippold，1952）在对腓肠肌的研究中，是最早描述 EMG 振幅与肌肉力量的线性关系的研究者之一。许多后续的研究在等长收缩条件下发现 EMG 振幅与肌肉力量之间的线性关系。例如，在肱二头肌（Knowlton et al.，1956；Moritani and deVries，1978）、跖屈肌（Lippold，1952），以及第一骨间背侧肌（Milner-Brown and Stein，1975）和其他肌肉中都发现了 EMG 振幅与力之间的线性关系。EMG 和力之间的关系似乎也取决于肌肉的性质。一些研究者认为肌肉中 EMG 和力是线性关系，而内收肌、第一骨间背侧肌、比目鱼肌、肱二头肌和三角肌中 EMG 和力是非线性关系（Lawrence and De Luca，1983）。还有许多其他研究观察到，EMG 和力之间是非线性关系（Alkner et al.，2000；Maton and Bouisset，1977；Metral and Cassar，1981；Thorstensson et al.，1976；Woods and Bigland-Ritchie，1983；Zuniga and Simons，1969）。通常，较小的力和较大的力这两段的曲线斜率与中间部分的 EMG –力曲线的斜率不同（图 5.1）。南丁格尔（Nightingale，1960）指出，许多研究设计都没有考虑到较小力量和较大力量区域的 EMG –力关系。否则，人们可能会一致认为这种关系是非线性的（Nightingale，1960）。很明显，在考虑 EMG –力的可能关系时，研究者需要考虑运动的各种特征，如肌肉收缩的类型（等长收缩或非等长收缩），激活肌肉的大小和位置，它们作为原动肌、协同肌和拮抗肌的作用、温度（Bell，1993）及其他影响 EMG 的众多生理和技术因素。

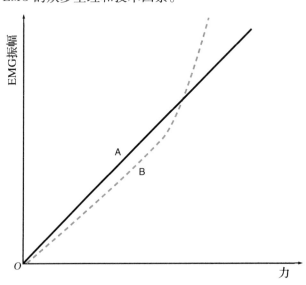

图 5.1 EMG 振幅和人体肌力的关系

注：大多数研究显示，力和 EMG 振幅是线性关系（A），当然也有非线性关系的报道（B）。

2. 非等长收缩

一些研究者已经在非等长收缩条件下来评估 EMG－力的关系，尽管这是有问题的，因为在非等长收缩期间直接评估合力很困难。青木（Aoki）和他的团队（1986）研究了肘关节伸肌，结果显示运动学指标（如一侧手的峰速度和加速度），与另一侧手的 EMG 振幅呈线性关系。在肘屈肌（Barnes，1980；Bouisset and Maton，1972；Komi，1973）和跖屈肌的相关研究中（Bigland and Lippold，1954）也得到了类似的结果。另外一些报道也证实了第一骨间背侧肌在快速收缩过程中出现了 EMG－力非线性关系（Bronks and Brown，1987）。格拉德尔（Gerdle）和他的团队（1988）报告了膝关节伸肌 EMG 均方根振幅和膝关节角速度之间的关系。在自行车运动中，跖屈肌发挥出不同的作用。比目鱼肌呈线性关系，腓肠肌呈非线性关系（Duchateau et al.，1986）。当肌肉轻微缩短时，EMG－力关系变得非线性（Currier，1972；Edwards and Lippold，1956），因此在肌纤维较长的肌肉上可以观察到更多的线性关系，这可以解释为什么 EMG－力曲线的斜率随关节角度的变化而变化（Bouisset，1973）。

3. 其他影响因素

影响 EMG 和肌肉力量关系的其他因素包括电极的结构设计和放置（Moritani and deVries，1978）、肌肉长度（Inman et al.，1952）、收缩速度（Bouisset and Goubel，1973）和肌肉疲劳（Lindstrom et al.，1970）。还有研究者认为，EMG－力之间的非线性关系部分是电极间的距离造成的（Bouisset，1973）。电极间距离越大、振幅越高，越倾向于非线性关系。此外，各种病理也可以影响 EMG－力的关系（Muro et al.，1982；Tang and Rymer，1981）。受试者认真主动收缩肱二头肌，EMG－力曲线中存在非线性关系，而那些"假装"最大力收缩的受试者却产生了线性关系（Chaffin et al.，1980）。佩里和贝基（Perry and Bekey，1981）试图从生理学上解释许多模棱两可的结果，他们认为较低至中等力量水平的线性关系是因为肌肉激活采用了募集的方式，而较高力量水平的二次函数关系是因为肌肉激活采用了速率编码的方式。

有一些数据说明了活体人体和动物模型中的肌力情况（Gregor et al.，1987；Gregor and Abelew，1994；Landjerit et al.，1988）。然而充分了解 EMG 和力之间的关系还需要进一步的实验研究。

二、频率分析

频率与肌力的关系比 EMG 振幅与肌力的关系更为密切。比洛多（Bilodeau）和他的团队（1992）发现，这种关系随性别和肌肉的不同而不同，推测两组受试者皮脂厚度和纤维类型的差异导致了 MDF－力量和 MNF－力量关系的差异。肘肌的 MNF 和 MDF 与力量之间存在某种非线性关系。然而，肱二头肌和肱三头肌的 MNF 和 MDF 与力量之间的关系与肘肌的结果并不一致。例如，在某些情况下，这两块肌肉的 MDF 随着肌肉力量的增加而降低。有研究者利用表面 EMG 的拐点数量发现，在较高力量区域，拐点数量－力关系变得非线性（Fuglsang-Frederiksen and Mansson，1975）。MNF 与肌纤维类型的关系可能比与收缩

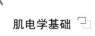

速度的关系更为密切（Gerdle et al. , 1988）。利用小波分析技术，卡尔森和格拉德尔（Karlsson and Gerdle，2001）为 EMG 的频率和膝关节伸肌力矩之间的线性关系提供了一些证据，然而其他人未能发现 MDF 与力量之间的线性关系（Onishi et al. , 2000）。

○ 要点

（1）EMG－力之间的关系很大程度取决于特定肌肉研究，有些肌肉是线性关系，有些肌肉是非线性关系。

（2）EMG 振幅－力关系曲线的斜率随关节角度变化，部分由于肌纤维长度不同而不同。

（3）EMG 频率－力关系的变化，在相当大程度上取决于皮脂厚度、肌纤维类型和特定肌肉特征等因素。

第二节　疲劳收缩期间 EMG 分析

对疲劳过程中 EMG 的分析是许多研究者感兴趣的领域。在人体工效学领域，研究者和相关工作者都对工作场所疲劳及日常活动可能导致肌肉疲劳的程度感到担忧。颈部、腰部和背部疼痛是许多人易出现的症状，在人体工效学中，有许多关于使用 EMG 研究颈部、腰部和背部疼痛的应用。

EMG 信号的确会随着疲劳而改变（图 5.2）。在疲劳的过程中，我们发现比目鱼肌（Kukulka et al. , 1986）、咬肌（Kroon et al. , 1986）、前臂肌肉（Lind and Petrofsky, 1979）、肱二头肌（Moritani et al. , 1986）、胫骨前肌（Reid et al. , 1993）及其他肌肉的 EMG 参数发生了变化。在疲劳收缩时获得的 EMG 信号可能对诊断麦卡德尔综合征（McArdle syndrome）、纤维肌瘤痛征等神经肌肉疾病有帮助。未来的研究需要为临床医生提供标准化肌肉收缩和 EMG 分析技术，以帮助诊断。

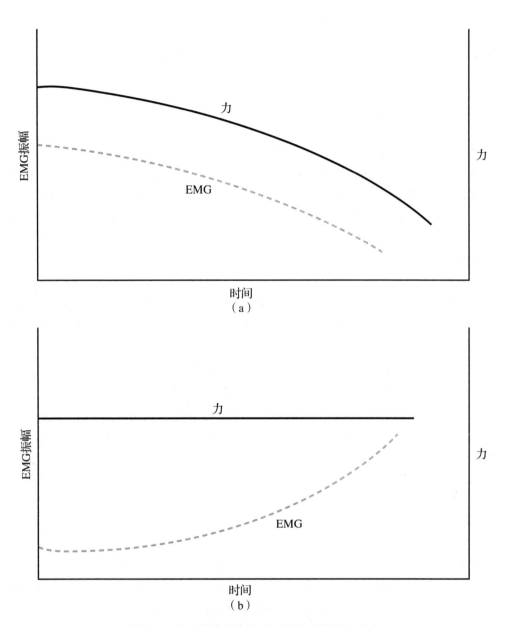

图 5.2　在疲劳等长收缩时，EMG 振幅发生改变

注：图 5.2（a）表示在维持最大收缩时，EMG 振幅在收缩开始后很快下降。图 5.2（b）表示在维持次最大收缩时，EMG 振幅在收缩期间持续增加。

一、疲劳时 EMG 振幅

在第四章中，我们讨论了用来描述 EMG 振幅的方法。回想一下，ARV 振幅和 RMS 振幅都是用来描述疲劳收缩 EMG 振幅的变化的。

$$ARV = \frac{1}{N}\sum_{i=1}^{N}|x_i|$$

$$RMS = \sqrt{\frac{1}{N}\sum_{i=1}^{N}x_i^2}$$

其中，x_i 为单个 EMG 值，N 为信号中采样总数。

在疲劳等长收缩期间，EMG 振幅的变化有很好的文献记录。在最大等长收缩期间，EMG 振幅下降（Bigland - Ritchie，1979；Gerdle and Fugl - Meyer，1992；Moritani et al.，1986；Stephens and Taylor，1972）。EMG 振幅的下降很可能是由于运动单位放电率降低（Bigland - Ritchie et al.，1983）、神经肌肉传导失败（Bellemare andd Garzaniti，1988），也可能是由于肌纤维内部 k^+ 增多及 Na^+ 损耗而使传导速度减慢。这些 EMG 振幅的变化可以很容易地用计算 RMS 振幅的方法来评估。

在持续的次最大收缩产生疲劳期间，EMG 振幅最初是稳定的，但随后会增加（Krogh - Lund and Jorgensen，1991），这种振幅增加很可能是由于需要增加运动单位募集以维持所需的力（Fuglevand et al.，1993；Krogh - Lund，1993；Maton and Gamet，1989）。

有研究发现，进行次最大收缩后期达疲劳时，最大 EMG 活动并没有达到之前观察到的疲劳收缩时最大 EMG 活动，这是某种中枢疲劳导致失能的证据（Fuglevand et al.，1993）。多关节肌疲劳时，RMS 振幅的变化与单关节肌的变化不同（Ebenbichler et al.，1998）。这可能提示双关节肌和单关节肌有不同的神经控制机制。因此，研究疲劳的 EMG 专家需要确保检测这些变化的稳定条件。由于皮肤会出汗，皮肤阻抗可能会改变，所以 EMG 专家需要监测整个收缩期间正确的电极接触，也需要保证电极移动最小化。

二、频谱特性

人们相当重视 EMG 信号在疲劳工作过程中频率特征的变化情况。多数研究主要使用 EMG 信号的 MNF 或 MDF。正如前面所讨论的，通常认为林德斯特伦（Lindström）和他的团队（1977）是最早使用功率谱来描述疲劳时 EMG 信号变化的。

EMG 信号的 MNF 和 MDF 的变化都是有价值的，但它们高度相关，因此，只需使用其中一种方法来描述疲劳变化。MNF 和 MDF 都可以描述疲劳收缩时频谱形状变化规律。另外，MDF 还可以测量频谱的偏度。

频谱分析对于描述在等长收缩期间发生的与疲劳相关的 EMG 变化是有价值的（图5.3）。以威廉姆斯（Williams）和他的团队（2002）为例，他们评估了屈肘肌疲劳后 MNF 和 MDF 的变化。受试者进行最大的等长收缩，直到屈肘肌力下降到低于 50% 的最大力为止。频谱分析显示，疲劳运动前 MNF 和 MDF 约为 100 Hz，疲劳运动后下降到 70 Hz 左右，左肘屈肌和右肘屈肌之间没有差异。在疲劳期间，该团队也没有观察到 MNF 有性别差异（Bilodeau et al.，2003）。在次最大疲劳等长收缩期间他们也观察到 MNF 的类似变化，即疲劳导致跖屈肌低于30%最大主动跖屈力时，比目鱼肌和腓肠肌的 MNF 均下降（Loscher et al.，1994）。许多研究证实，疲劳时 MNF 和 MDF 下降，包括面部肌肉在内的各种各样的肌肉中都发现了这个现象（Van Boxtel et al.，1983）。许多研究人员在静态和动态条件下都证实了这一点。

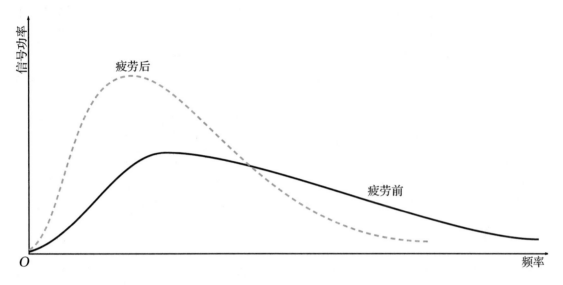

图 5.3　在肌肉疲劳收缩时，EMG 频率谱左移

MDF 的分析在各种疾病诊断和人体工效学分析中作用很大。髌股关节疼痛综合征患者疲劳时在股内侧肌和股外侧肌中获得的 MDF 测量值与健康受试者不同（Callaghan et al.，2001）。詹森（Jensen）和他的团队（1993）利用 EMG 分析研究了工业缝纫机操作者的肩部肌肉疲劳。他们记录了工人们在工作期间的 EMG 的 MDF 和过零频率的变化，这与工人们在工作期间对工作强度的感知等级一致。

EMG 疲劳曲线长期以来被用于诊断下腰痛患者（deVries，1968）。例如，已经证明频谱指标可用于区分下腰痛患者和正常人（Klein et al.，1991）。罗伊（Roy）和他的团队（2005）发现，慢性腰痛患者在疲劳期间，MDF 的下降幅度小于正常人的。

在疲劳收缩过程中，有一些条件会影响 MNF 和 MDF。在实验中，这些条件需要保持恒定，这样才能将无关变量对频率的影响降至最低。例如，肌肉温度会影响频率。随着肌肉温度的降低，EMG 信号的频谱会向低频转移（Petrofsky and Laymon，2005）。随着肌肉的持续收缩，这种效应会减弱，这可能是由于肌肉温度随肌肉的收缩而增加（Holewijn and Heus，1992）。虽然在整个收缩过程中，保持肌肉温度不变是不可能的，但应该在不同条件下和不同受试者之间对最初的皮肤或肌肉温度（最好两者都有）进行标准化。

在涉及力－频率变化的动态收缩研究中，研究人员已经确定了几种分析结果。在低于 20%～30% 的最大主动收缩的 EMG 信号中，计算频率估计值可能存在问题，因为可以获得非生理学上的高频值（Clancy et al.，2005；Hof，1991）。EMG 信号，特别是在动态收缩时，可能是非平稳的，在这段时间内均值和方差都在变化。随着时间的推移，MNF 受到关节角度的影响（MacIsaac et al.，2001b；Matthijsse et al.，1987），如在动态收缩过程中，MNF 的变化可能反映了关节角度的变化，也可能与疲劳相关。非平稳性可能是由在动态收缩过程中运动单位募集数量的变化引起的。运动单位波形的变化也可能产生非平稳信号（MacIsaac et al.，2000）。

一种解决方法是分析较短时间内的信号，将 EMG 信号看作是短时静止的。如果使用即刻收缩力，则建议选择 $0.5 \sim 1s$ 的间隔，为计算快速傅里叶变换所需进行零填充，并报告 MDF 或 MNF 结果。研究文献（MacIsaac et al.，2001a）支持使用短时间计算快速傅里叶变换和报告频率估计值的有效性。然而，这是 EMG 研究的一个活跃领域，在动态收缩和疲劳收缩期间，EMG 信号分析技术尚需进一步的研究。

有关短时快速傅里叶变换方法的使用及其在不同强度疲劳收缩中作用的详细信息可以在正式出版的一些刊物中找到（Farina and Merletti，2000；Hannaford and Lehman，1986；MacIsaac et al.，2001a）（参见附录4.3）。采用时变自回归技术（Farina and Merletti，2000）也可以评估疲劳收缩的 EMG 特征。然而，研究者通过短时快速傅里叶变换方法和时变自回归技术计算 EMG 的 MNF 和 MDF，得到了相似的结果（Boweret al.，1984；Clancy et al.，2005）。

疲劳收缩时频谱中频率降低的机制并不完全清楚。MFCV 会下降可能是疲劳时 MDF 下降的部分原因（Lindstrom et al.，1970）。许多研究都证明了肌肉在疲劳收缩时 MFCV 会下降（Lowery et al.，2002；Mortimer et al.，1970；Schulte et al.，2006；Van Der Hoeven and Lange，1994）。有证据表明，在疲劳收缩期间，MFCV 和 MNF 均呈线性下降（Ebersstein and Beattie，1985）。然而，在相同负荷肌肉等长收缩和动态收缩中，疲劳时 MDF 的变化是不同的。因此，可能是其他影响疲劳的因素引起了 EMG 频谱的变化。I 型和 II 型肌纤维收缩时代谢不同、肌肉血流量不同，也是一个可能的原因（Masuda et al.，1999）。

○ 要点

（1）疲劳收缩期间 EMG 振幅发生变化，最大收缩导致疲劳时振幅降低，次最大收缩导致疲劳时振幅增加。

（2）据报道，EMG 信号的 MNF 在静态和动态收缩时均会下降。

（3）疲劳收缩期的频率分析有助于损伤诊断，如下腰痛患者。

（4）动态收缩时频率随关节角度而变化，这使频率分析更加困难。动态收缩期，EMG 信号的非平稳性是频率分析的一个重要问题。

（5）短时快速傅里叶变换方法对分析动态疲劳收缩期间 EMG 信号的作用很大。

第三节　疲劳收缩时的 EMG 问题进阶

除了 EMG 振幅和频率特征变化的技术外，还有许多其他技术有效地应用于评估肌肉功能（包括肌纤维特性）和肌肉疲劳时神经对肌肉指令可能发生的变化。接下来将详细介绍这些技术，包括在神经、肌肉或神经－肌肉的研究中所使用的诱发电位、传导速度以及其他方法。

一、疲劳时的 M－波

M－波又称 CMAP，经常被用来作为在疲劳时神经肌肉传导受损的指标（Stephens and Taylor，1972）。刺激周围神经系统的运动神经可以直接用来评估肌纤维的放电特征。在评估神经肌肉传导的研究中，拇内收肌进行 90～100s 的最大主动收缩，拇内收肌的 M－波振幅下降。贝勒马尔和加尔扎（Bellemare and Garzaniti，1988）也得到了类似的结果。这可能是由于 MFAP 沿着肌膜传播下降，富格勒（Fuglevand）和他的团队（1993）的研究支持这种神经肌肉传导失败的观点。然而有的研究者没有发现在疲劳等长收缩期间 M－波下降（Bigland－Ritchie et al.，1982；Kukulka et al.，1986）。MVC 中 M－波示例如图 5.4 所示。

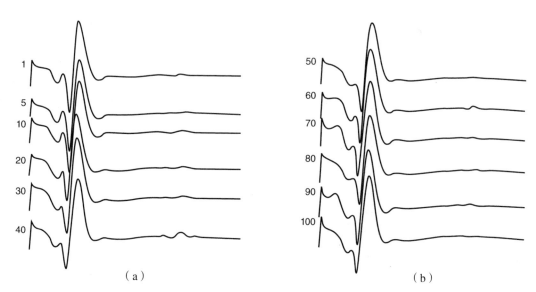

（a）　　　　　　　　　　（b）

图 5.4　M－波示例

注：比目鱼肌最大收缩 110s 时获得最大 M－波。这些 M－波通过一个 1ms 方波刺激腘窝激发

二、肌肉长度的重要性

肌肉长度是疲劳收缩时肌纤维收缩速度的重要决定因素（Arendt - Nielsen et al.，1992）。进行膝关节屈 45°和 90°静态疲劳收缩，分别测定传导速度。股外侧肌的记录显示，传导速度随着肌肉长度的增加而降低。在膝关节屈 90°时，RMS 振幅增加幅度最大，MNF 下降最快。

肌肉长度也会影响 EMG 信号的频率特征（Inbar et al.，1987）。在最短的肌肉长度出现疲劳时的 MDF 降低更为明显（Doud and Walsh，1995）。这些发现表明，在动态收缩期间分析表面 EMG 是多么困难，尤其是频率指标。最稳妥的方法是在肌肉长度相同条件下测量 EMG 振幅和频率，特别是在疲劳动态收缩期间。

三、疲劳时频谱的移动

大量的证据支持这样的观点：MFCV 本身不能解释疲劳收缩时频谱的变化。MDF 的下降速度比肌纤维收缩的下降速度更快（Broman et al.，1985b；Krogh-Lund and Jorgensen，1993）。另一个与疲劳时肌肉频率特性变化有关的因素是细胞外钾离子浓度的增加（He et al.，2005）。频谱学研究表明，pH 和乳酸都不是 MDF 变化的原因（Vestergaard-Poulsen et al.，1995）。频率下降的一部分原因归结于等长收缩时肌肉内压力的增加（Korner et al.，1984）。

疲劳导致 MNF 下降的机制尚未完全阐明。其中一个可能因素是运动单位同步化增强——几组运动单位同时放电或近乎同时放电，然而几乎没有证据表明疲劳时运动单位同步化增强。其他因素如新的运动单位被募集（在次最大收缩期间）可能影响 MDF（Krogh-Lund and Jorgensen，1991）。同样，在没有来自单个运动单位记录的情况下，很难识别在疲劳过程中影响 EMG 频率特征的其他因素。针电极和线电极成功地证明了疲劳时运动单位放电率会降低（Rubinstein and Kamen，2005）。

四、疲劳时其他 EMG 指标

过零次数是一个简单的基于时间域的频率变量，用来描述疲劳过程中频率特性的降低。它简单地使用原始的 EMG 信号来计算信号过零的次数。过零次数随着疲劳程度增加而减少（Kilbom et al.，1999），其方式类似于 MDF 和 MNF（Hagg，1992）。在疲劳过程中，另一种用来分析 EMG 信号的技术是使用所谓的脉冲参数进行干涉图样分析（interference pattern analysis，IPA）。干涉图样分析是频率分析的一种简化形式，已被证明其结果与传统频谱分析的结果类似（Gabriel et al.，2001）。该技术如图 4.10 所示。每一对向上和向下的偏离，既超过零又超过 95% 的噪声置信区间，就定义了一个尖峰。不完整的峰值（用"x"表示）是指在一个没有构成离散（临近）尖峰的、尖峰内的任何一对向上和向下的偏转。从这些 EMG 点，我们可以定义平均尖峰振幅、平均尖峰频率、平均尖峰持续时间、平均尖峰斜率以及平均每个尖峰的峰值数量。加布里埃尔（Gabriel）和他的团队（2001）发现，平均尖峰振幅的变化与 RMS 振幅的变化非常相似。在疲劳收缩时使用频谱分析计算的 MNF 和使用 IPA 计算的平均尖峰频率能产生类似的下降。因此，IPA 可能是描述肌肉疲劳收缩时 EMG 信号的一种替代和简化技术。

还有其他技术可以用来报告 EMG 频率特征。例如，罗曼·刘（Roman－Liu）和他的研究团队（2004）在人体工效学研究中对识别肩部运动的疲劳程度很感兴趣。他们计算了一个疲劳指数，其中包括一个基于时域的振幅和一个基于频域的频率。这可能适用于重复动作，其中次最大收缩期间频域变量（如 MDF）的减少与 EMG 振幅的增加同时发生。

罗曼·刘和他的研究团队（2004）用类似的方法分析了连续打字 2 小时的健康女性的疲劳情况。他们使用频谱和振幅联合分析（JASA）技术，发现在 2 小时间隔后，振幅减小，频率增加。

为了克服 EMG 信号的非平稳性而使用时频变量，这种技术可能特别适用于非等长收缩（Bonato et al.，2001）。时间－频率分析的一个重要指标是瞬时 MDF。已证明这个变量在监测与 EMG 疲劳相关的变化时很有用（Knaflitz and Bonato，1999）。例如，在造成疲劳的蹲举中，与对照组相比，前交叉韧带受损患者的瞬时 MDF 变化更大（Bonato et al.，2001）。

通过递归定量分析的非线性技术发现，许多受试者在疲劳时表现出非线性反应（Ikegawa et al.，2000）。然而，拉维耶（Ravier）和他的团队（2005）研究了 EMG 分形指标的使用，发现它对收缩疲劳不敏感。

矩阵电极的使用越来越广泛（Farina et al.，2006；Holtermann et al.，2005；Staudenmann et al.，2006），并被用于评估斜方肌的疲劳程度。霍尔特曼和勒平（Holterman and Roeleveld，2006）使用的是 13×10 矩阵电极来研究斜方肌主动收缩疲劳时的表面 EMG 活动。据证明，这些电极可能对识别局部区域肌肉疲劳有用。

五、在疲劳等长收缩期间 EMG 测量的可靠性

隔周测量疲劳收缩时，MDF 和 EMG 振幅的可靠性都是中等（Mathur et al.，2005）。也有研究报告了在间隔 3 天进行的耐力测试中获得了中等可靠性结果（Ng and Richardson，1996）。研究者研究了髂腰肌和腓骨肌，曾被使用过但不太可靠的一个变量是疲劳期间 MDF 的斜率（Elfving et al.，1999）。

拉森（Larsson）和他的研究团队（2003）要求受试者分别在不同的两天进行 100 次最大膝关节屈伸。对 RMS 振幅和 MNF 用组内相关系数（Intraclass Correlation Coefficient，ICC）分析可靠性。结果表明，对于这两个变量，膝关节 3 个伸肌的 ICC 均大于 0.80。从50% 的 MVC 等长收缩（Arnall et al.，2002）和时间－频率分析（Ebenbichler et al.，2002）中也获得了中等可靠性结果。

六、其他问题和建议

测量疲劳收缩时中枢驱动的一种方法是使用诱发电位技术、经颅磁刺激技术（trans-crallial magnetic stimulation，TMS）或单收缩插值（twich interpolation）（Biro et al.，2006）。从这些研究中我们知道，在疲劳收缩后中枢驱动减弱（Gandevia，2001）。有研究者用配对脉冲协议通过 TMS 评估皮质内抑制（Kujirai et al.，1993）。这些研究证明疲劳后皮质内抑制作用降低（Maruyama et al.，2006）。

从理论上讲，一般不建议在神经支配区上方放置表面电极。这在进行重复实验（如在不同的日期进行测试）时尤为重要。然而，在疲劳等长收缩期间，如果电极放置在神经支配区之上，其结果可能与电极放置在神经支配区的近侧或是远侧时所得到的结果相似（Malek et al.，2006）。

在一些疲劳研究中，运动伪影可能是一个问题，尤其是在非等长疲劳收缩期间。因此，应该同时使用高通和低通滤波器。高通滤波器应设置为 5 ~ 10 Hz（以消除运动伪影），而低通滤波器应设置为 500 ~ 1000 Hz（以衰减高频噪声）。

为收集 EMG 信号提出的一些建议在此处也适用：

(1) 当 EMG 信号来自多块肌肉或一块小肌肉时，EMG 信号可能混入了相邻肌肉的信号，要小心串扰。

(2) 了解可能的非平稳性问题，特别是在疲劳动态收缩期间。

(3) 确保表面 EMG 电极平行于肌纤维长轴放置，而不是垂直于肌纤维长轴。

(4) 如果要在肌肉之间比较，就应该考虑标准化。

○ 要点

(1) 在多块肌肉或一个小块肌肉上测试 EMG，EMG 信号可能会与相邻肌肉的信号混合在一起，要小心串扰。

(2) 肌纤维长度不仅能影响 EMG 信号的传导速度，也能影响频率特征，这使疲劳动态收缩期间 EMG 解释更加困难。

(3) pH 和乳酸都不是疲劳时 MDF 变化的原因，尽管等长收缩时肌肉内压力增加、频谱下降。

(4) 干涉图样分析是另一种用来分析疲劳期间 EMG 信号频率特征的技术，产生的结果与传统频谱分析的结果类似。

(5) 经证实，时间 - 频率分析和其他非线性技术（如分形分析）能用于描述疲劳收缩时的 EMG 信号。

第六章　EMG 其他应用

第五章讨论了表面 EMG 技术的一些主要应用，包括评估 EMG - 力关系和使用 EMG 技术研究疲劳。还有许多其他的研究和实验得益于 EMG 技术，本章我们将讨论 EMG 技术在步态分析中的应用，就是用 EMG 测量刺激 - 激活反应及评估快速运动中神经肌肉控制。

第一节　EMG 和步态

步态（gait）是一种周期性的活动，可能会受到损伤或疾病的影响。步态分析（gait analysis）经常被用来识别对步态周期（gait cycle）有负面影响的损伤原因。EMG 技术已应用于运动损伤的步态分析，用于确定前交叉韧带手术后肌肉激活的变化（Knoll et al.，2004）、全膝关节置换术（Benedetti et al.，2003）及髌骨股骨损伤患者肌肉的激活情况（Mohr et al.，2003）。EMG 技术也被用于确定旨在改善脑瘫患者步态的手术是否成功（Cahan et al.，1990；Perry and Hoffer，1977），以及测定中风患者行走的康复程度。EMG 分析可以为使用其他方法进行的步态分析提供补充，如为步态的运动学和动力学分析提供补充。目前，研究者已经发表了大量相关文章，详细介绍了如何使用 EMG 技术进行步态分析（Craik and Oatis，1995；Perry，1992；Shiavi，1985；Sutherland，2001；Winter，1991）。

一、内置电极或者表面电极

在受试者行走或跑步时，研究者在感兴趣的肌肉上放置表面电极肯定比放置内置电极更方便。正如我们前几章讨论过的，研究者使用表面电极记录 EMG 活动需要在电极应用中注意记录细节（图 6.1）。然而在一些步态分析或其他领域的研究中，研究者感兴趣的肌肉可能很小或位置太深，需要使用线电极或内置电极进行记录。从皮肤表面记录的

肌电学基础

EMG 振幅随电极离目标肌肉距离的增加而急剧下降。此外，皮下脂肪量较多的个体，在最大收缩期间的 EMG 振幅较小（Nordander et al.，2003）。因此，更深的肌肉需要线电极来检测。当然，准确的检测面积在很大程度上取决于表面电极的特性（直径、电极间距离等）和线电极的特性（电极间距离、暴露导线数量和其他特性等）。关于哪类电极在浅部肌肉中能产生更可靠的结果，其答案是不确定的。一些研究者发现表面电极更可靠（Kadaba et al.，1985；Komi and Buskirk，1970），也有的研究者提出线电极和表面电极同样可靠（Giroux and Lamontagne，1990）。最近的研究表明，线电极产生的结果与表面电极类似（Bogey et al.，2003），但使用线电极可以获得更高的准确度（Solomonow et al.，1994）。图 6.2 展示了在行走过程中使用线电极记录的 EMG 活动示例。

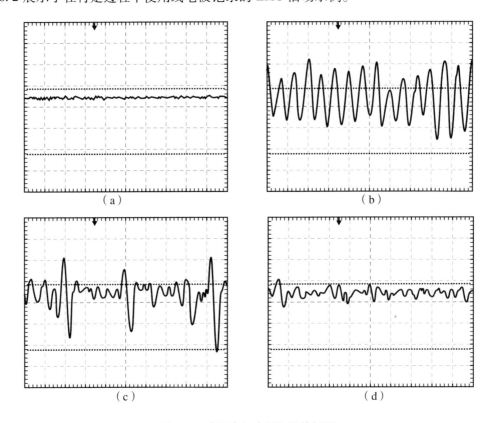

图 6.1　表面电极应用问题的例子

注：图 6.1（a）表示两个双极电极之间使用过多导电膏形成"电解桥"，造成输入信号短路。图 6.1（b）表示皮肤处理不够和导电膏过少增大了导线噪声。图 6.1（c）表示运动伪影引起运动中高频尖峰。图 6.1（d）表示合适的电极获得的 EMG 信号。

一些研究者更倾向于使用线电极，因为较小的接触面积可能会减少串扰造成结果误读的机会（Perry et al.，1981），使用双差分表面电极也可以减少由串扰产生的问题（Koh and Grabiner，1992）。深层肌肉可能需要线电极，包括胫骨后肌（Reber et al.，1993）、股中肌（Mohr et al.，2003）、腘绳肌（Weresh et al.，1994）、腓骨短肌（Reber et al.，1993；Walmsley，1977）、竖脊肌（Thorstensson et al.，1982）、拇长屈肌（Skinner and

· 158 ·

Lester, 1986）、屈髋肌群（Andersson et al., 1997）等。当然，无论使用何种电极，在几个跨步周期时都要确保受试者的步态变化最小（Young et al., 1989）。

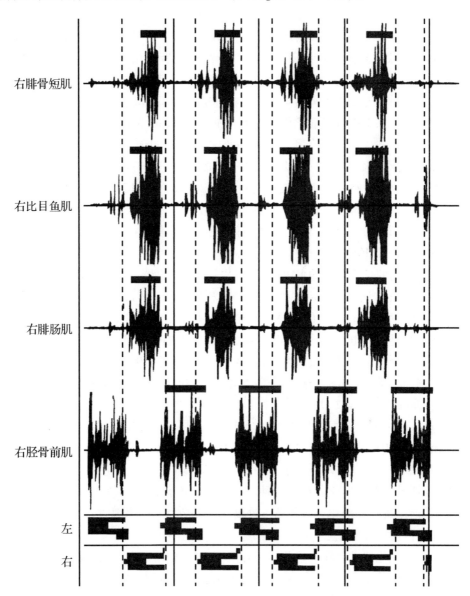

图6.2 在行走过程中使用线电极记录的 EMG 活动示例

二、标准化

有这样一种情况，即当肌肉进行最大主动收缩时，研究者可以比较一下手部小肌肉的 EMG 振幅和大块的膝关节伸肌 EMG 振幅。如果研究者使用相同的电极和电极配置，原始 EMG 振幅可能在较大的肌肉中更大，因为它反映了相当多数量的肌纤维的活动。因此，如果研究者计划报告多块肌肉的振幅，振幅标准化就很重要。由于信号的振幅会受到多种因素的影响，如果不进行标准化就呈现几块肌肉的 EMG 振幅，那么就有可能会得出错误的结论。研究者进行标准化有利于不同肌肉之间、不同项目之间或不同受试者之间的比较。最常用的标准化技术之一是使用最大等长收缩来进行标准化。研究者可以要求受试者进行最大等长收缩，在最大主动收缩期间产生的最大的 EMG 活动，可以用来进行标准化（Arsenault et al. ，1986b）。虽然在次最大等长收缩期间 EMG 活动也被用来标准化，但一些研究者认为所观察到的结果可靠性降低，这种标准化技术不如其他一些标准化技术（Yang and Winter，1984）。

在步态周期的各个阶段的 EMG 活动可以用步态周期的 EMG 峰值进行标准化，这种技术称为动态峰值方法（Jacobson et al. ，1995；Prilutsky et al. ，1988；Wu et al. ，2004）；或者可以使用动态活动期间的总体平均值进行标准化（Bulgheroni et al. ，1997）。因此，对于步态中获得的 EMG 信号，这几种标准化技术都是非常有用的。研究者在选择标准化技术时，要充分考虑受试者或患者群体的特点、待分析肌肉的特点，以及可能需要的仪器和设备，例如，是否具有适合执行次最大等长收缩的设备，不建议使用动态等速收缩进行标准化（Burden et al. ，2003）。

适当的标准化技术取决于提出的研究问题(Benoit et al. ,2003)。例如，贝诺（Benoit）和他的研究团队（2003）在比较诊断为前交叉韧带损伤的患者膝关节伸肌损伤与未损伤的差异时，使用了 3 种标准化技术：在第一种平均振幅标准化法中，使用的是步态周期的平均振幅对 EMG 活动进行标准化；在第二种峰值振幅标准化法中，使用的是步态周期中的最大值对 EMG 活动进行标准化；而在第三种最大主动收缩标准化法中，EMG 活动用最大自主收缩期间峰值进行标准化。

这 3 种标准化技术存在一些差异，峰值振幅标准化法可以识别受伤肢体和非受伤肢体之间股直肌活动的差异。最大主动收缩标准化法可以识别两侧下肢腓肠肌活动的差异。当个体能够产生最大主动收缩时，最大主动收缩标准化法被推荐为最佳标准化技术。当然，如何选用适当的标准化技术主要取决于研究问题的性质。

三、适当的定量研究方法

在步态过程中所测得的 EMG 活动振幅通常进行线性包络（Patla，1985；Saiavi et al. ，1998）；在计算线性包络时，重要的是要考虑变异性的来源，确保步态信号记录时噪声最小，因此推荐使用 10 Hz 左右的低通滤波（Shiavi et al. ，1998）。可靠的信息常常可以从较少的 3 步中获得（Arsenault et al.，1986c；Shiavi et al.，1988），尽管在某些条件下，跨步变异性相当大。如果研究跨步之间的变异性，那么至少使用 10 步的平均值是合适的（Winter，1991）。对数步的线性包络进行平均，会导致线性包络高频特性最小化，这可能是不可取的。赫施勒和米尔纳（Herschler and Milner，1978）提出的一种解决方案是将"平滑滤波器"应用于线性包络。这种技术可以通过使用低通滤波器来实现，如第四章所述。赫施勒和米尔纳在线性包络中的技术优化显示出所观察到跨步周期的一致性。另外，还建议线性包络可使用其他技术，如使用 32 ms 窗长的汉明滤波器（Kadaba et al.，1985）和使用 25 Hz 低通和 3 Hz 高通截止频率的带通滤波器（Kleissen，1990）。

最近，多变量统计技术也被用来总结多肌肉群提供的信息。到目前为止，这些技术包括因子分析（Ivanenko et al.，2004）、聚类分析（Mulroy et al.，2004）以及神经网络、小波方法（Chau，2001）。新的研究方法所使用的这些分析技术可能有助于我们深入了解这些技术所提供的额外信息。

四、EMG 的起始时间和终止时间

在步态分析中，重要的方法之一是识别 EMG 的起始时间和终止时间。在步态周期中，EMG 暴发可能过早、延长或超出相位，也可能有其他异常（Perry，1992）。例如，通常股外侧肌和股内侧肌同时开始活动；然而，在髌股痛患者中，股内侧肌活动通常是延迟的（Cowan et al.，2001）。因此，仔细选择合适的技术来识别 EMG 的起始时间和终止时间在步态分析中是非常重要的。在第四章，我们详细介绍了一些可用的技术来检测 EMG 的起始时间和终止时间。下面我们举例说明这些技术的使用。

许多算法已经被用来识别步态过程中 EMG 的起始时间，如目视检查或"创伤眼"（traumatic ocular）统计（Andersson et al.，1997）。目视检查是指人工"盯着 EMG 信号超过基线的点"。对于具体的步态分析，有人推荐使用其他的定量技术来确定 EMG 的起始时间和终止时间。佩里（Perry，1992）根据抗阻实验得出建议，可使用超过最大主动收缩 5% 的 EMG 振幅。其他研究者在受试者仰卧抗阻实验时使用了上述水平（Bogey et al.，2000），这一水平是基线标准差的多倍（Allison，2003；Morey–Klapsing et al.，2004；Wu et al.，2004）。当选择确定步态中 EMG 起始时间的技术时，确定所采用技术的有效性和可靠性很重要，要确保信号不受噪声或邻近肌肉信号的干扰。无论研究者选择哪一种技术，都强烈建议在进行全面分析之前，将所选算法获得的 EMG 起始时间与目视检查所获得的 EMG 起始时间进行比较。

跑步机经常被用于测试步态，因为有线 EMG 使得在地面进行运动有些困难。然而，EMG 信号还是能在地面运动中获得（Dubo et al.，1976；Quanbury et al.，1976；Winter and Quanbury，1975）。商用遥测技术的进步使得无论是在跑步机上还是在地面上获取 EMG 信号都更加方便。在一些研究中，在地面上和在跑步机上运动都观察到类似的 EMG 信号，即使这两种情况有动力学差异。通常，我们期望动力学的变化会改变 EMG 信号。研究者比较了在这两种条件下跑步的 EMG 模式和振幅，结果都很稳定，这可能有一种解释，就是在这两种条件下跑步可能改变了动力学模式，但由于二者的动力学模式的变化太过细微，所以无法产生可以观察到的 EMG 统计学差异（Nymark et al.，2005；Schwab et al.，1983；Wank et al.，1998）。

五、在步态过程中 EMG 数据的可视化呈现

在步态过程中，有许多可视化技术可以用于展示 EMG 数据。通常，简单地用原始数据表示的方式是向读者提供信息的一种重要方式。图 6.3 展示了脑瘫患者的原始 EMG 活动，这种原始 EMG 活动有效地显示了脑瘫患者的共收缩水平。

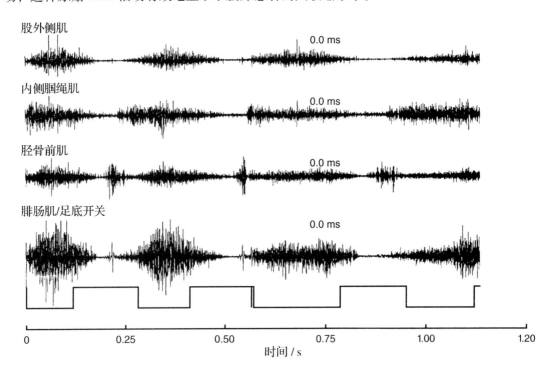

图 6.3　脑瘫患者的原始 EMG 活动

通过使用起始时间和终止时间，每个下肢肌肉激活的周期都可以表示为一个连续的时间，其中 0 表示最初的脚跟着地，100 表示下一次脚跟着地（图 6.4）。图 6.4 所示的类型可以有效地演示肌肉何时处于"开"或"关"的状态，但图中可能没有说明 EMG 较小阶段的情况，这可能反映了次要姿势活动。

如图 6.5 所示，步态 EMG 数据可以用极点图（point diagram）来表示。极点图对于周期性的活动很有用，如跑步、步行或骑自行车，在这些活动中运动是重复的。在这里，"脚趾离地"和"脚跟着地"点用来在图形中作为运动参考点。

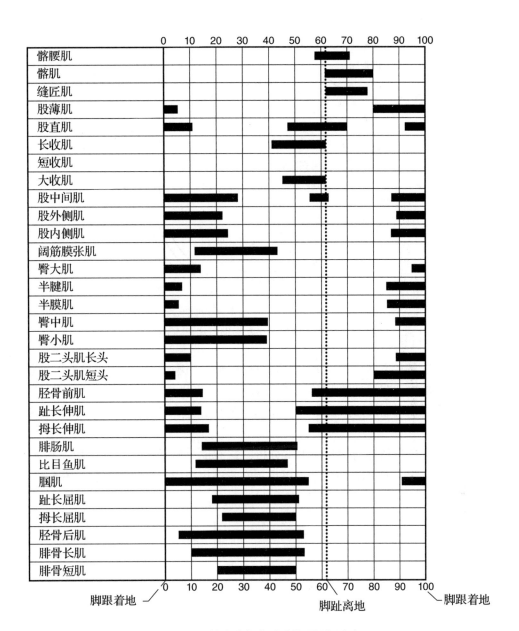

图 6.4　健康成年人时域的 EMG 活动

注：0 表示最初的脚跟着地，100 表示下一次脚跟着地。

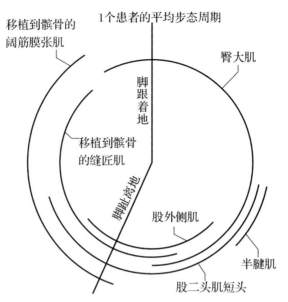

图 6.5　用极点图表示步态周期时域 EMG 数据

极点图还可以显示不同周期间 EMG 活动的变异性。例如，许多跨步周期可能彼此相似，而少数点可能出现非典型的 EMG 暴发。显示这种变异性的一种方法是呈现一种"光栅"类型的绘图，其中原始的 EMG 信号和相应的线性包络都在一系列连续的周期中显示(图 6.6)。

步态分析通常还包括运动学和动力学分析，这有助于展示运动的其他特征和 EMG 信号的关系。例如，除了 EMG，我们还可以展示在步态周期中的下肢运动学（图 6.7）。

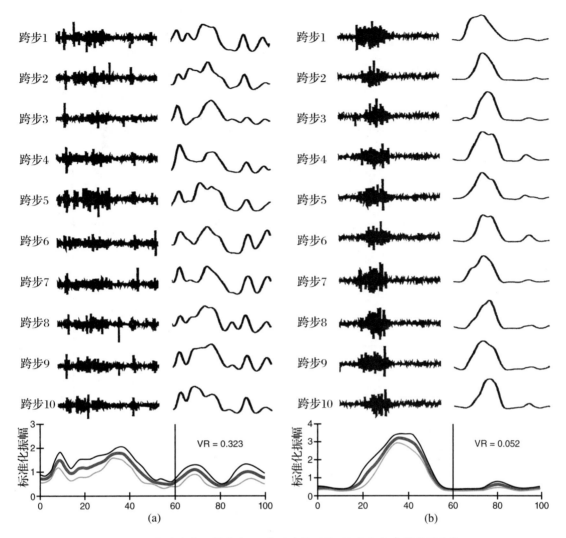

图 6.6　偏瘫患者和健康人 10 个跨步的原始 EMG 与相应的线性包络

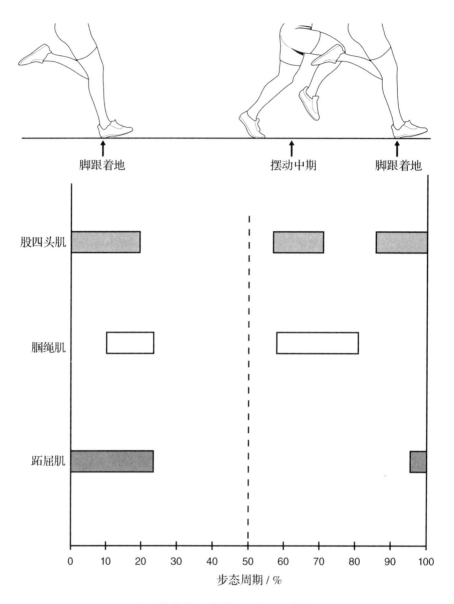

图 6.7　用 EMG 和简单的运动学数据来说明步态周期的活动

注：这个例子分析的是右腿，虚线是脚趾离地时刻。

六、其他步态 EMG 问题

正如预期的那样，肌肉的 EMG 振幅取决于行走速度（Hof et al.，2002；Shiavi et al.，1987）。因此，每个受试者控制行走速度是很重要的。此外，正常步态的个体间差异很大，因此很难建立正常步态模式（Aresenault et al.，1986b；Dubo et al.，1976；Winter and Yack，1987）。所以，当研究者在步态分析中使用 EMG 活动时，重要的是要识别受试者之间的主要（大体）特征变化，而不是受试者之间的细微个体差异。

最近，人们认识到，某个受试者一步到另一步之间会有较大的变化。这些跨步间较大的变化可以量化，通常使用总体平均图来表示，其中每个时间点的 SD 与平均值一起表示，其示例参见图 6.8。

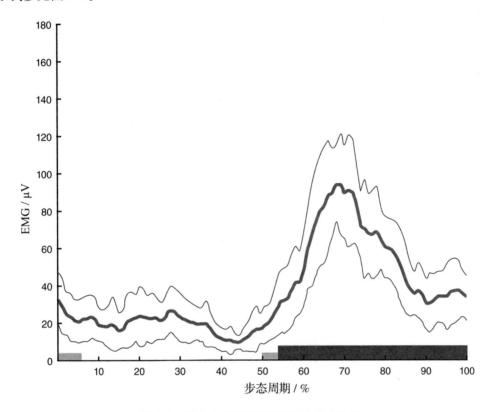

图 6.8 脑瘫患者胫骨前肌活动的总体均值

通常，研究者会选择左侧或右侧肌肉，然而在步态过程中观察到的 EMG 反应可能存在一些不对称（Arsenault et al.，1986a；Ounpuu and Winter，1989；Perttunen et al.，2004；Sadeghi et al.，2000）。因此，在非残疾人样本研究中，研究者在评估一侧肢体的治疗或干预时，通常将同侧肢体的数据纳入对照组，而不纳入对侧肢体作为对照组。

七、步态 EMG 信号的可靠性

当有几个跨步可供分析选择时，通常研究者很容易选用看起来最"典型"的跨步周期。然而除非研究者分析多个跨步，否则无法确定跨步之间的变异性。对于非残疾人来说，只需三步就可以得出可靠的 EMG 数据（Arsenault et al.，1986c）。然而在患者人群中，需要更多的步数用于总体平均。研究者使用表面电极可以发现，不同日期测得的数据和同一天测得的数据有较好的可靠性（Kadaba et al.，1989）。在不同时间进行测量，电极位置的变化可能导致 EMG 振幅的变化（Campanini et al.，2006）。有证据表明，成人在不同时间进行实验的可靠性比儿童更大（Granata et al.，2005）。有时，跨步的变异性可能是疾病进程的指示（Lewek et al.，2006）。同样，研究者在实验时要尽量确保这些跨步的步速相同，因为 EMG 活动随步速的变化而变化（Shiavi and Griffin，1983）。

以下是使用 EMG 进行步态分析的例子，对理解这些原理有指导意义。斯塔克豪斯（Stackhouse）和他的研究团队（2007）研究了脑瘫儿童的启动步态（gait initiation event，GIE）特征。除了使用测力板获得的地面反作用力，研究者还使用商用表面电极和标准电极放置指南来研究胫骨前肌、比目鱼肌、腓肠肌、股直肌和内侧腘绳肌的 EMG 特征。研究者收集了在开放运动链中膝关节开始屈时比目鱼肌 EMG 信号的变化；为了减少腓肠肌和比目鱼肌的串扰情况，对 EMG 信号以低通截止频率为 350 Hz 进行滤波；为获得最佳信号分辨率，分别设置了每个放大器的增益。研究者记录了受试者坐着时 EMG 的活动基线，并使用这些基线信号去除运动期间的基线噪声。RMS 移动窗口为 40ms（Polcyn et al.，1998），用于对数据进行处理和显示结果。用步态启动状态阶段 RMS 峰值对 EMG 信号进行标准化。

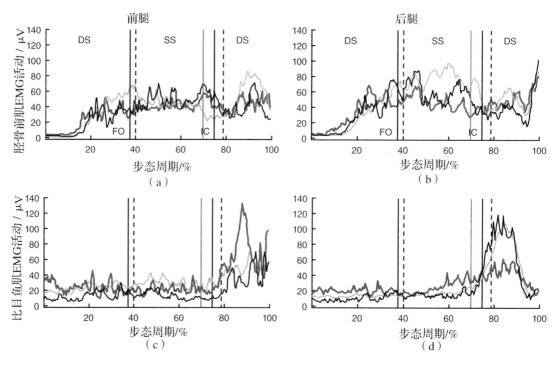

图 6.9　脑瘫患者启动步态时的 EMG 活动

注：图 6.9（a）、图 6.9（b）表示胫骨前肌 EMG 活动，图 6.9（c）、图 6.9（d）表示比目鱼肌 EMG 活动。

如图 6.9 所示，DS 表示双支撑期，SS 表示单支撑期，FO 表示脚离地，IC 表示脚着地。每一条线表示不同的实验组。研究者对启动步态特征特别感兴趣，这在胫骨前肌 EMG 活动中可以看到。需要注意的是，每块肌肉的 EMG 振幅的标准化有利于不同肌肉之间和不同实验组之间进行比较。

○ 要点

（1）使用线电极还是表面电极，主要取决于研究问题的性质。

（2）EMG 振幅标准化可用于在步态分析中准确地评价肌肉活动。在没有损失可靠性的条件下，把信号标准化才可进行比较。

（3）线性包络经常用于在步态分析中描述信号振幅和定量分析。推荐使用低通滤波优化几个跨步周期的一致性。

（4）由于步态分析期间，EMG 活动呈不连续暴发，仔细地选择一个合适的算法来识别 EMG 的起始时间和终止时间是很重要的。目前已有多种确定 EMG 的起始时间和终止时间的技术可供选择。

（5）总体来讲，在步态分析中 EMG 信号的可靠性较好。然而有一些因素，如步速的改变、电极位置的差异和跨步间的变异等均能影响 EMG 的可靠性。

第二节　EMG 持续时间

识别 EMG 的起始时间和终止时间的问题不局限于步态分析。EMG 可能会出现多个脉冲暴发，因此研究者需要确认每一次脉冲的起始时间和持续时间。线电极、针电极和表面电极都可以记录这种 EMG 暴发。暴发可能发生在快速运动期间，EMG 专家可能对识别原动肌或拮抗肌的活动感兴趣。正如我们所看到的，这种暴发可能发生在行走或跑步等与步态相关的周期性活动中，但也可能发生在骑自行车或划船等活动中。为了确定暴发的持续时间，EMG 专家还需要确定 EMG 的终止时间。有多种确定 EMG 的起始时间和终止时间的方法可供选择。第四章就对 EMG 活动时间进行了初步讨论，本节介绍了已经发表的一些优秀论文中设定 EMG 的起始时间和终止时间的具体方法（Delcomyn and Cocatre - Zilgien，1992；Hodges and Bui，1996）。

一、阈值法

之前本书讨论过阈值法，这仍然是目前最常用的测量 EMG 暴发的算法之一。这个算法非常有效，而且可以很容易地用计算机处理来实现。研究者只是简单地声明一个阈值，在该阈值之上定义为 EMG 活动开始。例如，鲍姆和李（Baum and Li，2003）进行了一项研究，旨在评估周期频率和负荷对 EMG 特征的影响。受试者骑着功率自行车，同时使用表面电极来记录下肢几块肌肉的 EMG 信号。数据以每秒 900 次采样，全波整流，然后用 7Hz 的四阶巴特沃斯滤波器进行低通平滑处理。研究者从得到的线性包络线中获得了周期内出现的 EMG 信号振幅最大值。然后，使用振幅最大值的 10% 作为阈值来计算起始时间和终止时间，尽管在某些情况下使用 20% 的标准，显然使用 10% 的阈值能在暴发之间获取更多的 EMG 活动。也就是说，获得起始时间和终止时间的方法是先确定阈值标准，并根据该标准计算起始时间和终止时间（图 6.10）。

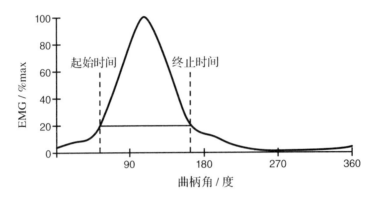

图 6.10　EMG 的起始时间可以从 EMG 峰值振幅 20% 处获得

研究者还可以通过计算 EMG 平均基线振幅，并根据基线周围的 EMG 变化大小来确定 EMG 的起始时间和终止时间。例如，尼普顿（Neptune）和他的团队（1997）为了研究周期运动中节奏变化的神经肌肉协调模式，记录了骑车过程中下肢几块肌肉的表面 EMG 活动，并以每秒 850 个数据点的采样率进行数据采集，使用高通截止频率为 12Hz 滤波。在自行车上和不骑自行车时进行最大主动收缩，以获得最大的 EMG 振幅。这些值被用来对周期运动测试中所记录的 EMG 振幅进行标准化。

研究者让受试者仰卧位，记录 10s 静息状态下 EMG 活动，用于计算每次 EMG 肌肉暴发的起始时间。任何在振幅高于基线 3 个 SD 且持续时间至少 50ms 的 EMG 活动定义为肌肉暴发起始时间。这个任务是用一个自动程序完成的。不过，研究者还进行了一次目视检查，并在"必要时"更改了阈值。尼普顿和他的团队（1997）使用表格来报告在确定肌肉暴发起始时间的平均曲柄角。

还有研究通过使用静息状态时平均 EMG 活动的标准差来识别、检测肌肉暴发的起始时间。贝纳尔（Bennell）和他的团队（2006）以通过确定 EMG 活动超过基线活动 2 个 SD 的时间（25ms）作为起始时间，评估了髌骨穿刺对股四头肌 EMG 起始时间的影响。常（Chang）和他的团队（2007）在儿童步态研究中也使用了 2 个 SD 的标准来获得起始时间。其他许多研究也使用了高于基线 2 个或 3 个 SD 的标准来获得起始时间（Muller and Redfern，2004）。

二、更复杂的技术

有一些情况可能需要更复杂的技术来评估肌肉 EMG 暴发特性。例如，圣泰洛和麦克多纳（Santello and McDonagh，1998）需要识别从不同高度跳下后下肢肌肉自启动（self-initiated）的 EMG 起始时间。这些研究者需要一种算法来区分起跳后的短暂肌肉 EMG 暴发和着地前的延迟肌肉 EMG 暴发。研究者设计了一种 EMG 起始时间识别算法，通过目视检查，95% 的时间识别达到了正确识别起始时间这一目标。在某些情况下，短暂的、过早的 EMG 暴发似乎早于主要的 EMG 活动，因此需要人工处理这种情况。

首先 EMG 信号以每秒 2000 次进行采样；然后对原始 EMG 信号进行全波整流，对所有 EMG 数据点进行连续积分。IEMG 和下落时间进行标准化，以标准化的下落时间为横坐标，把标准化的 IEMG 绘制成图。EMG 起始时间定义为：标准化的 IEMG 斜率与经过零参考线之间距离最大的一点。这一定义有助于识别出哪部分不是真正的肌肉收缩，而是随机信号。

○ **要点**

（1）阈值法经常用于识别 EMG 的起始时间和终止时间。

（2）在研究进行期间建议将所用算法获得的结果与目视检查获得的结果进行比较。

（3）用于评估 EMG 活动时间的比较复杂技术，可能对起始时间和终止时间很难确定的情况有所帮助。

第三节　诱发电位

通常情况下，研究者都是通过刺激肌肉、感觉或运动神经（也可以通过视觉、听觉或其他刺激）来获得有用的 EMG 信息，这些刺激会诱发时间 - 标定的 EMG 反应。这些诱发电位为 EMG 临床医生和运动控制研究者提供了有价值的信息。

一、M-波

如果运动神经受到直接刺激，M-波的反应可以直接从肌肉记录下来（图 6.11）。M-波又称 CAMP，可以通过在肌肉近端某个部位刺激运动神经或在肌肉上施加单一的方波电刺激产生，这种刺激能直接激活运动神经元。

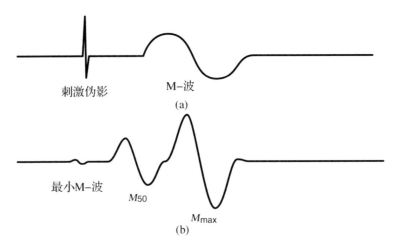

刺激伪影　　　　M-波

(a)

最小M-波

M_{50}

M_{max}

(b)

图6.11　刺激强度变化下的 M-波

注：刺激支配肌肉的运动神经后，肌肉中可产生 M-波，刺激强度变化，M-波振幅也有变化。M-波的 M_{50} 为 50% Mmax。

　　M-波振幅最普遍的测量方法是测量 M_{max}，也就是可以得到的最大 M-波。M_{max} 是一种测量肌肉中产生的最大电活动的方法，M_{max} 与肌肉体积大小有关（Wee，2006）。研究者要正确记录 M_{max} 需要施加的刺激达到足以激活所有运动神经元的强度。如果不能激活所有的运动神经元，产生的波就不是最大 M-波。为了确保 M-波是最大的，正确方法是找到产生最大振幅的刺激强度，然后在安全边际（margin of safety）增加大约 30% 的刺激强度，确保刺激所产生的波是最大 M-波。虽然人们通常认为电刺激首先激活最大的运动神经元，但对皮肤施加的刺激并不总是如此（Knaflitz et al.，1990）；因此，如果没有使用足够的刺激强度，可能会导致参与支配肌纤维产生 M-波的大神经元和小神经元无法全部被激活。

　　M-波通常是刺激肌肉的运动神经，然后记录刺激引发的肌肉中的 EMG 反应。例如，它可以通过刺激膝关节后腘窝里的腓总神经来引出比目鱼肌的 M-波；M-波是通过放置在比目鱼肌上的表面电极记录下来的。也可以将刺激电极置于运动点上方，直接刺激肌肉（Marqueste et al.，2003），然而这种刺激产生的伪影可能更大。刺激伪影的大小取决于运动点与目标肌肉之间的距离，刺激伪影可能会干扰 M-波结果（图 6.12）。现有的技术可以帮助减少刺激伪影（Hines et al.，1996；Knaflitz and Merletti，1988）。大多数情况下，刺激持续时间为 0.1ms。当在有两个或多个运动神经存在的区域进行刺激时，必须注意确保 M-波不被多块肌肉活动所污染。

　　有些指标可以用来分析 M-波，振幅是最普遍的，如 P-P 振幅和 M-波面积等（图 6.13）。一些观察者也测量了 M-波的潜伏期——刺激与反应开始的时间间隔（Linnamo et al.，2001）。M-波的潜伏期是相当稳定的，对变化不太敏感。M-波的持续时间也被作为一种衡量标准。例如，在向心和离心收缩过程中 M-波的持续时间减少，这可能与收缩过程中MFCV的变化有关（Linnamo et al.，2001）。有人认为 M-波面积可能比 M-波 P-P 振幅更可靠，因为一项研究报道，M-波面积不受重复刺激的影响（Aiello et al.，1986）。在测量M-波P-P振幅或面积的研究中，谨慎的做法是确保刺激少于每秒3次。

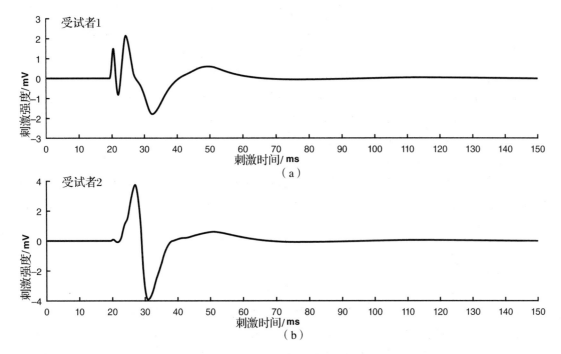

图6.12　刺激两个不同受试者的肱二头肌腋窝臂神经所产生的 M-波

注：受试者 2 的峰-峰间 M-波比受试者 1 的大，但受试者 1 的刺激伪影比受试者 2 的大。

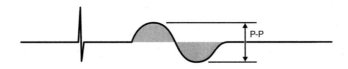

图6.13　通过计算 P-P 间振幅或 M-波面积（阴影区域）来分析 M-波

通过短期训练，受试者可以增强 M-波（Hicks et al.，1989）。库皮多（Cupido）和他的研究团队（1996）发现，10 Hz 或 20 Hz 的一分钟刺激可以使 M-波增强一倍。通过延长训练时间，M-波既可以增强也可以减弱，这取决于肌肉收缩的性质（Cupido et al.，1996；Lentz and Nielsen，2002）。同时，肌肉刺激时间的延长会导致疲劳，M-波的振幅减小（Tanino et al.，2003）。疲劳会抑制 M-波（Arnaud et al.，2003），但有研究显示，马拉松对 M-波没有影响（Millet et al.，2002）。使用功能性电刺激的一项研究表明，M-波似乎不受几周训练的影响（Marqueste et al.，2003）。

M-波也可以通过磁刺激外周神经产生（Al-Mutawaly et al.，2003）。磁刺激通常比电刺激更舒适。两相的磁脉冲通常会比单相脉冲产生更大的 M-波振幅。

较大的刺激所产生的运动伪影也可能伴随着 M-波，从而妨碍正确识别 M-波。刺激所产生的运动伪影有时可以用各种手段最小化。如确保记录电极是安全的，它们很好地接触皮肤，肌肉自主收缩活动不受电源导线频率（通常 50 Hz 或 60 Hz）的干扰。将接地电极移动到另一个位置，如在刺激电极和记录电极之间，改善接地电极接触或使用较大的接地电极也可能减少运动伪影。在持续时间较短的刺激下产生的运动伪影往往较低。刺激电极放置在浅静脉上也可能产生较大的运动伪影。使用酒精清洁皮肤，减少皮肤在刺激和记录电极之间的水分，可以减少人为的皮肤传导干扰。当刺激电极和参考电极分开时，改变一个刺激电极相对于另一个电极的位置可以减少运动伪影（Kornfield et al.，1985）。

在自主收缩时，影响表面 EMG 的许多因素同样会影响 M-波。例如，冰可以降低 M-波振幅（Basgoze et al.，1986）。最大 M-波和最大霍夫曼反射（H-反射）都随着受试者年龄的增加而下降（Scaglioni et al.，2002，2003）。M-波部分取决于肌纤维长度和关节角度。马福伊里特和勒佩尔（Maffiuletti and Lepers，2003）发现，受试者在仰卧位时股直肌的 M-波比坐位时高 19%。也有报道称，比目鱼肌的 M-波也得到类似的结果（Allison and Abraham，1995）。

二、H-反射

霍夫曼（Hoffmann，1918）是第一个描述这种现象的人。这就是我们现在认识的霍夫曼（Hoffmann）反射，简称 H-反射。测量 H-反射是间接测量运动神经元兴奋性的一种强有力的技术，尽管它也受到突触前抑制的影响。H-反射是对周围神经进行次极大刺激引起的（图 6.14），刺激激活了 Ia 传入神经纤维产生冲动，这些冲动经 Ia 传入神经元再传到运动神经元，可以在肌肉中记录到微小的反应，这就是 H-反射，又称 H-波。H-反射是通过非肌梭兴奋来源的传入冲动产生的。低强度刺激可以募集少量传入神经纤维并产生小的 H-反射。随着刺激强度的增加，H-反射的振幅增加，直到电刺激激活运动神经元。在较高的刺激强度下，来自运动神经元的逆行传导冲动与激活 Ia 传入神经纤维产生的顺行传导冲动发生碰撞、抵消，就产生了较小的 H-反射。次极大刺激可能产生最大 M-波，但 H-反射通常是不存在的。

通常，报告 H-反射的相对值的大小，而不是报告 H-反射的绝对值（如毫伏值）。最典型的是先测量最大 M-波的大小，然后将 H-反射的大小用最大 M-波标准化。这样，由 H-反射产生的反应大小就可以反映出肌肉可能的最大反应。如在比目鱼肌中，典型 H/M 的值约为 0.5。在 H-反射研究中，M-波振幅的测量是非常重要的。通常，M-波值在不同测试阶段会发生变化（Crone et al.，1999）。H-反射的测试-再测试的可靠性很高（Crayton and King，1981；Hopkins et al.，2000；Hopkins and Wagie，2003），最好是在一组实验中对几次的实验结果进行平均，才能获得适当的可靠性（McIlroy and Brooke，1987）。

与 M-波测量一样，重复刺激的间歇应该有充足的时间（至少 5s），因为重复刺激会减少 H-反射的振幅，这一现象称为 H-反射抑制（Crone and Nielsen，1989；Floeter and Kohn，1997；Ishikawa et al.，1966；Rossi - Durand et al.，1999）。在测试前即刻给予强直刺激可以增强 H-反射（Blom et al.，1964）。推荐的刺激持续时间为 1ms（Hugon，1973；

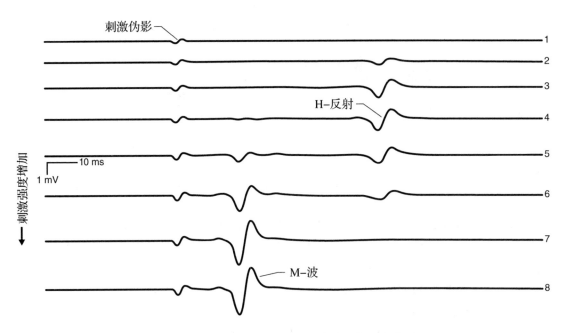

图 6.14　H-反射和 M-波经常在比目鱼肌引发

注：对周围神经施加一个低强度的刺激不能引发反应（曲线 1）。当刺激强度增加时，就可以观察到 H-反射。继续增加刺激强度，可以直接激活运动神经元，能记录到一个短延迟的 M-波（曲线 5）。最终，高强度刺激可导致 H-反射消失，因为 α 运动神经元兴奋和 Ia 传入的动作电位抵消了（曲线 7）。

Panizza et al.，1989）。

虽然 H-反射通常在比目鱼肌中评估，但通过刺激腹股沟区域的股神经可在膝关节伸肌中获得 H-反射（Aiello et al.，1982；Mongia，1972）。在胫骨前肌（Brooke et al.，1997；Ellrich et al.，1998）、拇短展肌（Burkeq et al.，1989）、咬肌（Godauxa and Desmedt，1975）和桡侧腕屈肌（Brooke et al.，2000；Jabre，1981）中也可以诱导 H-反射，并已证明具有良好的可靠性（Christie et al.，2005）。在腓肠肌可获得 H-反射（Mongia，1972；Nadeu and Vanden Abeele，1988），但必须小心确保腓肠肌 H-反射中没有混入比目鱼肌的串扰（Perot and Mora，1993）。

为了测量比目鱼肌 H-反射，受试者采取俯卧或半卧位（图 6.15），但似乎受试者每一种姿势都得到了相似的结果（AL‑Jawayed et al.，1999）。由于被动运动能影响 H-反射（Brooke et al.，1997），所以受试者在测试期间应该保持静止。颈部位置应该标准化，因为颈部紧张也能影响 H 波（Hayes and Sullivan，1976；Rossi et al.，1986）。此外，背景 EMG 必须保持恒定，因为轻微肌肉活动就可以增加 H-反射振幅（Verrier，1985）。在 H-反射记录技术方面，研究者们已经发表了一些优秀的文章（Braddom and Johnson，1974；Fisher，1992；Hugon，1973；Misiaszek，2003；Pierrot‑Deseilligny and Mazevet，2000；Schieppati，1987；Zehr，2002）。

使用基本的 H-反射测试程序的研究已经发展了许多推论和技术。例如，闰绍（Renshaw）细胞的复发抑制可以通过配对或条件刺激技术来测量（Barbeau et al.，2000），也

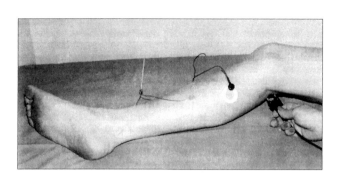

图6.15 通过刺激腘窝神经，可以从比目鱼肌得到 H-反射

可以测量突触前抑制（Frigon et al.，2004；Hultborn et al.，1987）、交互抑制（Bare et al. 2003；Day et al.，1984）以及邻近或对侧肌群（或两者）的其他脊髓通路的抑制或易化（Cavallari et al.，1985；Robinson et al.，1979）。

磁刺激仪器也可以用来诱导 H-反射。事实上，磁刺激诱导 H-反射技术进行了改进，从而在一些手部肌肉中可以诱发 H-反射（Mazzocchio et al.，1995）。

在 H-反射中，被刺激激活的 I 型运动单位的比例可能大于 II 型运动单位的比例（Messina and Cotrufo，1976）。这与之前的观点一致，即脊髓单突触反射中，主要是小运动神经元兴奋（Homma and Kano，1962）。这在一定程度上解释了为什么含有较多 I 型 - 重肌纤维（type I-heavy）的比目鱼肌是测量 H-反射较好的模型。

一方面，轻微的运动就可以抑制 H-反射，为了测试时降低牵张反射的敏感性，可提醒受试者放松（deVries et al.，1981）。H-反射抑制也可能是由于服用阿司匹林（Eke - Okoro，1982）、疼痛（Ellrich and Treede，1998）、肌肉振动（Martin et al.，1986）、静态拉伸和本体感觉神经肌肉促进拉伸（proprioceptive neuromuscular facilitation，PNF）（Etnyre and Abraham，1986；Guissard et al.，2001）造成的。另一方面，酒精、咖啡因（Eke-Okoro，1982；Walton et al.，2003）和前庭输入（Rossi and Nuti，1988）会增强 H-反射。H-反射的大小可以通过冥想训练来改变（Wallace et al.，1983）。运动时（Brooke et al.，2000；Llewellyn et al.，1990；Yang and Whelan，1993）和运动前准备活动（Michie et al.，1976）都可以改变 H-反射。已经证明，通过长期训练，可以提高 H-反射和增加运动神经元兴奋性的适应性变化（Carp and Wolpaw，1995；Trimble and Koceja，1994）。芭蕾舞者（Koceja et al.，1991）和老年人（Tsuruike et al.，2003）的 H-反射较小。H-反射技术在人类运动研究中应用广泛。

三、V 波

V 波是在最大收缩期间反映运动神经元中央驱动水平的一个指标。当受试者进行最大等长收缩时，会产生超大神经刺激，这导致了 V 波的反射。V 波最初由厄普顿（Upton）和他的研究团队描述（1971）。后来有报道声明，抗阻训练可能会增强 V 波（Aagaard et al.，2002；Sale et al.，1983）。最近的研究表明，不同类型肌肉的活动产生的 V 波大小都是相似的（Duclay and Martin，2005），而且它随着收缩强度的变化而变化（Pensini and Martin，2004）。

四、F 波

与 H-反射一样，F 波是刺激肌肉运动神经元后的一种晚期反应。产生 F 波的机制包括运动神经元的逆向传导，即反激活或"反向放电"，运动神经元的动作电位反向传播到脊髓，然后沿着运动神经元轴突通路"反射"回肌肉。F 波与 H-反射的不同之处在于，它不是通过激活 Ia 传入神经而产生的。事实上，F 波可以在没有传入神经支配的情况下产生（McLeod and Wray，1966）。

当受试者放松时，可以使用超大强度刺激产生 F 波，F 波潜伏期与 H-反射类似。这是一种测定从脊髓返回到记录部位的运动神经传导时间的方便方法，也能确定中枢潜伏期。

H-反射不能在所有肌肉中观察到，F 波更容易在没有 H-反射的肌肉中诱发。在使用 H-反射和 F 波来测量兴奋性变化的研究中，也能观察到类似的反应（Walk and Fisher，1993）。预刺激对 F 波的影响类似于 H-反射（Mastaglia and Carroll，1985）。当 H-反射可以被激发时，用 H-反射测量兴奋性更好。但是，也有些研究者认为用 F 波来衡量兴奋性可能是不合适的（Espiritu et al.，2003）。F 波可能在评估抑制作用方面最有价值（Lin and Floeter，2004）。通过 H-反射和 F-反射观察到的抑制和兴奋的时间过程可能不同（Inghilleri et al.，2003）。

与 M-波一样，F-反射的振幅通常用来测量 P-P 振幅和 F-反射曲线下的面积。有时 F-反射具有变异性（Espiritu et al.，2003）、响应延迟或潜伏期（Fisher，1982）。需要注意的是，为了获得可靠的结果，研究者可能需要进行大量实验（Chroni et al.，1996；Gill et al.，1999）。F 波除了在电生理诊断中的应用，还与经颅磁刺激时运动诱发电位（motor e-voked potential，MEP）相结合，用于确定在不同条件下运动皮层或脊髓部位是否发生兴奋性变化（Chen et al.，1999；Mercuri et al.，1996；Sohn et al.，2001）。

对单个运动单位的研究表明，大约25%的运动神经元可以观察到 F-反射，尽管有些受试者可能没有 F 波（Yate and Brown 1979）。F 波变化很大。在一项研究中，100 次连续刺激尺神经，在前 10 次刺激中，只有30%的结果在小鱼际肌肉中观察到 F 波（Barron et al. 1987）。F 波振幅很小，大概是最大 M 波的1% −4.5%（Eisen and Odusote 1979）。在脊髓兴奋性增加的情况下，F 波振幅增加（Mercuri et al.，1996；Sohn et al.，1976）。正如预期的那样，F-反射响应延迟程度随肢长或受试者身高的变化而变化（Fisher，1982；Nobrega et al.，2004）。然而，F 波在诊断各种疾病时非常有用，如格林-巴利综合征（Guillain − Barre syndrome，急性感染性多发性神经根炎）、夏-马-图三氏综合征（Charcot−Marie−Tooth syndrome，进行性神经性肌萎缩）、多发性神经疾病和其他疾病。

五、周围神经传导速度

EMG 技术可以用来测量感觉或运动神经的传导速度。为了评估运动神经传导速度，刺激运动神经两个部位，并从肌肉中记录 EMG。例如，尺神经传导速度可以通过手腕、肘部或腋窝几个部位的刺激测定，可以在第一个骨间背侧肌或小指展肌进行记录。如图 6.16 所示，刺激开始时间和产生 M-波的起始时间之间为潜伏期，可用于计算运动神经传导速度。远端潜伏期减去近端潜伏期，再除以两个刺激点之间的距离，就是运动神经的传导速度（motor nerve conduction velocity，MNCV）。多数 MNCV 测量结果为 50 ~ 60m/s（Ma and Liveson，1983）。磁刺激也可以用来诱发运动反应（Benecke，1996）。许多参考资料提供了测量传导速度技术和正常传导速度值（Aminoff，1998；Kimura，2001；Oh，2003）。

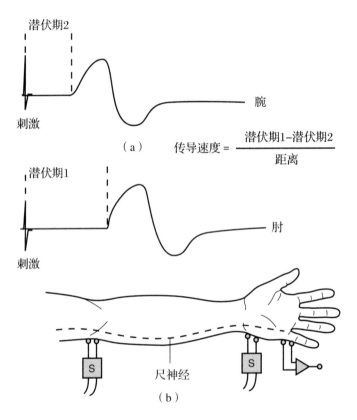

$$传导速度 = \frac{潜伏期1 - 潜伏期2}{距离}$$

图 6.16　运动神经传导速度评估

注：使用表面电极在两个部位刺激周围神经可以很容易地评估运动神经的传导速度。这里在腕或肘刺激尺神经或正中神经，通过手部肌肉观察反应

六、其他诱发电位

电刺激或磁刺激可以诱发许多其他类型的电位。例如，通过经颅磁刺激可以激活运动皮层，在刺激的肌肉上放置表面电极观察反应，这种反应即运动诱发电位。这在各种各样的运动控制实验中都很有价值，如疲劳（Gandevia，2001）、衰老（Peinemann et al.，2001）、运动中神经肌肉激活时间（Nikolova et al.，2006）。关于这些先进技术，已有一些优秀的综述（Cracco et al.，1999；Hallett，1966；Terao and Ugawa，2002）发表。

○ 要点

（1）M-波又称 CAMP，是标准诱发反应，是肌肉的运动神经受到刺激时从肌肉中的 EMG 反应获得的。

（2）P-P 振幅或 EMG 面积都能用于定量分析激活反应，如 M-波、H-反射和运动诱发电位的大小。

（3）复发抑制、突触前抑制、交互抑制都可以用 H-反射技术来测量。

（4）其他诱发反射，如 V 波（最大收缩期间测得）和 F 波（在超强刺激运动神经元时进行记录，可观察到大约在 H-反射潜伏期所激活的反射）也可以用于评价神经肌肉系统的兴奋性。

（5）两个部位刺激技术能用于测量感觉神经或运动神经的传导速度。

第四节　快速运动

快速运动（ballistic movements），也称弹振运动，是指上肢或下肢的快速运动。快速运动是尽可能快地接近目标（Gabriel and Boucher，1998）或沿着预先确定的轨迹运动（Brown and Cooke，1981）。当前，快速运动的研究主要有短期停训对运动速度和 EMG 特征（Vaughan，1989）、受试者特征（如性别等）（Ives et al.，1993）、训练状态（Lee et al.，1999）及病理学（Berardelli et al.，1996）的影响。当然，也有一些研究旨在了解快速运动的神经肌肉控制，这可能需要测量相关肌肉的 EMG 活动（MacKinnon and Rothwell，2000）。

在快速运动过程中记录 EMG 活动的基本原理与我们之前讨论过的相似。上肢肌肉的 EMG 活动通常在屈肘或伸肘时记录。与在步态中记录 EMG 时遇到的问题相似，EMG 信号中的运动伪影在快速运动过程中是一个潜在的问题，在使用电极时需要考虑这一点。研究者需要确保电极在运动过程中不会发生偏移。适当的高通滤波也很重要。高通滤波器的截止频率设置为 10 ~ 20 Hz 较合适（Merletti et al.，1999），尽管还有许多其他滤波截止频率设置方法（Potvin and Brown，2004），就项目特点而言，准确的设置截止频率取决于最新的研究结果。当使用杯形电极时，将电极和放大器之间的导线编织起来能有效减少导线噪声。

有些典型的问题可以通过对 EMG 信号的研究得到解释。在单侧肢体向目标快速移动的过程中出现了著名的三相肌肉兴奋模式（Zehr and Sale，1994）：在运动起始时间之前，原动肌 EMG 活动开始暴发，然后是拮抗肌 EMG 活动暴发，接着在原动肌 EMG 再次暴发。通常，使用线性包络来分析快速运动中 EMG 的反应特性（图 6.17）。因为线性包络最小化了运动之前的基线低振幅活动。"创伤眼"分析使研究者能够更快地理解 EMG 反应的动力学。此外，如果在不同条件下进行多次实验（如多个受试者、不同日期测量、不同治疗条件），可以在每个测试时间点，通过绘制 EMG 振幅活动的 SD 图来观察 EMG 活动的变化［如图 6.17（a），中间帧］。如果在记录过程中发生一些问题，如串扰或电极接触问题，那么研究者在 SD 图的帮助下就很容易识别了。

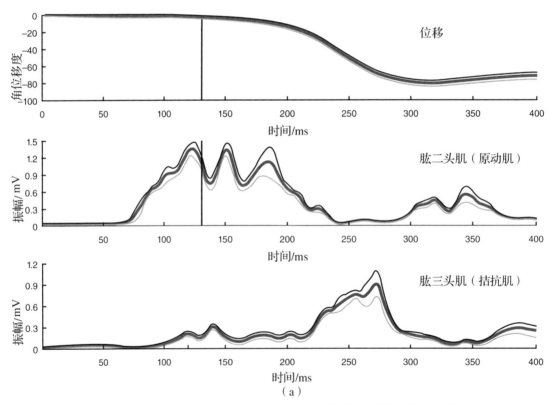

（a）

图 6.17　线性包络是一种用来分析快速运动中 EMG 的反应特性的较合适的方法

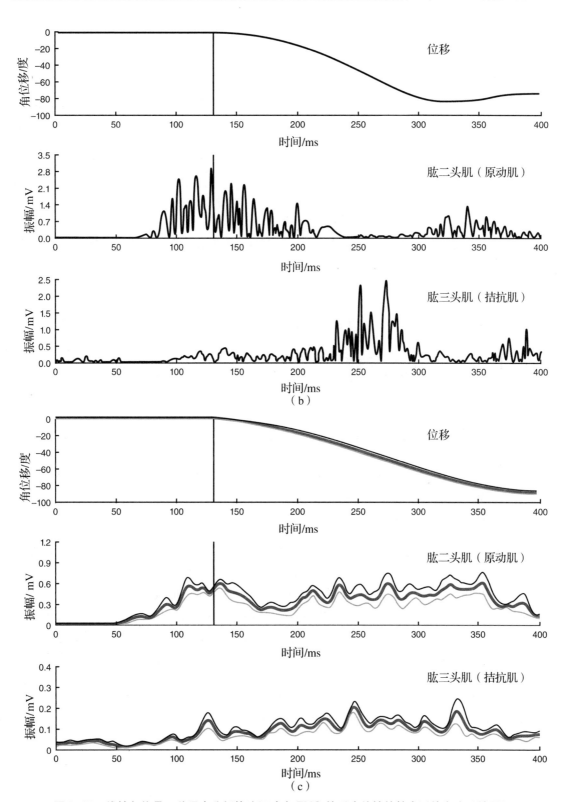

图 6.17 线性包络是一种用来分析快速运动中 EMG 的反应特性的较合适的方法（续图）

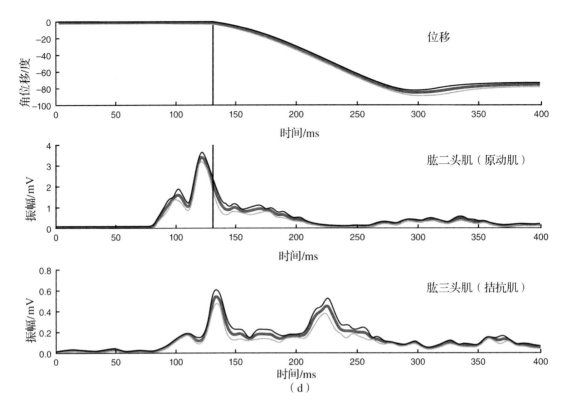

（d）

图6.17 线性包络是一种用来分析快速运动中 EMG 的反应特性的较合适的方法（续图）

注：图6.17（a）所示为一个正常的三相暴发电位。每一个信号，中间一条粗黑线是线性振幅的平均值，上下两条细黑线是标准差。图6.17（b）所示为整流的 EMG 信号（如第四章所讨论的），与图6.17（a）所示为是相同的数据。图6.17（c）所示为一个不协调的三相 EMG 模式的例子。图6.17（d）所示为一个肱二头肌活动容积传导串扰在肱三头肌记录中的例子。

图6.17（a）绘制了经过整流的 EMG 信号，图6.17（b）绘制了线性包络线，通过对比图6.17（a）和图6.17（b）可以看出线性包络和目视检查的优势。在某些情况下（如脑卒中），不能观察到三相肌肉兴奋模式，原动肌和拮抗肌可能显示某种恒定的共激活状态［图6.17（c）］。由于在这些类型的实验中，原动肌和拮抗肌之间的电极距离可能相当近，如果研究者希望评估这些肌肉之间的协调性，需要考虑容积传导所引起的串扰的可能性。如图6.17（d）所示，一部分肱二头肌信号有轻微的时间延迟（由于容积传导的延迟），在肱三头肌中可以观察到同样的结果。图6.17（d）来自一个不同时间多次测量的研究。在这个研究中，不同时间测量的结果显示，在肱二头肌激活时，肱三头肌有较小 EMG 活动，证实了在这个实验中串扰是相当明显的。

○ 要点

（1）在快速运动的过程中，需要特别注意 EMG 记录和分析的正确程序。

（2）定量分析 EMG 信号时，应确保没有运动伪影和噪声。当使用电极时，需要使皮肤－电极表面的移动最小化。把电极之间的导线编织在一起，有助于减少导线噪声。

（3）把几个 EMG 结果进行平均，有助于获得适当可靠性的结果。

（4）在原动肌－拮抗肌研究中，细心地选择电极、放置电极是非常重要的，分析时需要考虑容积传导的串扰被记录下来的可能性。

附录

1.1　缩略语和符号

A　area　面积

A/D 转换　analog – to – digital conversion　模数转换

AC　alternating current　交流电

ARV　average rectified value　平均整流值

C　coulomb　库仑

CMAP　compound muscle action potential　肌肉复合动作电位

CMRR　common mode rejection ratio　共模抑制比

CV　conduction velocity　传导速度

DC　direct current　直流电

DFT　discrete Fourier transform　离散傅里叶变换

E　electric field　电场

ECG　electrocardiogram　心电图

EMD　electromechanical delay　电 – 机械延迟

f　frequency　频率

F　force　力

FFT　fast Fourier transform　快速傅里叶变换

FT　Fourier transform　傅里叶变换

G　gain　增益

ICC　intraclass correlation　组内相关

i　electric current　电流

IED   inter elecrode distance   电极间距

IEMG   integrated electromyography   积分 EMG

IFFT   inverse fast Fourier transform   逆快速傅里叶变换

IPA   interference pattern analysis   干涉图样分析

J   current density   电流强度

M – wave   massed action potential   M-波

MDF   median power frequency   中值功率频率

MEP   motor evoked potential   运动诱发电位

MEPP   miniature endplate potential   微终板电位

MFAP   muscle fiber action potential   肌纤维动作电位

MFCV   muscle fiber conduction velocity   肌纤维传导速度

MPF   mean power frequency   平均功率频率

MSA   mean spike amplitude   平均尖峰振幅

MSF   mean spike frequency   平均尖峰频率

MU   motor unit   运动单位

MUAP   motor unit action potential   运动单位动作电位

MVC   maximal voluntary contraction   最大主动收缩

N   newton   牛顿

PDF   probability density function   概率密度函数

PSD   power spectral density   功率谱密度

P–P   peak–to–peak   峰–峰

Q_{30} The area on the EMG – time curve computed between the onset of EMG activity and a point 30ms following   EMG 起始时间后 30 毫秒积分 EMG

QE   quantization error   量化误差

r   radial distance   径向距离

R   resistance   电阻

RMS   root -mean-square   均方根

SD   standard deviation   标准差

sEMG   surface electromyography   表面 EMG

SI   International System of Units   国际单位制

SNR   signal–to–noise ratio   信噪比

TMS   transcranial magnetic stimulation   经颅磁刺激

TP   total power   总功率

U   potential energy   势能

V   volt   伏〔特〕

VR   variance ratio   方差比

W   work   功

Xc   reactive capacitance   无功电容

Z   impedance   阻抗

ε electromotive force   电动势

λ length constant   长度常数

ρ resistivity to the flow of charge   电阻率

δ conductivity   导电率

Ω ohm   欧姆

Q   charge   电荷

1.2 专业术语

动作电位（action potential）：可兴奋的神经细胞或肌细胞的胞膜上产生的电信号，这个电信号可沿细胞膜传布，使邻近部位膜上产生兴奋。

主动电极（active electrode）：EMG 设备，前放大器内置于电极当中，在进入放大器之前增大信号的振幅。

后电位（after potential）：肌纤维动作电位的负相部分，返回到基线。

后波（afterwave）：与后电位通用。

混叠（aliasing）：由于采样率过低，原始模拟信号的频率减少到低频数字信号的现象。

交流电（alternating current，AC）：电流恒定地、规律地在两个值之间变化。

安培（ampere，A）：电流单位。

阳极（anode）：带正电荷的终端。

逆行传导（antidromic）：与通常的方向相反的运动。逆行传导脉冲是一种或一系列动作电位，其传播方向与正常传导方向相反。

平均整流值（average rectified value，ARV）：在一个确定的数据窗口，EMG 活动绝对值的平均振幅。

带通滤波（band-pass filter）：衰减低频和高频成分，仅留下中频范围信号的滤波。

双极配置（bipolar configuration）：放在肌肉表面或插入肌肉中的两个主动电极的电极配置。接地电极通常放在骨性凸起处（表面电极）或套管中（针电极）。

电容（capacitance）：储存电荷的导电材料的一种结构。

阴极（cathode）：带负电荷的终端。

梳状滤波器（comb filter）：一类允许一些频率的信号通过而另外一些频率的信号衰减的滤波器。

共模信号（common mode signal）：通过两个放大器之后呈现出同幅度或同相位的一对信号，如房间周围的恒频电线发出的电子噪声就是共模信号。

肌肉复合动作电位（compound muscle action potential，CMAP）：刺激外周运动神经时肌肉的 EMG 反应，是数个运动单位的激活。这个反应和单个运动单位的形状相似，但振幅更大。刺激所激活的运动单位数量与刺激强度成正比，也称为聚集动作电位（M-波）。

导电性（conductivity）：允许电荷移动的能力。

库仑（coulomb，C）：一定数量的正电荷或负电荷（6.25×10^{18}）。

临界阻尼（critically damped）：如果电压输出在回落到输入电压值之前，随着电压的阶跃增加没有超调、振动和环的反应时，这种随电压阶跃增加的反应叫作临界阻尼。

互相关函数（cross-correlation function）：描述两个时间序列信号相关程度的函数，也是描述在一定时间延迟之后的二者相关程度。

串扰（crosstalk）：在 EMG 记录中包含其他邻近肌肉容积传导电位，干扰了目标肌肉的信号。

电源（current source）：提供正电荷的装置。

截止频率（cutoff frequency）：输入信号的振幅减小时的频率，典型的截止频率为 3dB。可以用输入信号的振幅乘以 0.707 计算截止频率。例如，一个 1V1kHz 信号输入 1kHz 放大器中，其截止频率为输出振幅的 0.707V。

检测体积（detection volume）：EMG 能记录到电信号的肌组织的体积，也定义为到电极半径相等的肌组织的球形体积，也称检测面积。

确定性（deterministic）：在物理系统或生理系统中的行为，如果能用数学函数预测这个行为在时间序列中特定的值，这个行为是具有确定性的。

数字滤波（digital filter）：一个用于改变信号的频率成分的数值函数。

偶极子（dipole）：分开的两个电荷，一个是正电荷，另外一个是负电荷。

直流电（direct current，DC）：大小恒定的电流。

双阈值法（double threshold method）：用于确定 EMG 产生的起始时间和终止时间的一种方法，这个方法同时采用了振幅原则和时间原则。

电流（electric current，i）：同种电荷通过限定的表面区域的移动。

电场（electric field，E）：一个电荷附近产生电场力。类似于电荷之间产生力。

电功率（electric power）：电路中电能消耗速率。

电 – 机械延迟（electro-mechanical delay，EMD）：EMG 的起始时间和肌肉力量产生的起始时间之间的时间延迟。

电动势（electromotive force，ε）：电池转移一个电荷所需的能量（焦耳/库仑）。

浮动电极（floating electrode）：一种表面电极，用金属记录表面嵌入一个小杯子中制成，通过导电膏与皮肤连接，常用 Ag – AgCl 作为金属记录表面。

折叠频率（folding frequency）：采样频率是原始模拟信号中最高频率的 2 倍。

频率泄漏（frequency leakage）：由于进行快速傅里叶变换时在数据分析窗包含非正周期，一些伪频率分布到频谱中。

频率谱（frequency spectrum）：构成一个电信号的频率及频率相关分布的范围。

接地（ground）：零电势参考点。

接地回路（ground loop）：由于同一房间的不同位置的设备接地电势不同，设备之间会有电流流动称为接地回路。其结果是一种功率线频率的噪声。

半电池电位（half–cell potential）：电极表面电解质和周围介质之间的电势差。

高通滤波器（high–pass filter）：衰减低频信号的滤波器。

H-反射（H-reflex）：对周围神经施加的刺激，刺激强度足以激活肌肉的传入神经时，在肌肉表面皮肤区域记录到的一个激活反应。

阻抗（impedance，Z）：在交流电路中对电流流动的总的阻碍作用，包括电阻和电容。

神经支配率（innervation ratio）：描述每个运动单位肌纤维数量的专业术语。

神经支配区（innervations zone）：包含密集的神经肌肉接点的解剖学区域。运动单位激活电位在这个区域起源，然后向肌腱双向传播。

泄漏电流（leakage current）：由于实验室设备的底盘、功率线"火线"、内部电路系统和其他外部电缆之间的电容耦合，有电流通过设备流动。

长度常数（length constant，λ）：沿肌纤维或神经纤维长轴方向的电阻与径向电阻相等的长度。

线性包络（linear envelope）：用来从电信号提取信息的解调技术，包括信号的全波整流和低通滤波。

低通滤波器（low-pass filter）：衰减高频信号的滤波器。

巨肌电图（macro‒EMG）：macro‒EMG 使用两个信号。第一个信号识别单个肌纤维的活动，通常来自针电极；第二个信号是整块肌肉的整体信号，通常来自针套管电极。这个技术可以估计运动单位的大小。

M-波（massed action potential，M-wave）：刺激外周运动神经时肌肉产生 EMG 反应，是数个运动单位的激活。这个反应和单个运动单位的形状相似，但振幅更大。刺激所激活的运动单位数量与刺激强度成正比。M-波也称 CMAP。

平均功率频率（mean power frequency，MPF）：产生的信号在平均功率时的频率。

平均尖峰振幅（mean spike amplitude，MSA）：在一个确定窗口内，所有 EMG 尖峰的峰-峰振幅平均值。

平均尖峰频率（mean spike frequency，MSF）：在某个 EMG 干预模式内，每秒出现的平均尖峰数。

中值功率频率（median power frequency，MDF）：信号出现中值功率时的频率。

膜电位（membrance potential）：膜上的电位差。

微终板电位（miniature endplate potential，MEPP）：肌纤维自发产生的高频尖峰，有时可被 EMG 记录下来。

单极配置（monopolar configuration）：一种 EMG 电极应用配置，一个主动电极放在肌肉表面或内部，参考电极放在电中性部位，如肌肉的肌腱（表面电极）或套管（内置电极）。接地电极通常放在骨性突起上。

运动点（motor point）：皮肤表面的一个点，在这里施加最小电刺激引起可观察到的肌纤维收缩。这个区域存在密集的运动终板。

运动单位（motor unit，MU）：包括一个运动神经元和它所支配的所有肌纤维。

运动单位动作电位（motor unit action potential，MUAP）：所有从属于一个运动单位的肌纤维动作电位的电信号之和。

移动窗（moving window）：对指定范围内的数据点进行的数学操作，称为窗口。该操作从第一个数据点开始，沿着数据流逐点移动来实现对每一个数据点的处理。

肌纤维动作电位（muscle fiber action potential，MFAP）：肌纤维表面的动作电位。

肌纤维传导速度（muscle fiber conduction velocity，MFCV）：动作电位沿肌膜传导的速度。

陷波滤波器（notch filter）：截止频率很窄、在一个特定频率（如 50 或 60 Hz）去除噪声的滤波器。

奈奎斯特频率（Nyquist frequency）：采样频率是原始模拟信号中最高频率的 2 倍。

顺行传导（orthodromic）：动作电位传导的标准或通常方向。

过阻尼（overdamped）：当电压阶跃增长时，如果电压输出用了比较长的时间达到输入电压值，那么这个反应为过阻尼。

被动电极（passive electrode）：表面电极不包含额外的电子元件放大皮肤表面的信号，这个 EMG 电极称为被动电极。

相位角（phase angle）：在振幅–角图中的频率相同但位置不同的两个正弦波，这两个波的角之差，称为相位角。

检测面积（pickup area）：EMG 能记录到电信号的肌组织的体积，也定义为到电极半径相等的肌组织的球形体积，也称检测体积。

功率谱（power spectrum）：频谱的幅值的平方所得的功率分布。功率谱指总信号功率中的每一个频率的相对分布。

量化误差（quantization error，QE）：当电压电平出现在一个介于两个离散数字转换值之间的模数转换板时，四舍五入所产生的误差。

交流电路（AC circuit）：既包含电阻也包含电容的电路。

无功电容（reactive capacitance）：交流电路中的电容。

不应期（refractory period）：一个延迟的时间间隔或一个时间延迟。在肌纤维和神经纤维中，如一个动作电位产生后，在一定时间内，即使再给予刺激，也不能继续产生动作电位，一般称此期间为不应期。

电阻（resistance，R）：阻碍电荷流动的能力。

均方根（root mean sqare，RMS）：在一个既定窗口内，对所有 EMG 活动值进行平方后，其平均值的平方根。

盐桥（salt bridge）：皮肤上两个记录表面之间有电解质凝胶，它引起两个记录表面短路的现象。

肌膜（sarcolemma）：肌纤维的细胞膜。

肌质网（sarcoplasmic reticulum）：肌纤维内的滑面内质网，储存和释放的 Ca^{2+}，与肌力产生有关。

选择性（selectivity）：能够记录到有意义的局部肌肉活动（而非邻近肌肉串扰）的能力。

信号带宽（signal bandwidth）：信号大小合适的频率范围。通常定义为在功率谱中包含信号半功率的转角点。

信号转导（signal transduction）：肌肉产生的电势差转换为电信号的过程，这个电信号通过传统的导线传送到放大器。

空间滤波器（spatial filter）：一个能改变信号的幅度和频率的滤波器。电极间的距离可以作为 EMG 信号的空间滤波器。

平稳性（stationary）：当对数据窗进行分析时，信号的平均数和标准差保持常量的现象。如果一个信号满足这个条件，这个信号具有平稳性。

随机（stochastic）：信号的行为仅能用概率密度函数进行描述，不能预测其确定值。

时间色散（temporal dispersion）：每个肌纤维或神经纤维的电位到达记录电极时的时间稍有不同，导致信号宽度增加的过程。在一个运动单位或周围神经中，不同的潜伏期有时是由于纤维传导速度的差异。

终末波（terminal wave）：运动单位动作电位的一个相位，在一个主要尖峰之后，主要因为在肌肉肌腱接点处动作电位结束。

横管系统（T-tubules, transverse tubular system）：与肌浆网的纵小管垂直的肌膜管道系统，横小管把肌纤维动作电位传送到肌纤维深部区域。

三极子（tripole）：三个离散电荷构成。

欠阻尼（underdamped）：在电压阶跃增长时，如果电压输出在达到输入电压值之前出现振动或环，那么这个反应称为欠阻尼。

方差比（variance ratio, VR）：两个连续的波形形状上的变异性的量度。范围从 0 到 1.0，数字越小，变异性越小。

伏特（volt, V）：电场内两点的电势差的测量单位。

容积传导（volume conduction）：通过细胞外液和组织检测到动作电位的过程。

2.1 电场计算

肌纤维动作电位去极化阶段和复极化阶段包括一个离散的正电荷和负电荷系统，叫作偶极子。偶极子产生一个电场，是两类电荷的向量和。如大家所知，这是叠加原则。画出偶极子周围的电场，一个小的正电荷（$+q_0$）放在真空内的偶极子周围不同的位置上。空间中偶极子对每个位置的电荷的净效应是每两个单独电荷之和，需分别计算。下面的例子不是生理方面的案例，而是为了了解这些计算的基理，使读者能明白电极记录电位的基础是电场。

假设电量相等，极性相反的两组电荷，大小为$50\mu C$，距离$0.5m$。目的是计算$+Q_2$正上方$0.3m$的A位置的电场（图2.1.1）。由于$-Q_1$是一个向量，A位置的电场有x和y两个分量。同样，对于$+Q_2$，A位置的电场也有x和y两个分量。相对于$+Q_2$和$-Q_1$，A位置电场中x和y的分量必须先分别计算。x和y方向的向量和用于计算电场内位置A（E_A）向量合成的大小和方向。电场计算公式为：

$$E = \frac{F}{q_0}$$

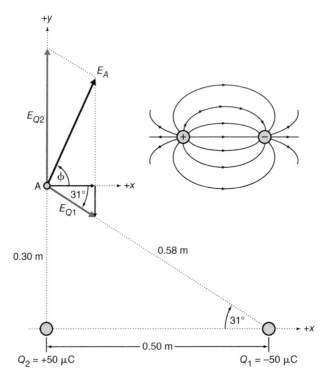

图2.1.1 偶极子电场空间中对一个点的计算

注：右上图说明了偶极子电场的电场线。要计算空间不同位置点，确定电场向量，才能构建电场线。

库仑法则推导公式为：

$$E = k \frac{q_0 Q}{r^2} \cdot \frac{1}{q_0}$$

简化等式，电场仅依赖于产生电场的电荷 Q 的大小和径向距离 r：

$$E = k \frac{Q}{r^2}$$

可以确认 $-Q_1$ 和 $+Q_2$ 之间的电荷位置 A 构成直角，$-Q_1$ 和位置 A 连线与位置 A 水平方向的夹角为：

$$\theta = \tan^{-1} \left(\frac{0.30 \text{ m}}{0.50 \text{ m}} \right) = 31°$$

直角的斜边也是半径距离 Q_1 和位置 A 之间的 r_1：

$$r_1 = \sqrt{0.30^2 + 0.50^2} = 0.583 \text{ m}$$

根据电荷 $-Q_1$，位置 A 的电场为：

$$E_{Q1} = k \frac{Q_1}{r_1^2} = 9.0 \times 10^9 \frac{\text{Nm}^2}{\text{C}^2} \times \frac{50 \times 10^{-6} \text{C}}{(0.58 \text{ m})^2} = 1.34 \times 10^6 \frac{\text{N}}{\text{C}}$$

向量与水平成 31°角，所以它可以分解为 x 分量和 y 分量。x 分量为正，y 分量为负。

$$E_{Q1_x} = 1.34 \times 10^6 \frac{\text{N}}{\text{C}} \times \cos(31°) = 1.15 \times 10^6 \frac{\text{N}}{\text{C}}$$

$$E_{Q1_y} = -\left(1.34 \times 10^6 \frac{\text{N}}{\text{C}} \times \sin(31°) \right) = -6.90 \times 10^5 \frac{\text{N}}{\text{C}}$$

根据电荷 $+Q_2$，位置 A 的电场为：

$$E_{Q2} = k \frac{Q_2}{r_2^2} = 9.0 \times 10^9 \frac{\text{Nm}^2}{\text{C}^2} \times \frac{50 \times 10^{-6} C}{(0.30 \text{ m})^2} = 5.00 \times 10^6 \frac{\text{N}}{\text{C}}$$

向量相对位置 A 沿着 y 轴方向，所以没有 x 分量，大小为 y 轴方向的正值。

$$E_{Q2_x} = 0$$
$$E_{Q2_y} = 5.00 \times 10^5 \frac{\text{N}}{\text{C}}$$

对应于两个电荷的电场 x 分量和 y 分量相加：

$$\sum E_x = E_{Q1_x} + E_{Q2_x} = 1.15 \times 10^6 \frac{\text{N}}{\text{C}}$$

$$\sum E_y = E_{Q1_y} + E_{Q2_y} = 4.31 \times 10^6 \frac{\text{N}}{\text{C}}$$

相对于这两个电荷，位置 A 的电场的大小和方向为：

$$E_A = \sqrt{\left(\sum E_x\right)^2 + \left(\sum E_y\right)^2} = 4.46 \times 10^6 \frac{N}{C}$$

$$\phi = \tan^{-1}\left(\frac{\sum E_y}{\sum E_x}\right) = 75.1°$$

因而，位置 A 电场大小是 4.46×10^6 N/C，相对于水平方向夹角为 75.1°。图 2.1.1 说明电场线是由两个电荷周围评估了许多不同位置点和连接了朝向电场方向的向量后建构的。

2.2 某点电势的计算

下面的例子说明对于偶极子如何计算某一点的电势。电势可被一个单电极记录。用于计算的公式见图 2.2.1。起始点为 a，与电荷 $+Q$ 半径为 r_a，电荷为小一些的 $+q_0$。既然两点间的电势差在物理学上能进行测量，就要选择另外一点作为参考点。根据惯例，另外一点位于距 $+Q$ 无限远（$r_b = \infty$）的位置，这样参考点的电势为 0（$V_b = 0$）。这类似于待测的正电荷（$+q_0$）位于负电板上，此处不再有电势能（图 2.3）。因而当 $+q_0$ 自由地从 r_b 移动到 r_a，等于电场做负功。

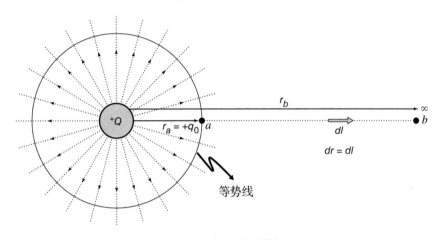

图 2.2.1 电势计算

注：一个正电荷（$+Q$）产生电场，由从 $+Q$ 向外辐射的虚线表示。点 a 的电势由把较小待测电荷（Q 远大于 q_0）从点 a 移动到点 b（∞）来决定。从点 a 到点 b 进行积分，其中 dl 表示沿场线无限小的位移。圆（实线）的半径为 r_a，构成通过点 a 的等势线（equipotential line）。

如果电势差的表达式同乘以 q_0，结果就是两点间电势差：$\Delta U_{ba} = -\Delta W_{ba}$。

$$U_b - U_a = -\int_a^b F \cdot dl$$

表达式中的 dl 是点电荷周围非标准电场中的无限小的位移增量。

已知，$V = U/q_0$ 和 $E = F/q_0$，我们把等式两端同除以 q_0，可以得到电场和电势差的关系：

$$V_b - V_a = -\int_a^b E \cdot dl$$

公式可以扩展为：

$$E = k\frac{Q}{r^2}$$

其中，k 为库仑定律中的比例系数：

$$k = \frac{1}{4\pi\varepsilon_0}$$

ε_0 为自由空间的介电常数（$\varepsilon_0 \approx 8.85 \times 10^{-12} C^2/Nm^2$），是衡量在一个介质中电荷互相影响的量。在这种情况下，介质是开放空间。

计算电场（E）时，两个电荷间距离表示为半径距离。点 a 和点 b 之间无限小的位移 dl 可以被等量的 r_a 和 r_b 之间无限小的半径位移（dr）替代：

$$V_b - V_a = -\int_a^b \frac{1}{4\pi\varepsilon_0} \frac{Q}{r^2} \cdot dr$$

把常数移出到积分外：

$$V_b - V_a = -\frac{Q}{4\pi\varepsilon_0} \int_a^b \frac{1}{r^2} \cdot dr$$

$$V_b - V_a = -\frac{Q}{4\pi\varepsilon_0} \cdot \left[-\frac{1}{r} \right]_{r_a}^{r_b}$$

$$V_b - V_a = -\frac{1}{4\pi\varepsilon_0} \cdot \left[\frac{Q}{r_b} - \frac{Q}{r_a} \right]$$

当半径距离无限远离点电荷（$r_b = \infty$）时，这一点的电势为 0（$V_b = 0$），括号内的术语 r_b 指无限小。然后等式两边同乘以 -1，对于点电荷的电势为：

$$V_a = \frac{1}{4\pi\varepsilon_0} \frac{Q}{r_a}$$

因而，电场（E）和电势（V）有密切关系。只要半径距离（r）是个常数，电荷（$+Q$）周围任何位置的电势都是相同的。电势反映了把一个小电荷（q_0）从无穷远移动到电场中比较近的一点所做的功。电荷电场越强，离电荷（$+Q$）越近，越难移动小电荷。对于距离电荷（$+Q$）相同半径（r）远的任何位置，电势相等，构成等势线（图 2.2.1）。

我们使用场强叠加原理来计算空间远离偶极子的某点（P）的电势。在这个例子中，这一点（P）叫作点电极，没有表面面积。如图 2.2.2 所示，我们必须选一个参考点，距离偶极子无穷远（$r_b = \infty$），（$V_b = 0$）。P 点的电势的计算遵循叠加原理，是简单的与这两个电荷相关的电势之和：

$$V = \sum_{i=1}^{2} V_i = V_{(+)} + V_{(-)}$$

$$V = \frac{1}{4\pi\varepsilon_0} \frac{+Q}{r} + \frac{1}{4\pi\varepsilon_0} \frac{-Q}{r}$$

$$V = \frac{Q}{4\pi\varepsilon_0} \left(\frac{1}{r} - \frac{1}{r+\Delta r} \right)$$

通分后简化为：

$$V = \frac{Q}{4\pi\varepsilon_0 r} - \frac{Q}{4\pi\varepsilon_0 (r+\Delta r)} = \frac{Q(r+\Delta r) - Qr}{4\pi\varepsilon_0 (r+\Delta r)}$$

$$V = \frac{Q\Delta r}{4\pi\varepsilon_0 r(r+\Delta r)}$$

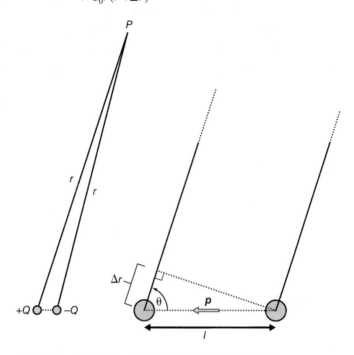

图2.2.2 空间一点（P）对于偶极子的电势（V）

点电极距离偶极子非常远，远远大于两个电荷间的距离（r 远大于 l）。这样会得出两个重要的结论：一是偶极子可以构成一个直角三角形的斜边，$\Delta r \approx l\cos\theta$（图2.2.2）；二是距离 r 非常大，所以 Δr 相比之下可以忽略不计，可以从分母中去掉：

$$V = \frac{Ql\cos\theta}{4\pi\varepsilon_0 r^2}$$

$$V = \frac{1}{4\pi\varepsilon_0} \frac{\vec{p}\cos\theta}{r^2}$$

Ql 称为偶极矩（dipole moment），可用向量 $\vec{P}$ 表示，$|\vec{P}| = Ql$，方向是从 $-Q$ 指向 $+Q$。这个公式在生物医学工程中应用广泛，因为在解剖学数量级上，偶极子电荷间距离（如动作电位去极化和复极化）和偶极子与点电极间的距离相比相当小（Gedds and Baker，1968）。

前面的公式在生理学的应用是记录位于充满细胞外液的空间里的单个肌纤维的动作电

位。下面的生理学数据用于偶极子公式（Boyd et al.，1978；Fuglevand et al.，1992）。肌纤维上每一个电荷的大小为 388 纳米库仑（$1nC = 10^{-9}C$）。肌纤维上电荷间距为 0.5mm。点电极以固定的半径距离可以探查偶极子周围 360° 的外部介质，以 0.05mm 的增益探查范围从 1mm 到 2mm。细胞外液传导率（$2.44\Omega \cdot m^{-1}$）代替某比例常数为 K 的自由空间（ε_0）的通过率。传导率（conclution rate）是电阻代名词，反映了电流通过介质的程度。

图 2.2.3 显示了一系列的等势线。每条等势线对应不同的电极半径距离，在偶极子周围 360° 作图。最强电势沿着偶极子轴方向，因为每一个电荷都能影响总量。电势在偶极子中点为 0，因为正电荷和负电荷作用相等。最大等势线与最短电极半径距离（1mm）有关。电极半径距离上每一个 0.05mm 的增益都导致等势线幅度的增加。最小幅度的等势线与最远电极半径距离（2mm）有关。

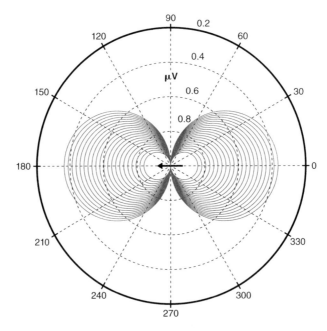

图 2.2.3　偶极子等势线

注：偶极矩向量 $|\vec{P}|$ 表示 $-Q$ 到 $+Q$ 的图示中心。

2.3　电路

电容

如图 2.3.1 所示，串联电路中有两个电容（15μF 和 5μF），再把第三个电容（10μF）与另外两个并联，三个电容与 120V 电池相连。计算如下问题：

（1）电路中相等的电容量；

（2）每一个电容上的电荷量；

（3）15μF 电容两端的电压。

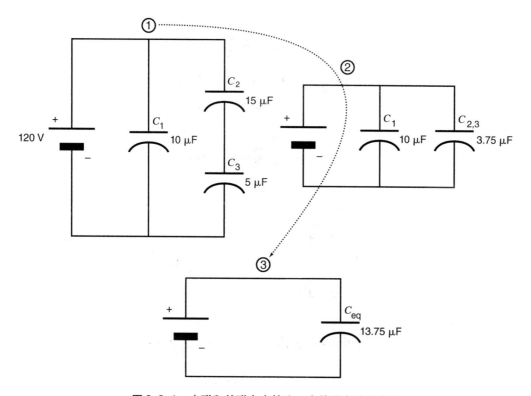

图 2.3.1　串联和并联电容转为一个等效电路的步骤

第一步，减少串联电容，变为一个公式：

$$\frac{1}{C_{2,3}} = \frac{1}{C_2} + \frac{1}{C_3}$$

$$C_{2,3} = \frac{C_2 C_3}{C_2 + C_3} = \frac{15\,\mu F \times 5\,\mu F}{15\,\mu F + 5\,\mu F} = 3.75\,\mu F$$

第二步，解决并联电容问题。一个并联电容等效的电容为 $C_{eq} = C_1 + C_{2,3} = 13.75\,\mu F$。其中必须计算通过电路的总电荷量为 $Q = C_{eq}V = 1650\,\mu C$。第一个电容的两块板直接与电池相连，其余两个电容有剩余电荷。第一个电容的电荷是 $Q_1 = C_1 V = 1200\,\mu C$。其余两个电容的剩余电荷为 $Q - Q_1 = 450\,\mu C$。交叉检验后，如果电压用于单个等式，那么 $Q_{2,3} = C_{2,3}V = 450\,\mu C$。所以 $15\,\mu F$ 电容两端的电压为 $V_2 = Q_2/C_2 = 30V$。余下 $5\,\mu F$ 电容两端的电压降为 90V，因为是串联，所以 $V = V_1 + V_2$，总电压为 120V。

电阻

如图2.3.2所示，电路由一个串联电阻（$R_1 = 5\Omega$）和两个并联电阻（$R_2 = 15\Omega$，$R_3 = 10\Omega$）组成。如果电源为 12V 电池，求：

（1）总电阻和电流；

（2）每一个电阻的电流和两端电势差。

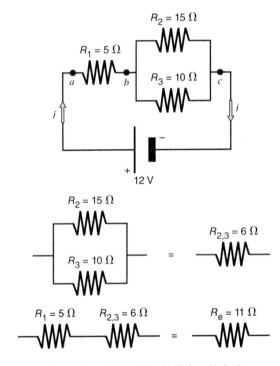

图2.3.2 包含串联和并联电阻的电路

第一步，简化并联的电阻，求 R_2 和 R_3 的等效电阻：

$$\frac{1}{R_{2,3}} = \frac{1}{R_2} + \frac{1}{R_3}$$

$$R_{2,3} = \frac{R_2 R_3}{R_2 + R_3} = \frac{15\,\Omega \times 10\,\Omega}{15\,\Omega + 10\,\Omega} = 6\,\Omega$$

第二步，R_1 与 R_2 和 R_3 的等效电阻串联：

$$R_{eq} = R_1 + R_{2,3} = 5\ \Omega + 6\ \Omega = 11\ \Omega$$

第一个电阻的电流为：

$$i_1 = \frac{V}{R_{eq}} = \frac{12\ \text{V}}{11\ \Omega} = 1.1\ \text{A}$$

求每一个电阻上的电流和电势差（电压降），我们必须求 R_1 的电势差，因为通过 R_1 的电流（i_1）分流到并联的 R_2 和 R_3。R_1 两端的电势差（V_{ab}）为：

$$V_{ab} = i_1 R_1 = 1.1\ \text{A} \times 5\ \Omega = 5.5\ \text{V}$$

剩余电压（12V – 5.5V = 6.5V）为并联部分电压。因为 R_2 和 R_3 并联，所以它们电压相等（$V_{bc} = 6.5\text{V}$）。并联电阻的电流为：

$$i_2 = \frac{V_{bc}}{R_2} = \frac{6.5\ \text{V}}{15\ \Omega} = 0.43\ \text{A}$$

$$i_3 = \frac{V_{bc}}{R_3} = \frac{6.5\ \text{V}}{10\ \Omega} = 0.65\ \text{A}$$

交叉检验后，通过并联部分电阻的电流增至总电流（1.1A）。

2.4　串联一个电阻的电容充电

在描述电容板一段时间内电荷变化的等式 $q(t)$ 中，电容两端电势差 $Vc(t)$ 和电路中的电流 $i(t)$ 广泛用于 EMG 设备和信号处理。公式的推导有利于加深对 EMG 设备和信号处理的理解。同样的方法用于解决力学中静态恒等问题，力的和必须为零。根据能量守恒法则，闭合电路中电势的变化之和为零。众所周知，这是电路基尔霍夫（Kirchhoff）法则。电源产生的电势差驱动电荷在电路中流动，等于电阻（$VR = iR$）与电容的电压降（$Vc = q/c$）之和，所以：

$$\sum \Delta V = 0$$

$$\mathcal{E} - iR - \frac{q}{C} = 0$$

i 和 q 与等式 $i = dq/dt$ 有关，代入公式，消去 i，得到电荷 q 对于时间的函数表达式：

$$\mathcal{E} = R\frac{dq}{dt} + \frac{q}{C}$$

$$-R\frac{dq}{dt} = \frac{q}{C} - \mathcal{E}$$

$$-R\frac{dq}{dt} = \frac{q - C\mathcal{E}}{C}$$

$$-\frac{dq}{dt} = \frac{q - C\mathcal{E}}{C} \cdot \frac{1}{R}$$

$$-\frac{dq}{dt} = \frac{q - C\mathcal{E}}{RC}$$

$$dq(RC) = -dt(q - C\mathcal{E})$$

$$\frac{dq}{q - C\mathcal{E}} = -\frac{dt}{RC}$$

积分求解微分方程：

$$\int_0^q \frac{dq}{q - C\mathcal{E}} = -\int_0^t \frac{dt}{RC}$$

$$\int_0^q \frac{dq}{q - C\mathcal{E}} dq = -\frac{dt}{RC} \int_0^t dt$$

$$\ln(q - C\mathcal{E}) = -\frac{t}{RC} + K$$

积分常数（K）用初始条件开关闭合前时刻（$t=0$，$q=0$），可求：$K=\ln(-C\mathcal{E})$。代回原式：

$$\ln(q-C\mathcal{E}) = -\frac{t}{RC} + \ln(-C\mathcal{E})$$

$$\ln(q-C\mathcal{E}) - \ln(-C\mathcal{E}) = -\frac{t}{RC}$$

使用基本对数法则：

$$\ln\left(\frac{q-C\mathcal{E}}{-C\mathcal{E}}\right) = -\frac{t}{RC}$$

$$\ln\left(-\frac{q}{C\mathcal{E}} + \frac{-C\mathcal{E}}{-C\mathcal{E}}\right) = -\frac{t}{RC}$$

$$\ln\left(1-\frac{q}{C\mathcal{E}}\right) = -\frac{t}{RC}$$

两端同时取自然对数，去掉 log，简化求解 q：

$$1-\frac{q}{C\mathcal{E}} = e^{-\frac{t}{RC}}$$

$$1-e^{-\frac{t}{RC}} = \frac{q}{C\mathcal{E}}$$

$$\frac{1-e^{-\frac{t}{RC}}}{\dfrac{1}{C\mathcal{E}}} = q$$

$$\left(1-e^{-\frac{t}{RC}}\right)C\mathcal{E} = q$$

$$q = C\mathcal{E}\left(1-e^{-\frac{t}{RC}}\right)$$

电荷对时间的函数为：

$$q(t) = C\mathcal{E}\left(1-e^{-\frac{t}{RC}}\right)$$

某段时间的电流通过对电荷微分可得：

$$i = \frac{\mathrm{d}q}{\mathrm{d}t}$$

$$i = \frac{\mathrm{d}}{\mathrm{d}t}\left\{C\mathcal{E}\left(1-e^{-\frac{t}{RC}}\right)\right\}$$

应用链式法则（chain rule）判别复合函数：

$$i = C\mathcal{E}\left(-e^{-\frac{t}{RC}}\right)\left(-\frac{1}{RC}\right)$$

$$i = \frac{\mathcal{E}}{R}e^{-\frac{t}{RC}}$$

电流对时间的函数为：

$$i(t) = \frac{\mathcal{E}}{R}e^{-\frac{t}{RC}}$$

串联一个电阻的电容放电

此时，电容作为不可更新电源，即完全充电的电容与电池类似，没有电动势来保持电路的电势差和电流。没有电池（$\varepsilon = 0$），用类似方式可求一段时间 $q(t)$ 如下：

$$\sum \Delta V = 0$$

$$-\frac{q}{C} - iR = 0$$

$$-\frac{q}{C} - R\frac{dq}{dt} = 0$$

$$-R\frac{dq}{dt} = \frac{q}{C}$$

$$\frac{dq}{q} = -\frac{1}{RC}dt$$

解微分方程，从初始条件（$t = 0$）开始积分，电容电荷为 $q = Q$，这里 Q 为最大值：

$$\int_{Q}^{q} \frac{1}{q}dt = -\frac{1}{RC}\int_{0}^{t}dt$$

$$\left[\ln(q)\right]_{Q}^{q} = \left[-\frac{1}{RC}t\right]_{0}^{t}$$

$$\ln(q) - \ln(Q) = -\frac{1}{RC}t - 0$$

$$\ln\left(\frac{q}{Q}\right) = -\frac{t}{RC}$$

$$\frac{q}{Q} = e^{-\frac{t}{RC}}$$

$$q = Qe^{-\frac{t}{RC}}$$

电荷对时间的函数为:

$$q(t) = Qe^{-\frac{t}{RC}}$$

当电容放电时, $i(t)$ 同样可以计算。如前, $i(t)$ 关系通过对电荷微分可得:

$$i = \frac{\mathrm{d}q}{\mathrm{d}t}$$

$$i = \frac{\mathrm{d}}{\mathrm{d}t}\left(Qe^{-\frac{t}{RC}}\right) = Q\left(e^{-\frac{t}{RC}}\right)\left(-\frac{1}{RC}\right)$$

$$i = -\frac{Q}{RC}e^{-\frac{t}{RC}}$$

电流对时间的函数为:

$$i(t) = \frac{Q}{RC}e^{-\frac{t}{RC}}$$

2.5　作为交流电路的肌纤维

肌浆的电阻（ρ_m）和肌膜的电阻（R_m）以每单位长度来表示（$\Omega \cdot cm$），因为肌纤维越长，漏出的电流越多，所以平均电阻随肌纤维的增长而减少。相似地，膜电容（C_m）以每单位面积来表示（$F \cdot cm^2$）。下面使用卡茨（Katz，1948）研究的青蛙大收肌的物理值来说明肌纤维电阻和电容特点。肌浆的电阻为$\rho_m = 176 \Omega \cdot cm$，肌纤维膜电容为$C_m = 6\ \mu F \cdot cm^2$，肌膜电阻为$R_m = 1500 \Omega \cdot cm^2$，肌纤维半径$a = 75 \mu m$。

一段1cm肌纤维的轴电阻不仅由长度（l）决定，而且由横截面（πa^2）和每单位长度肌浆电阻（ρ_m）决定。方便起见，选择1cm长的肌纤维（$l = 1cm$）进行计算：

$$R = \rho_m \left(\frac{l}{A} \right)$$

$$R = \frac{\rho_m l}{\pi a^2} = \frac{(176\ \Omega \cdot cm)(1\ cm)}{\pi \left(75 \times 10^{-4}\ cm \right)^2} = 9.96 \times 10^5\ \Omega$$

用同样的方法来计算单位长度肌纤维（$l = 1cm$）上轴心到膜的径向电阻（R'），径向电阻会泄漏的电流。单位长度肌纤维的表面积（$2\pi r l$）与单位肌纤维表面积电阻（R_m）相连，电流通过此电阻进行泄漏：

$$R' = \frac{R_m}{2\pi a l} = \frac{1500\ \Omega \cdot cm^2}{2\pi \left(75 \times 10^{-4}\ cm \right) \times 1\ cm} = 3.18 \times 10^4\ \Omega$$

结果显示，径向的电阻仅是轴向电阻的3%。也就是说，单位长度（1cm）肌纤维中，多数电流泄漏到细胞外液中。

电生理学中有一个基本物理量是长度常数（λ）。这个常数是轴向电阻与径向电阻相等的长度。当长度大于λ时，轴向电阻大于径向电阻，大多数电流通过胞膜泄漏。有髓神经和无髓神经的典型数值分别为0.05cm和0.7cm。利用空间参数λ代替绝对长度l，我们可以求出两个电阻的长度。对青蛙大收肌来说是：

$$\frac{\rho_m \lambda}{\pi a^2} = \frac{R_m}{2\pi a \lambda}$$

$$\lambda = \sqrt{\frac{R_m a}{2\rho_m}}$$

$$\lambda = \sqrt{\frac{1500\ \Omega \cdot cm^2 \times 75 \times 10^{-4}\ cm}{2 \times 176\ \Omega \cdot cm}} = 0.179\ cm$$

相对于肌纤维长度而言，肌膜很薄，所以肌膜基本可以看作扁平的、膜内外是极短距离的电容结构。因而膜内外可以作为同样的两个平板，其电容与表面积成正比。我们需要知道单位面积膜电容（C_m），通过它来确定表面积为 $2\pi al$ 的 1cm 长肌纤维膜电容值：

$$C = C_m(2\pi al)$$

$$C = 6\times10^{-6}\,\text{F}\cdot\text{cm}^2(2\pi\times75\times10^{-4}\,\text{cm}\times1\,\text{cm})$$

$$C = 283\times10^{-6}\,\text{F} = 283\,\text{pF}$$

电容是板间距离（d）的函数。在肌纤维中，板间距离由胞浆与细胞外液间距离决定（图 2.13）。

肌膜的电阻和电容函数显示肌纤维是一个交流电路（图 2.5.1）。基本的电路元件包括两个电阻：一个电阻代表轴向电阻（R），电流通过胞浆流动的阻抗；另一个电阻为径向电阻（R'），电流向胞膜泄漏。膜电容（C）和径向电阻（R'）彼此并联，它们一同代表肌膜的功能。电动势（ε）是施加的刺激，结果导致胞浆内正电荷的移动。

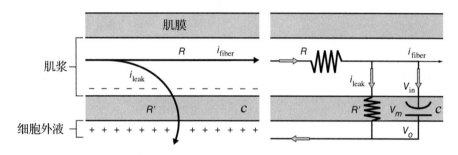

图 2.5.1　作为交流电路的肌纤维

注：一个完整长度的肌纤维可表示为连在一起的串联交流电路。每一个连续跨膜的电压包括形成电路前的电阻和电容效应，通过电路，电动势必须转运，因而跨膜电压的增加速率和最大值渐进性衰减。

电动势（ε）是施加在膜上的阈下电刺激，引起跨膜电压（V_m）的变化。跨膜电压（V_m）是膜内外电势差，对应于交流电路中穿过电容的电势差。因而，一旦第一个电路开关关闭（施加了刺激），穿过膜的电势差将减少最大充电电压（$\tau = RC$）的 63%。每一个连续的交流电路元件远离刺激，因而包括前一个串联的交流电路中的电阻和电容。结果每增加一个交流电路元件，跨膜电压（V_m）增加率随之衰减，需要很长时间才能达到最大充电电压的 63%。

基本而言，径向电阻影响通过膜电容的最大电压（V_m）。离开第一个电阻 R 的电流分流到并联的 R' 和 C 两部分。总电流的一部分在 R 和 R' 之间的通路中。在一个简单交流电路中，因为 R'，电荷和穿过电容的电势差永远不会达到预测的最大值。穿过 R 的电压降和穿过 C 的最终电势小于电动势（ε）。R' 的泄漏电流导致下一个交流电路中穿过电容的最大电势差（V_m）稳定地减少。这个过程沿着肌纤维持续进行，直到电流消失。

动作电位传导速度依赖于膜达到阈值的速度，也依赖于激活区域前最小距离，使膜能因正电荷的主动传播而达到阈值。膜达到阈值的速度依赖于膜交流电路的时间常数（$\tau = RC$）。时间常数越小，膜去极化到阈值及传导的速度越快。引导去极化电流的边界长度依赖于长度常数（λ）。长度常数（λ）的公式显示，使 R 和 R' 相等的长度（长度常数）随直径的平方根（$\sqrt{a}$）增加而增加。

较大的肌纤维有较大的长度常数，也就是说，去极化电流被动地流动更远。总之，肌纤维直径增加，相应的轴向电阻减少，肌纤维发生电压降直至最大的 37% 的距离也增加。交流电路中，时间常数让 37% 这个值的意义更为大家所熟悉。动作电位向前的程度（或引导边界）更大，使膜面积远离移动中的偶极子前面，靠近阈值（图 2.5）。膜区域去极化更快，交流电路时间常数下降，导致传导速度随肌纤维尺寸的增加而全面增加。

3.1 肌纤维-肌腱末端效应

MFAP 可以用四极子（＋－－＋）来表示。四极子构建了两个邻近的偶极子（图 3.1.1）。MFAP 中间负极部分被分成两部分，均表示电流阱。第一部分负极的电流阱和被动复极化的弱电流源是引导偶极子（LD），第二部分负极的电流阱和复极化的强电流源组成了追踪偶极子（TD）（Dumitru，2000；Lateva and McGill，2001；Dimitrova and Dimitrov，2003）。

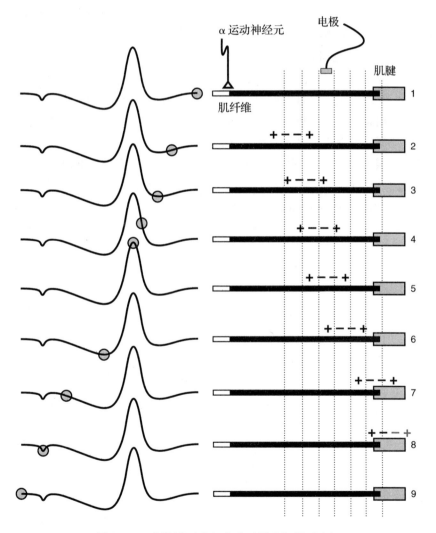

图 3.1.1 MFAP（左）和移动的四极子（右）

注：MFAP 上的圆圈显示的是四极子移动时表面电极记录的电压。MFAP 极化的惯例是在水平线上为正，水平线下为负。

更多记录 MFAP 的技术揭示了肌纤维-肌腱末端效应的现象。在复极化相位和 MFAP 末端之间存在小正电位，其大小取决于肌纤维的长度，因而发现了这个现象。图 3.1.1 显示，TD - LD（追踪偶极子 - 引导偶极子）关系与肌纤维长度有关。每一幅图，MFAP 画在左边，肌纤维-肌腱复合体画在右边。假定 α 运动神经元 - 支配区对称，MFAP 沿肌纤维双向传导的距离相等。垂直线显示，当在 MFAP 沿膜移动电极记录 TD - LD 上的电势部分（图 3.1.1 中的 2 ~ 8），越远离电极，一个特定电荷影响记录电势越小。MFAP 上的圆圈突出电极记录与 TD - LD 位置有关的净电势，揭示了它的演化。图 3.1.1 中的 1 和 9 分别描绘了肌纤维在产生 MFAP 之前和之后的静息状态。

随着 MFAP 远离运动终板，可以看到两个邻近的偶极子沿着肌纤维表面合到一起（TD - LD）。当 LD 进入电极近端，形成了引导边界的正极（图 3.1.1 中的 2 和 3）。两个邻近的电流阱接近，通过电极下面，形成较大的负极（图 3.1.1 中的 4 和 5）。由于 MFAP 持续移动，TD 对电极记录的电势产生较大影响。TD 的正电荷与复极化有关，决定了极性（图 3.1.1 中的 6）。MFAP 持续移动，LD 接近肌腱，后面是 TD。净电势由电势差决定（$r_1 - r_2$），距离远，净电势相对较小。电极记录的电势由于正电变小，因而 TD 的每一个电荷影响相对相同（图 3.1.1 中的 7）。然而，当 TD 的负电荷通过肌腱时，正电荷决定电极记录的电势。电势相对小，表现出较小的正极朝向 MFAP 的尾端（图 3.1.1 中的 8）。肌纤维-肌腱末端效应是 MFAP 的证据，但在更复杂干扰模式下区分度不大。尽管如此，它们贡献了表面 EMG（sEMG）的高频成分。肌纤维-肌腱末端效应在单电极记录 CMAP 也很重要，但在偶极子记录的空间滤波效应下减少了（没有消失）（Lateva et al.，1996；Farina et al.，2002；Dimitrova et al.，2002；Dimitrov et al.，2003）。

4.1 EMG 面积和斜率测量

梯形积分的简单算法：

$$\int_{t_1}^{t_n} y(t)\mathrm{d}t = \sum_{i=1}^{n} \frac{y_{i-1} + y_i}{2}\Delta t$$

其中，n 为数据点数量，是 t 时刻 EMG 数据值；Δt 为采样间隔，单位为 mV·s。振幅尺度（mV 或 μV）取决于 EMG 的大小，而时间尺度可以是秒或毫秒，取决于积分的间隔。

EMG 波形的数学积分也用于确定肌肉活动的增加速率。戈特利布（Gottlieb）和他的研究小组（1989）提示，EMG 上升相可以合理地估计为一小段时间的函数：

$$emg(t) = at^n$$

常数 a 未知，指数 n 大于 0。在较短时间间隔（T）的 EMG 线性包络曲线进行积分，戈特利布（Gottlieb）和他的研究小组（1989）把这个结果量表示为 Q：

$$Q = a\int_0^T t^n dt = a\frac{T^{n+1}}{n+1}$$

求出 a：

$$a = Q\frac{n+1}{T^{n+1}}$$

斜率上较大的低通截止频率作为时间（t）的函数持续地变化，最简单的替换方法是取特定时间间隔（T），两点间的弦作为斜率（m）。所选的间隔在 EMG 起始时间开始。结果斜率计算简化，因为在 $t_1 = 0$ 点，EMG 振幅为 0 [$emg\ (t_1) = 0$]。间隔的终点，$t_2 = T$，EMG 振幅为 $emg\ (T)$：

$$m = \frac{\Delta emg}{\Delta t} = \frac{emg(T)}{T}$$

把 $emg\ (T)\ = aT^n$ 代入等式：

$$m = \frac{aT^n}{T} = aT^{n-1}$$

如果把 a 的积分结果代入公式，求出斜率：

$$m = \frac{n+1}{T^2}Q$$

也就是说，一个较短时间间隔下的 EMG 积分结果能用来估计该时间间隔（T）的平均斜率。无论使用何种幂函数推导它，其结果都是相同的。观察到 30ms 的间隔长度适用于各种肌肉收缩条件，虽然弦斜率的单位是 mV/s，但必须记住，Q_{30} 是通过数值积分获得的，所以单位还是 mV·s。

4.2　互相关函数

互相关函数公式为：

$$R'_{xy}(\tau) = \frac{1}{T}\int_0^T x(t)\,y(t+\tau)\,\mathrm{d}t$$

$$R_{xy}(\tau) = \frac{R'_{xy}(\tau)}{\sqrt{R_{xx}(0)R_{yy}(0)}}$$

T 是信号的周期时间（Winter et al.，1994）。

第一个表达式 $R'_{xy}(\tau)$ 用下列步骤进行计算：①用一个延迟时间 $\tau=0$，乘以两个波形，得到乘积 $x(t)\,y(t)$；②用梯形积分找到乘积 $x(t)\,y(t)$ 下的面积，得到在一个延迟时间 $\tau=0$ 的非标准化的互相关值；③移动 $y(t)$ 一个延迟时间相位，得到 $y(t+\tau)$；④用 $x(t)$ 乘以 $y(t+\tau)$，得到 $x(t)\,y(t+\tau)$；⑤再一次用梯形积分找到乘积 $x(t)\,y(t+\tau)$ 下的面积，得到下一个延迟时间 τ 的非标准化的互相关值；⑥重复这些步骤，直至所有的连续的延迟时间 τ。

标准化表达式 $R_{xy}(\tau)$ 取 -1.0 和 $+1.0$ 之间的值，我们把 $R'_{xy}(\tau)$ 的每一点除以两个自相关函数 $R_{xx}(0)$ 和 $R_{yy}(0)$ 叉积的平方根。在延迟时间 $\tau=0$ 时，自相关函数等于：

$$R_{xx}(0) = \sum_{i=1}^{N}(x_i - \bar{x})^2$$

$$R_{yy}(0) = \sum_{i=1}^{N}(y_i - \bar{y})^2$$

最终结果产生 $R_{xy}(\tau)$。除非信号与自身互相关，那么用于计算互相关函数的方法同样适用于计算自相关函数。

4.3 傅里叶相关系数计算

下面我们逐步演示一下方波的傅里叶相关系数的计算 [图4.3.1（a）]。方波峰-峰电压振幅在 +V 和 V 之间，周期为 T，方波 $T/2$ 的位置与 y 轴重合：

$$f(t) = \begin{cases} -V, & -T/2 \leqslant t < 0 \\ +V, & 0 \leqslant t < T/2 \end{cases}$$

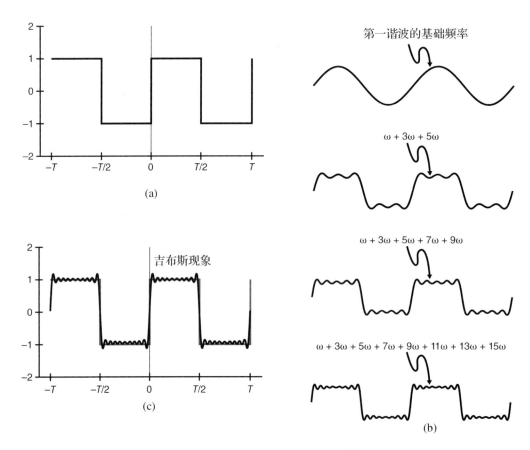

图 4.3.1 方波的傅里叶系数的计算

注：（a）方波峰-峰电压振幅在 +V 和 V 之间，周期为 T，方波 $T/2$ 的位置与 y 轴重合。（b）渐进地增加基本频率（ω）和它的高频谐波（$n \cdot \omega$，n 为奇数），用来合成方波。（c）傅里叶合成的波与原始方波重合，证明完全适合。合成波形在接近方波的角处增加振动，被定义为吉布斯现象

傅里叶相关系数 a_0、a_n 和 b_n 数值的推导如下所示。需注意的是，直流电路项等于一个半方波振幅，因而表示为"平均"值。

$$a_0 = \frac{1}{T} \int_{-T/2}^{+T/2} f(t)\, \mathrm{d}t$$

$$a_0 = \frac{1}{T} \left(\int_{-T/2}^{0} -V\mathrm{d}t + \int_{0}^{+T/2} V\mathrm{d}t \right)$$

$$a_0 = \frac{1}{T} \left[\left(-V\right)_{-T/2}^{0} + \left(V\right)_{0}^{+T/2} \right]$$

$$a_0 = \frac{1}{T} \left[-VT + VT \right]$$

$$a_0 = 0$$

对于所有 n 的取值，系数 a_n 为 0：

$$a_n = \frac{2}{T} \int_{-T/2}^{+T/2} f(t)\cos(n\omega t)\, \mathrm{d}t$$

$$a_n = \frac{2}{T} \left\{ \int_{-T/2}^{0} -V\cos(n\omega t)\mathrm{d}t + \int_{0}^{+T/2} V\cos(n\omega t)\mathrm{d}t \right\}$$

$$a_n = \frac{2}{T} \left\{ -V\left[n\omega\sin(n\omega t) \right]_{-T/2}^{0} + V\left[n\omega\sin(n\omega t) \right]_{0}^{+T/2} \right\}$$

$$a_n = \frac{2}{T} \left\{ -\frac{V}{n\omega}\left[\sin(n\omega t) \right]_{-T/2}^{0} + \frac{V}{n\omega}\left[\sin(n\omega t) \right]_{0}^{+T/2} \right\}$$

$$a_n = \frac{2}{T} \left\{ -\frac{V}{n\omega}\left[0 - \sin\left(-\frac{n\omega T}{2}\right) \right] + \frac{V}{n\omega}\left[\sin\left(\frac{n\omega T}{2}\right) - 0 \right] \right\}$$

请记住，$-\sin\left(-\theta\right) = \sin\left(\theta\right)$：

$$a_n = \frac{2}{T} \left\{ -\frac{V}{n\omega}\left[\sin\left(\frac{n\omega T}{2}\right) \right] + \frac{V}{n\omega}\left[\sin\left(\frac{n\omega T}{2}\right) \right] \right\}$$

$$a_n = 0$$

系数 b_n 仅为奇数 $(2n-1)$ 时存在：

$$b_n = \frac{2}{T} \int_{-T/2}^{+T/2} f(t)\sin(n\omega t)\, \mathrm{d}t$$

$$b_n = \frac{2}{T}\left\{\int_{-T/2}^{0} -V\sin(n\omega t)dt + \int_{0}^{+T/2} V\sin(n\omega t)dt\right\}$$

$$b_n = \frac{2}{T}\left\{-V\left[\frac{1}{n\omega}\cos(n\omega t)\right]_{-T/2}^{0} + V\left[\frac{1}{n\omega}\cos(n\omega t)\right]_{0}^{+T/2}\right\}$$

$$b_n = \frac{2}{T}\left\{\frac{V}{n\omega}[\cos(n\omega t)]_{-T/2}^{0} - \frac{V}{n\omega}[\cos(n\omega t)]_{0}^{+T/2}\right\}$$

$$b_n = \frac{2}{T}\left\{\frac{V}{n\omega}\left[1-\cos\left(-\frac{n\omega T}{2}\right)\right] - \frac{V}{n\omega}\left[\cos\left(\frac{n\omega T}{2}\right)-1\right]\right\}$$

请记住，$-\cos(-\theta) = \cos(\theta)$：

$$b_n = \frac{2}{T}\left\{\frac{V}{n\omega}\left[1-\cos\left(\frac{n\omega T}{2}\right)\right] - \frac{V}{n\omega}\left[\cos\left(\frac{n\omega T}{2}\right)-1\right]\right\}$$

$$b_n = \frac{2}{T}\left\{\frac{V}{n\omega}\left[1-\cos\left(\frac{n\omega T}{2}\right)\right] + \frac{V}{n\omega}\left[1-\cos\left(\frac{n\omega T}{2}\right)\right]\right\}$$

$$b_n = \frac{2V}{n\omega T}\left[2-2\cos\left(\frac{n\omega T}{2}\right)\right]$$

把 a_0、a_n 和 b_n 代入总公式：

$$f(t) = \frac{a_0}{2} + \sum_{n=1}^{\infty}\left[a_n\cos(n\omega t) + b_n\sin(n\omega t)\right]$$

既然 $a_0 = 0$：

$$f(t) = \frac{0}{2} + \sum_{n=1}^{\infty}\left\{0\cos(n\omega t) + \frac{2V}{n\omega T}\left[2-2\cos\left(\frac{n\omega T}{2}\right)\right]\sin(n\omega t)\right\}$$

$$f(t) = \sum_{n=1}^{\infty}\left\{\frac{2V}{n\omega T}\left[2-2\cos\left(\frac{n\omega T}{2}\right)\right]\sin(n\omega t)\right\}$$

简化计算，因为 $\omega = 2\pi/T$，所以 $\omega T/2 = \pi$：

$$f(t) = \sum_{n=1}^{\infty}\left\{\frac{V}{n\pi}\left[2-2\cos(n\pi)\right]\sin(n\omega t)\right\}$$

扩展傅里叶序列到前 5 个周期，可以知道，系数 b_n 仅为奇数（$2n-1$）时存在，因为当 n 为偶数时等于 $+1$，n 为奇数时等于 -1。

$$f(t) = \frac{4V}{\pi}\sin(\omega t) + \frac{4V}{3\pi}\sin(3\omega t) + \frac{4V}{5\pi}\sin(5\omega t) + \cdots + \frac{4V}{n\pi}\sin(n\omega t)$$

$$f(t) = \frac{4V}{\pi}\left[\sin(\omega t) + \frac{1}{3}\sin(3\omega t) + \frac{1}{5}\sin(5\omega t) + \cdots + \frac{1}{n}\sin(n\omega t)\right]$$

图4.3.1（b）说明，通过逐渐增加额外的序列周期（2n-1），合成傅里叶方波。傅里叶合成的波与图4.3.1（a）的原始方波重叠［图4.3.1（c）］。当序列相交时，傅里叶序列和方波之间误差平方最小；当 n 趋向于无限大时（n→∞），误差趋近于零。选用方波可以说明另外一个概念——方波的角。方波的角定义为不连续性，因为它是函数 f(x) 的一个断点。傅里叶序列展示了在不连续点附近的振动，被定义为吉布斯现象（Gibbs phenomenon）。图4.3.1（c）揭示了序列中纳入更多的项，并不显著降低误差，只会促进振动误差趋向不连续方向。

参考文献

Aagaard, P., E.B. Simonsen, J.L. Andersen, P. Magnusson, and P. Dyhre-Poulsen. 2002. Neural adaptation to resistance training: changes in evoked V-wave and H-reflex responses. *Journal of Applied Physiology* 92: 2309-2318.

Abbs, J.H., V.L. Gracco, and C. Blair. 1984. Functional muscle partitioning during voluntary movement: facial muscle activity for speech. *Experimental Neurology* 85: 469-479.

Aiello, I., G.F. Sau, M. Bissakou, S. Patraskakis, and S. Traccis. 1986. Standardization of changes in M-wave area to repetitive nerve stimulation. *Electromyography and Clinical Neurophysiology* 26: 529-532.

Aiello, I., G. Serra, G. Rosati, and V. Tugnoli. 1982. A quantitative method to analyze the H reflex latencies from vastus medialis muscle: normal values. *Electromyography and Clinical Neurophysiology* 22: 251-254.

Akaboshi, K., Y. Masakado, and N. Chino. 2000. Quantitative EMG and motor unit recruitment threshold using a concentric needle with a quadrifilar electrode. *Muscle & Nerve* 23: 361-367.

Al-Jawayed, I.A., M. Sabbahi, B.R. Etnyre, and S. Hasson. 1999. The H-reflex modulation in lying and a semi-reclining (sitting) position. *Clinical Neurophysiology* 110: 2044-2048.

Alkner, B.A., P.A. Tesch, and H.E. Berg. 2000. Quadriceps EMG/force relationship in knee extension and leg press. *Medicine and Science in Sports and Exercise* 32: 459-463.

Allison, G.T. 2003. Trunk muscle onset detection technique for EMG signals with ECG artefact. *Journal of Electromyography and Kinesiology* 13: 209-216.

Allison, S.C., and L.D. Abraham. 1995. M-wave stability in H-reflex testing: analysis of three rejection criteria. *Electromyography and Clinical Neurophysiology* 35: 165-168.

Al-Mutawaly, N., H. De Bruin, and G. Hasey. 2003. The effects of pulse configuration on magnetic stimulation. *Journal of Clinical Neurophysiology* 20: 361-370.

Aminoff, M.J. 1998. *Electromyography in clinical practice*. 3rd ed. New York: Churchill Livingstone.

An, K-N., W.P. Cooney, E.Y. Chao, L.J. Askew, and J.R. Daube. 1983. Determination of forces in extensor pollicis longus and flexor pollicis longus of the thumb. *Journal of Applied Physiology* 54: 714-719.

Andersen, J.L. 2003. Muscle fibre type adaptation in the elderly human muscle. *Scandinavian Journal of Medicine and Science in Sports* 13: 40-47.

Andersson, E.A., J. Nilsson, and A. Thorstensson. 1997. Intramuscular EMG from the hip flexor muscles during human locomotion. *Acta Physiologica Scandinavica* 161: 361-370.

Andreassen, S., and L. Arendt-Nielsen. 1987. Muscle fibre conduction velocity in motor units of the human anterior tibial muscle: a new size principle parameter. *Journal of Physiology* 391: 561-571.

Andreassen, S., and A. Rosenfalck. 1978. Recording from a single motor unit during strong effort. *IEEE Transactions on Biomedical Engineering* 25: 501-508.

Aoki, F., H. Nagasaki, and R. Nakamura. 1986. The relation of integrated EMG of the triceps brachii to force in rapid elbow extension. *Tohoku Journal of Experimental Medicine* 149: 287-291.

Arendt-Nielsen, L., N. Gantchev, and T. Sinkjaer. 1992. The influence of muscle length on muscle fibre conduction velocity and development of muscle fatigue. *Electroencephalography and Clinical Neurophysiology* 85: 166-172.

Arendt-Nielsen, L., and K.R. Mills. 1988. Muscle fiber conduction velocity, mean power frequency, mean EMG voltage and force during submaximal fatiguing contractions of human quadriceps. *European Journal of Applied Physiology* 58: 20-25.

Arendt-Nielsen, L., and M. Zwarts. 1989. Measurement of muscle fiber conduction velocity in humans: techniques and applications. *Journal of Clinical Neurophysiology* 6: 173-190.

Arnall, F.A., G.A. Koumantakis, J.A. Oldham, and R.G. Cooper. 2002. Between-days reliability of electromyographic measures of paraspinal muscle fatigue at 40, 50 and 60% levels of maximal voluntary contractile force. *Clinical Rehabilitation* 16: 761-771.

Arnaud, S., M.C. Zattara-Hartmann, C. Tomei, and Y. Jammes. 1997. Correlation between muscle metabolism and changes in M-wave and surface electromyogram: dynamic constant load leg exercise in untrained subjects. *Muscle & Nerve* 20: 1197-1199.

Arsenault, A.B., D.A. Winter, and R.G. Marteniuk. 1986a. Bilateralism of EMG profiles in human locomotion. *American Journal of Physical Medicine* 65: 1-16.

Arsenault, A.B., D.A. Winter, and R.G. Marteniuk. 1986b. Is there a "normal" profile of EMG activity in gait? *Medical and Biological Engineering and Computing* 24: 337-343.

Arsenault, A.B., D.A. Winter, R.G. Marteniuk, and K.C. Hayes. 1986c. How many strides are required for the analysis of electromyographic data in gait? *Scandinavian Journal of Rehabilitation Medicine* 18: 133-135.

Babault, N., M. Pousson, A. Michaut, and J. Van Hoecke. 2003. Effect of quadriceps femoris muscle length on neural activation during isometric and concentric contractions. *Journal of Applied Physiology* 94: 983-990.

Baratta, R.V., M. Solomonow, B-H. Zhou, and M. Zhu. 1998. Methods to reduce the variability of EMG power spectrum estimates. *Journal of Electromyography and Kinesiology* 8: 279-285.

Barbeau, H., V. Marchand-Pauvert, S. Meunier, G. Nicolas, and E. Pierrot-Deseilligny. 2000. Posture-related changes in heteronymous recurrent inhibition from quadriceps to ankle muscles in humans. *Experimental Brain Research* 130: 345-361.

Baret, M., R. Katz, J.C. Lamy, A. Penicaud, and I. Wargon. 2003. Evidence for recurrent inhibition of reciprocal inhibition from soleus to tibialis anterior in man. *Experimental Brain Research* 152: 133-136.

Barkhaus, P.E., and S.D. Nandedkar. 1996. On the selection of concentric needle electromyogram motor unit action potentials: is the rise time criterion too restrictive? *Muscle & Nerve* 19: 1554-1560.

Barnes, W.S. 1980. The relationship of motor-unit activation to isokinetic muscular contraction at different contractile velocities. *Physical Therapy* 60: 1152-1158.

Barron, S.A., J. Mazliah, and E. Bental. 1987. The minimum F-response latency: results from 10,000 stimuli of normal ulnar nerves. *Electromyography and Clinical Neurophysiology* 27: 499-501.

Basgoze, O., K.Y. Gokce, and S. Narman. 1986. Effects of ice on the amplitude of M wave in distal latency. *Electromyography and Clinical Neurophysiology* 26: 729-734.

Basmajian, J.V., H.C. Clifford, W.D. McLeod, and H.N. Nunnally. 1975. *Computers in electromyography.* Boston: Butterworths.

Basmajian, J.V., W.J. Forrest, and G. Shine. 1966. A simple connector for fine-wire EMG electrodes. *Journal of Applied Physiology* 21: 1680.

Basmajian, J.V., and G. Stecko. 1962. A new bipolar electrode for electromyography. *Journal of Applied Physiology* 17: 849.

Baum, B.S., and L. Li. 2003. Lower extremity muscle activities during cycling are influenced by load and frequency. *Journal of Electromyography and Kinesiology* 13: 181-190.

Bazzy, A.R., J.B. Korten, and G.G. Haddad. 1986. Increase in electromyogram low-frequency power in nonfatigued contracting skeletal muscle. *Journal of Applied Physiology* 61: 1012-1017.

Beck, T.W., T.J. Housh, G.O. Johnson, J.P. Weir, J.T. Cramer, J.W. Coburn, and M.H. Malek. 2005. The effects of inter-electrode distance on electromyographic amplitude and mean power frequency during isokinetic and isometric muscle actions of the biceps brachii. *Journal of Electromyography and Kinesiology* 15: 482-495.

Bell, D. 1993. The influence of air temperature on the EMG/force relationship of the quadriceps. *European Journal of Applied Physiology* 67: 256-260.

Bellemare, F., and N. Garzaniti. 1988. Failure of neuromuscular propagation during human maximal voluntary contraction. *Journal of Applied Physiology* 64: 1084-1093.

Bendat, J.S., and A.G. Piersol. 1971. *Random data: analysis and measurement procedures.* New York: Wiley.

Benecke, R. 1996. Magnetic stimulation in the assessment of peripheral nerve disorders. *Bailliere's Clinical Neurology* 5: 115-128.

Benedetti, M.G., F. Catani, T.W. Bilotta, M. Marcacci, E. Mariani, and S. Giannini. 2003. Muscle activation pattern and gait biomechanics after total knee replacement. *Clinical Biomechanics (Bristol, Avon)* 18: 871-876.

Bennell, K., M. Duncan, and S. Cowan. 2006. Effect of patellar taping on vasti onset timing, knee kinematics, and kinetics in asymptomatic individuals with a delayed onset of vastus medialis oblique. *Journal of Orthopaedic Research* 24: 1854-1860.

Benoit, D.L., M. Lamontagne, G. Cerulli, and A. Liti. 2003. The clinical significance of electromyography normalisation techniques in subjects with anterior cruciate ligament injury during treadmill walking. *Gait & Posture* 18: 56-63.

Berardelli A., M. Hallett, J.C. Rothwell, R. Agostino, M. Manfredi, P.D. Thompson, and C.D. Marsden. 1996. Single-joint rapid arm movements in normal subjects and in patients with motor disorders. *Brain* 119 (Pt 2): 661-674.

Bigland, B., and O.C.J. Lippold. 1954. The relation between force, velocity and human integrated electrical activity in human muscles. *Journal of Physiology* 123: 214-224.

Bigland-Ritchie, B. 1979. Factors contributing to quantitative surface electromyographic recording and how they are affected by fatigue. *American Review of Respiratory Disease* 119: 95-97.

Bigland-Ritchie, B., R. Johansson, O.C.J. Lippold, S. Smith, and J.J. Woods. 1983. Changes in motoneurone firing rates during sustained maximal voluntary contractions. *Journal of Physiology* 340: 335-346.

Bigland-Ritchie, B., C.G. Kukulka, O.C. Lippold, and J.J. Woods. 1982. The absence of neuromuscular transmission failure in sustained maximal voluntary contractions. *Journal of Physiology* 330: 265-278.

Bilodeau, M., A.B. Arsenault, D. Gravel, and D. Bourbonnais. 1992. Influence of gender on the EMG power spectrum during an increasing force level. *Journal of Electromyography and Kinesiology* 2: 121-129.

Bilodeau, M., M. Cincera, A.B. Arsenault, and D. Gravel. 1997. Normality and stationarity of EMG signals during ramp and step isometric contraction. *Journal of Electromyography and Kinesiology* 7: 87-96.

Bilodeau, M., S. Schindler-Ivens, D.M. Williams, R. Chandran, and S.S. Sharma. 2003. EMG frequency content changes with increasing force and during fatigue in the quadriceps femoris muscle of men and women. *Journal of Electromyography and Kinesiology* 13: 83-92.

Biro, A., L. Griffin, and E. Cafarelli. 2006. Reflex gain of muscle spindle pathways during fatigue. *Experimental Brain Research* 177: 157-166.

Blanksma, N.G., and T.M.G.J. van Eijden. 1990. Electromyographic heterogeneity in the human temporalis muscle. *Journal of Dental Research* 69: 1686-1690.

Blijham, P.J., G.J. Hengstman, H.J. Ter Laak, B.G. van Engelen, and M.J. Zwarts. 2004. Muscle-fiber conduction velocity and electromyography as diagnostic tools in patients with suspected inflammatory myopathy: a prospective study. *Muscle & Nerve* 29: 46-50.

Blom, S., K.E. Hagbarth, and S. Skoglund. 1964. Post-tetanic potentiation of H-reflexes in human infants. *Experimental Neurology* 89: 198-211.

Bodine-Fowler, S., A. Garfinkel, R.R. Roy, and V.R. Edgerton. 1990. Spatial distribution of muscle fibers within the territory of a motor unit. *Muscle & Nerve* 13: 1133-1145.

Bogey, R., K. Cerny, and O. Mohammed. 2003. Repeatability of wire and surface electrodes in gait. *American Journal of Physical Medicine* 82: 338-344.

Bogey, R.A., J. Perry, E.L. Bontrager, and J.K. Gronley. 2000. Comparison of across-subject EMG profiles using surface and multiple indwelling wire electrodes during gait. *Journal of Electromyography and Kinesiology* 10: 255-259.

Bonato, P., M.S. Cheng, J. Gonzalez-Cueto, A. Leardini, J. O'Connor, and S.H. Roy. 2001. EMG-based measures of fatigue during a repetitive squat exercise. *IEEE Engineering and Medicine in Biology Magazine* 20: 133-143.

Bouisset, S. 1973. EMG and muscle force in normal motor activities. In *New developments in electromyography and clinical neurophysiology,* ed. Desmedt, J.E. (1: 547-583). Basel: Karger.

Bouisset, S., and F. Goubel. 1973. Integrated electromyographical activity and muscle work. *Journal of Applied Physiology* 35: 695-702.

Bouisset, S., and B. Maton. 1972. Quantitative relationship between surface EMG and intramuscular electromyographic activity in voluntary movement. *American Journal of Physical Medicine* 51: 285-295.

Bower, J.S., T.G. Sandercock, E. Rothman, P.H. Abbrecht, and D.R. Dantzker. 1984. Time domain analysis of diaphragmatic electromyogram during fatigue in men. *Journal of Applied Physiology* 57: 913-916.

Boyd, D.C., P.D. Lawrence, and P.J.A. Bratty. 1978. On modeling the single motor unit action potential. *IEEE Transactions on Biomedical Engineering* 25: 236-243.

Braddom, R.L., and E.W. Johnson. 1974. H reflex: review and classification with suggested clinical uses. *Archives of Physical Medicine and Rehabilitation* 55: 412-417.

Broman, H., G. Bilotto, and C.J. De Luca. 1985a. A note on the noninvasive estimation of muscle fiber conduction velocity. *IEEE Transactions on Biomedical Engineering* 32: 341-344.

Broman, H., G. Bilotto, and C.J. De Luca. 1985b. Myoelectric signal conduction velocity and spectral parameters: influence of force and time. *Journal of Applied Physiology* 58: 1428-1437.

Bronks, R., and J.M. Brown. 1987. IEMG/force relationships in rapidly contracting human hand muscles. *Electromyography and Clinical Neurophysiology* 27: 509-515.

Brooke, J.D., W.E. McIlroy, M. Miklic, W.R. Staines, J.E. Misiaszek, G. Peritore, and P. Angerilli. 1997. Modulation of H reflexes in human tibialis anterior muscle with passive movement. *Brain Research* 766: 236-239.

Brooke, J.D., G. Peritore, W.R. Staines, W.E. McIlroy, and A. Nelson. 2000. Upper limb H reflexes and somatosensory evoked potentials modulated by movement. *Journal of Electromyography and Kinesiology* 10: 211-215.

Brown, S.H., and J.D. Cooke. 1981. Amplitude- and instruction-dependent modulation of movement-related electromyogram activity in humans. *Journal of Physiology* 316: 97-107.

Brown, W.F. 1984. *The physiological and technical basis of electromyography.* Boston: Butterworths.

Buchthal, F., C. Guld, and P. Rosenfalck. 1957. Volume conduction of the spike of the motor unit potential investigated with a new type of multieletrode. *Acta Physiologica Scandinavica* 38: 331-354.

Buchthal, F., P. Pinelli, and P. Rosenfalck. 1954. Action potential parameters in normal human muscle and their physiological determinants. *Acta Physiologica Scandinavica* 32: 219-229.

Buchthal, F., and P. Rosenfalck. 1973. On the structure of motor units. In *New developments in electromyography and clinical neurophysiology,* ed. Desmedt, J.E. Basel: Karger.

Bulgheroni, P., M.V. Bulgheroni, L. Andrini, P. Guffanti, and A. Giughello. 1997. Gait patterns after anterior cruciate ligament reconstruction. *Knee Surgery, Sports Traumatology, Arthroscopy* 5: 14-21.

Burden, A.M., M. Trew, and V. Baltzopoulos. 2003. Normalisation of gait EMGs: a re-examination. *Journal of Electromyography and Kinesiology* 13: 519-532.

Burke, D., R.W. Adams, and N.F. Skuse. 1989. The effects of voluntary contraction on the H reflex of human limb muscles. *Brain* 112: 417-433.

Burke, R.E., P. Rudomin, and F.E. Zajac III. 1970. Catch property in single mammalian motor units. *Science* 168: 122-124.

Cahan, L.D., J.M. Adams, J. Perry, and L.M. Beeler. 1990. Instrumented gait analysis after selective dorsal rhizotomy. *Developmental Medicine and Child Neurology* 32: 1037-1043.

Calder, K., L.A. Hall, S.M. Lester, G.I. Inglis, and D.A. Gabriel. 2005. Reliability of the biceps brachii M-wave. *Journal of NeuroEngineering and Rehabilitation* 2:33. http://www.jneuroengrehab.com/content/2/1/33.

Callaghan, M.J., C.J. McCarthy, and J.A. Oldham. 2001. Electromyographic fatigue characteristics of the quadriceps in patellofemoral pain syndrome. *Manual Therapy* 6: 27-33.

Campanini, I., A. Merlo, P. Degola, R. Merletti, G. Vezzosi, and D. Farina. 2006. Effect of electrode location on EMG signal envelope in leg muscles during gait. *Journal of Electromyography and Kinesiology* 17(4): 515-526.

Carp, J.S., and J.R. Wolpaw. 1995. Motoneuron properties after operantly conditioned increase in primate H-reflex. *Journal of Neurophysiology* 73: 1365-1373.

Cavallari, P., E. Fournier, R. Katz, K. Malmgren, E. Pierrot-Deseilligny, and M. Shindo. 1985. Cutaneous facilitation of transmission in Ib reflex pathways in the human upper limb. *Experimental Brain Research* 60: 197-199.

Chaffin, D.B., M. Lee, and A. Freivalds. 1980. Muscle strength assessment from EMG analysis. *Medicine and Science in Sports and Exercise* 12: 205-211.

Chang, W.N., J.S. Lipton, A.I. Tsirikos, and F. Miller. 2007. Kinesiological surface electromyography in normal children: range of normal activity and pattern analysis. *Journal of Electromyography and Kinesiology* 17: 437-445.

Chau, T. 2001. A review of analytical techniques for gait data. Part 2: Neural network and wavelet methods. *Gait & Posture* 13: 102-120.

Chen, R., B. Corwell, and M. Hallett. 1999. Modulation of motor cortex excitability by median nerve and digit stimulation. *Experimental Brain Research* 129: 77-86.

Christie, A.D., J.G. Inglis, J.P. Boucher, and D.A. Gabriel. 2005. Reliability of the FCR H-reflex. *Journal of Clinical Neurophysiology* 22: 204-209.

Christie, A., and G. Kamen. 2006. Doublet discharges in motoneurons of young and older adults. *Journal of Neurophysiology* 95: 2787-2795.

Chroni, E., N. Taub, and C.P. Panayiotopoulos. 1996. The importance of sample size for the estimation of F wave latency parameters in the peroneal nerve. *Electroencephalography and Clinical Neurophysiology* 101: 375-378.

Clancy, E.A., D. Farina, and R. Merletti. 2005. Cross-comparison of time- and frequency-domain methods for monitoring the myoelectric signal during a cyclic, force-varying, fatiguing hand-grip task. *Journal of Electromyography and Kinesiology* 15: 256-265.

Clancy, E.A., and N. Hogan. 1999. Probability density of the surface electromyogram and its relation to amplitude detectors. *IEEE Transactions on Biomedical Engineering* 46: 730-739.

Clancy, E.A., E.L. Morin, and R. Merletti. 2002. Sampling, noise-reduction and amplitude estimation issues in surface electromyography. *Journal of Electromyography and Kinesiology* 12: 1-16.

Cooper, R. 1963. Electrodes. *American Journal of EEG Technology* 3: 91-101.

Cowan, S.M., K.L. Bennell, P.W. Hodges, K.M. Crossley, and J. McConnell. 2001. Delayed onset of electromyographic activity of vastus medialis obliquus relative to vastus lateralis in subjects with patellofemoral pain syndrome. *Archives of Physical Medicine and Rehabilitation* 82: 183-189.

Cracco, R.Q., J.B. Cracco, P.J. Maccabee, and V.E. Amassian. 1999. Cerebral function revealed by transcranial magnetic stimulation. *Journal of Neuroscience Methods* 86: 209-219.

Craik, R.L., and C.A. Oatis. 1995. *Gait analysis: theory and application.* St. Louis: Mosby.

Cram, J.R., G.S. Kasman, and J. Holtz. 1998. *Introduction to surface electromyography.* Gaithersburg, MD: Aspen.

Crayton, J.W., and S. King. 1981. Inter-individual variability of the H-reflex in normal subjects. *Electromyography and Clinical Neurophysiology* 21: 183-200.

Crone, C., L.L. Johnsen, H. Hultborn, and G.B. Orsnes. 1999. Amplitude of the maximum motor response (Mmax) in human muscles typically decreases during the course of an experiment. *Experimental Brain Research* 124: 265-270.

Crone, C., and J. Nielsen. 1989. Methodological implications of the post activation depression of the soleus H-reflex in man. *Experimental Brain Research* 78: 28-32.

Cruz Martinez, A., and J.M. López Terradas. 1992. Motor unit remodelling in Duchenne muscular dystrophy. Electrophysiological assessment. *Electromyography and Clinical Neurophysiology* 32: 351-358.

Cupido, C.M., V. Galea, and A.J. McComas. 1996. Potentiation and depression of the M wave in human biceps brachii. *Journal of Physiology* 491 (Pt 2): 541-550.

Currier, D.P. 1972. Maximal isometric tension of the elbow extensors at varied positions. 2. Assessment of extensor components by quantitative electromyography. *Physical Therapy* 52: 1265-1276.

Darling, W.G., J.D. Cooke, and S.H. Brown. 1989. Control of simple arm movements in elderly humans. *Neurobiology of Ageing* 10: 149-157.

Daube, J.R. 1991. AAEM minimonograph #11: needle examination in clinical electromyography. *Muscle & Nerve* 14: 685-700.

Day, B.L., C.D. Marsden, J.A. Obeso, and J.C. Rothwell. 1984. Reciprocal inhibition between the muscles of the human forearm. *Journal of Physiology* 349: 519-534.

De la Barrera, E.J., and T.E. Milner. 1994. The effects of skinfold thickness on the selectivity of surface EMG. *Electroencephalography and Clinical Neurophysiology* 93: 91-99.

De Luca, C.J. 1979. Physiology and mathematics of myoelectric signals. *IEEE Transactions on Biomedical Engineering* 26: 313-325.

De Luca, C.J., and R. Merletti. 1988. Surface myoelectric signal cross-talk among muscles of the leg. *Electroencephalography and Clinical Neurophysiology* 69: 568-575.

De Luca, C.J., and E.J. Van Dyk. 1975. Derivation of some parameters of myoelectric signals recorded during sustained constant force isometric contractions. *Biophysical Journal* 15: 1167-1180.

Delcomyn, F., and J.H. Cocatre-Zilgien. 1992. Computer method for identifying bursts in trains of spikes. In *Methods in Neurosciences* Vol. 10, *Computer and computations in the neurosciences,* ed. Conn, M. (pp. 228-240). New York: Academic Press.

deVries, H.A. 1968. EMG fatigue curves in postural muscles. A possible etiology for idiopathic low back pain. *American Journal of Physical Medicine* 47: 175-181.

deVries, H.A., R.K. Burke, R.T. Hopper, and J.H. Sloan. 1976. Relationship of resting EMG level to total body metabolism with reference to the origin of "tissue noise." *American Journal of Physical Medicine* 55: 139-147.

deVries, H.A., R.A. Wiswell, R. Bulbulian, and T. Moritani. 1981. Tranquilizer effect of exercise. Acute effects of moderate aerobic exercise on spinal reflex activation level. *American Journal of Physical Medicine* 60: 57-66.

DiFabio, R.P. 1987. Reliability of computerized surface electromyography for determining the onset of muscle activity. *Physical Therapy* 67: 43-48.

Dimitrov, G.V., and N.A. Dimitrova. 1998. Fundamentals of power spectra of extracellular potentials produced by skeletal muscle fibre of finite length. Part I: Effect of fiber anatomy. *Medical Engineering and Physics* 20: 580-587.

Dimitrov, G.V., C. Disselhorst-Klug, N.A. Dimitrova, E. Schulte, and G. Rau. 2003. Simulation analysis of the ability of different types of multi-electrodes to increase selectivity of detection and to reduce cross-talk. *Journal of Electromyography and Kinesiology* 13: 125-138.

Dimitrova, N.A., and G.V. Dimitrov. 2003. Interpretation of EMG changes with fatigue: facts, pitfalls, and fallacies. *Journal of Electromyography and Kinesiology* 13: 13-36.

Dimitrova, N.A., G.V. Dimitrov, and Z.C. Lateva. 1991. Influence of the fiber length on the power spectra of single muscle fiber extracellular potentials. *Electromyography and Clinical Neurophysiology* 31: 387-398.

Dimitrova, N.A., G.V. Dimitrov, and O.A. Nikitin. 2001. Longitudinal variations of characteristic frequencies of skeletal muscle fiber potentials detected by a bipolar electrode or multi-electrode. *Journal of Medical Engineering and Technology* 25: 34-40.

Dimitrova, N.A., G.V. Dimitrov, and O.A. Nikitin. 2002. Neither high-pass filtering nor mathematical differentiation of the EMG signals can considerably reduce cross-talk. *Journal of Electromyography and Kinesiology* 12: 235-246.

Doud, J.R., and J.M. Walsh. 1995. Muscle fatigue and muscle length interaction: effect on the EMG frequency components. *Electromyography and Clinical Neurophysiology* 35: 331-339.

Drake, J.D.M., and J.P. Callaghan. 2006. Elimination of electrocardiogram from electromyogram signals: an evaluation of currently used removal techniques. *Journal of Electromyography and Kinesiology* 16: 175-187.

Dubo, H.I., M. Peat, D.A. Winter, A.O. Quanbury, D.A. Hobson, T. Steinke, and G. Reimer. 1976. Electromyographic temporal analysis of gait: normal human locomotion. *Archives of Physical Medicine and Rehabilitation* 57: 415-420.

Dubowitz, V., and M.H. Brooke. 1973. *Muscle biopsy: a modern approach.* Philadelphia: Saunders.

Duchateau, J., S. Le Bozec, and K. Hainaut. 1986. Contributions of slow and fast muscles of triceps surae to a cyclic movement. *European Journal of Applied Physiology* 55: 476-481.

Duclay, J., and A. Martin. 2005. Evoked H-reflex and V-wave responses during maximal isometric, concentric, and eccentric muscle contraction. *Journal of Neurophysiology* 94: 3555-3562.

Dumitru, D. 2000. Physiologic basis of potentials recorded in electromyography. *Muscle & Nerve* 23: 1667-1685.

Dumitru, D., and J.C. King. 1992. Far-field potentials in circular volumes: evidence to support the leading/trailing dipole model. *Muscle & Nerve* 15: 101-105.

Dwyer, D., J. Browning, and S. Weinstein. 1999. The reliability of muscle biopsies taken from vastus lateralis. *Journal of Science and Medicine in Sport* 2: 333-340.

Ebenbichler, G.R., P. Bonato, S.H. Roy, S. Lehr, M. Posch, J. Kollmitzer, and C.U. Della. 2002. Reliability of EMG time-frequency measures of fatigue during repetitive lifting. *Medicine and Science in Sports and Exercise* 34: 1316-1323.

Ebenbichler, G., J. Kollmitzer, M. Quittan, F. Uhl, C. Kirtley, and V. Fialka. 1998. EMG fatigue patterns accompanying isometric fatiguing knee-extensions are different in mono- and bi-articular muscles. *Electroencephalography and Clinical Neurophysiology* 109: 256-262.

Eberstein, A., and B. Beattie. 1985. Simultaneous measurement of muscle conduction velocity and EMG power spectrum changes during fatigue. *Muscle & Nerve* 8: 768-773.

Edstrom, L., and E. Kugelberg. 1968. Histochemical composition, distribution of fibres and fatiguability of single motor units. Anterior tibial muscle of the rat. *Journal of Neurology, Neurosurgery and Psychiatry* 31: 424-433.

Edwards, R.G., and O.J. Lippold. 1956. The relation between force and integrated electrical activity in fatigued muscle. *Journal of Physiology* 132: 677-681.

Eisen, A., and K. Odusote. 1979. Amplitude of the F wave: a potential means of documenting spasticity. *Neurology* 29: 1306-1309.

Eke-Okoro, S.T. 1982. The H-reflex studied in the presence of alcohol, aspirin, caffeine, force and fatigue. *Electromyography and Clinical Neurophysiology* 22: 579-589.

Elfving, B., D. Liljequist, E. Mattsson, and G. Németh. 2002. Influence of interelectrode distance and force level on the spectral parameters of surface electromyographic recordings from the lumbar muscles. *Journal of Electromyography and Kinesiology* 12: 295-304.

Elfving, B., G. Nemeth, I. Arvidsson, and M. Lamontagne. 1999. Reliability of EMG spectral parameters in repeated measurements of back muscle fatigue. *Journal of Electromyography and Kinesiology* 9: 235-243.

Ellrich, J., H. Steffens, R.D. Treede, and E.D. Schomburg. 1998. The Hoffmann reflex of human plantar foot muscles. *Muscle & Nerve* 21: 732-738.

Ellrich, J., and R.D. Treede. 1998. Convergence of nociceptive and non-nociceptive inputs onto spinal reflex pathways to the tibialis anterior muscle in humans. *Acta Physiologica Scandinavica* 163: 391-401.

English, A.W., and O.I. Weeks. 1989. Electromyographic cross-talk within a compartmentalized muscle of the cat. *Journal of Physiology* 416: 327-336.

English, A.W., S.L. Wolf, and R.L. Segal. 1993. Compartmentalization of muscles and their motor nuclei: the partitioning hypothesis. *Physical Therapy* 73: 857-867.

Espiritu, M.G., C.S. Lin, and D. Burke. 2003. Motoneuron excitability and the F wave. *Muscle & Nerve* 27: 720-727.

Etnyre, B.R., and L.D. Abraham. 1986. H-reflex changes during static stretching and two variations of proprioceptive neuromuscular facilitation techniques. *Electroencephalography and Clinical Neurophysiology* 63: 174-179.

Farina, D., F. Leclerc, L. Arendt-Nielsen, O. Buttelli, and P. Madeleine. 2006. The change in spatial distribution of upper trapezius muscle activity is correlated to contraction duration. *Journal of Electromyography and Kinesiology* 18: 16-25.

Farina, D., and R. Merletti. 2000. Comparison of algorithms for estimation of EMG variables during voluntary isometric contractions. *Journal of Electromyography and Kinesiology* 10: 337-349.

Farina, D., and R. Merletti. 2004. Methods for estimating muscle fibre conduction velocity from surface electromyographic signals. *Medical and Biological Engineering and Computing* 42: 432-445.

Farina, D., R. Merletti, B. Indino, M. Nazzaro, and M. Pozzo. 2002. Surface EMG crosstalk between knee extensor muscles: experimental and model results. *Muscle & Nerve* 26: 681-695.

Feinstein, B., B. Lindegard, E. Nyman, and G. Wohlfart. 1955. Morphologic studies of motor units in normal human muscles. *Acta Anatomica* 23: 127-142.

Fiorito, A., S. Rao, and R. Merletti. 1994. Analogue and digital instruments for non-invasive estimation of muscle fiber conduction velocity. *Medical and Biological Engineering and Computing* 32: 521-529.

Fisher, M.A. 1982. F response latency determination. *Muscle & Nerve* 5: 730-734.

Fisher, M.A. 1992. AAEM minimonograph #13. H reflexes and F waves: physiology and clinical indications. *Muscle & Nerve* 15: 1223-1233.

Floeter, M.K., and A.F. Kohn. 1997. H-reflexes of different sizes exhibit differential sensitivity to low frequency depression. *Electroencephalography and Clinical Neurophysiology* 105: 470-475.

Forsman, M., L. Birch, Q. Zhang, and R. Kadefors. 2001. Motor unit recruitment in the trapezius muscle with special reference to coarse arm movements. *Journal of Electromyography and Kinesiology* 11: 207-216.

Freund, H.J., H.J. Budingen, and V. Dietz. 1975. Activity of single motor units from human forearm muscles during voluntary isometric contractions. *Journal of Neurophysiology* 38: 933-946.

Frigon, A., D.F. Collins, and E.P. Zehr. 2004. Effect of rhythmic arm movement on reflexes in the legs: modulation of soleus H-reflexes and somatosensory conditioning. *Journal of Neurophysiology* 91: 1516-1523.

Fuglevand, A.J., D.A. Winter, A.E. Patla, and D. Stashuk. 1992. Detection of motor unit action potentials with surface electrodes: influence of electrode size and spacing. *Biological Cybernetics* 67: 143-153.

Fuglevand, A.J., K.M. Zackowski, K.A. Huey, and R.M. Enoka. 1993. Impairment of neuromuscular propagation during human fatiguing contractions at submaximal forces. *Journal of Physiology* 460: 549-572.

Fuglsang-Frederiksen, A., and A. Mansson. 1975. Analysis of electrical activity of normal muscle in man at different degrees of voluntary effort. *Journal of Neurology, Neurosurgery and Psychiatry* 38: 683-694.

Funk, D.A., K-N. An, B.F. Morrey, and J.R. Daube. 1987. Electromyographic analysis of muscles across the elbow joint. *Journal of Orthopaedic Research* 5: 529-538.

Gabriel, D.A. 2000. Reliability of SEMG spike parameters during concentric contractions. *Electromyography and Clinical Neurophysiology* 40: 423-430.

Gabriel, D.A. 2002. Changes in kinematic and EMG variability while practicing a maximal performance task. *Journal of Electromyography and Kinesiology* 12: 407-412.

Gabriel, D.A., J.R. Basford, and K.N. An. 2001. Assessing fatigue with electromyographic spike parameters. *IEEE Engineering and Medicine in Biology Magazine* 20: 90-96.

Gabriel, D., and J. Boucher. 1998. Practice effects on the timing and magnitude of antagonist activity during ballistic elbow flexion to a target. *Research Quarterly for Exercise and Sport* 69: 30-37.

Gabriel, D.A., S.M. Lester, S.A. Lenhardt, and E.D.J. Cambridge. 2007. Analysis of surface EMG spike shape across different levels of isometric force. *Journal of Neuroscience Methods* 159: 142-152.

Gabriel, D.A., J.Y. Matsumoto, D.H. Davis, B.L. Currier, and K-N. An. 2004. Multidirectional neck strength and electromyographic activity for normal controls. *Clinical Biomechanics* 19: 653-658.

Gandevia, S.C. 2001. Spinal and supraspinal factors in human muscle fatigue. *Physiological Reviews* 81: 1725-1789.

Gans, C. and F. deVree. 1987. Functional bases of fiber length and angulation in muscle. *Journal of Morphology* 192: 63-85.

Gantchev, N., A. Kossev, A. Gydikov, and Y. Gerasimenko. 1992. Relation between the motor units recruitment threshold and their potentials propagation velocity at isometric activity. *Electromyography and Clinical Neurophysiology* 32: 221-228.

Garland, S.J., and L. Griffin. 1999. Motor unit double discharges: statistical anomaly or functional entity? *Canadian Journal of Applied Physiology* 24: 113-130.

Gates, H.J., and W.J. Betz. 1993. Spatial distribution of muscle fibers in a lumbrical muscle of the rat. *Anatomical Record* 236: 381-389.

Gath, I., and E. Stålberg. 1977. On the volume conduction in human skeletal muscle: in situ measurements. *Electroencephalography and Clinical Neurophysiology* 43: 106-110.

Gath, I., and E. Stålberg. 1982. On the measurement of fibre density in human muscles. *Electroencephalography and Clinical Neurophysiology* 54: 699-706.

Geddes, L.A., and L.E. Baker. 1968. *Principles of applied biomedical instrumentation.* New York: Wiley.

Geddes, L.A., L.E. Baker, and M. McGoodwin. 1967. The relationship between electrode area and amplifier input impedance in recording muscle action potentials. *Medical and Biological Engineering* 5: 561-569.

Gerdle, B., and A.R. Fugl-Meyer. 1992. Is the mean power frequency shift of the EMG a selective indicator of fatigue of the fast twitch motor units? *Acta Physiologica Scandinavica* 145: 129-138.

Gerdle, B., M.L. Wretling, and K. Henriksson-Larsen. 1988. Do the fibre-type proportion and the angular velocity influence the mean power frequency of the electromyogram? *Acta Physiologica Scandinavica* 134: 341-346.

Gerilovsky, L., D. Karadimov, and B. Ianakiev. 1991. Hypoxia reduces the conduction velocity of the excitation along the striated muscles in man. *Electromyography and Clinical Neurophysiology* 31: 203-208.

Gielen, F.L.H., W. Wallinga de Jonge, and K.L. Boon. 1984. Electrical conductivity of skeletal muscle tissue: experimental results from different muscles in vivo. *Medical and Biological Engineering and Computing* 22: 569-577.

Gill, N.W. III, T.M. Ruediger, R.D. Gochis, W.C. Werling, J.H. Moore, S.C. Allison, S. Shaffer, and F.B. Underwood. 1999. Test-retest reliability of the ulnar F-wave minimum latency in normal adults. *Electromyography and Clinical Neurophysiology* 39: 195-200.

Giroux, B., and M. Lamontagne. 1990. Comparisons between surface electrodes and intramuscular wire electrodes in isometric and dynamic conditions. *Electromyography and Clinical Neurophysiology* 30: 397-405.

Glass, G.V., and K.D. Hopkins. 1996. *Statistical methods in psychology and education.* 3rd ed. Boston: Allyn and Bacon.

Godaux, E., and J.E. Desmedt. 1975. Human masseter muscle: H- and tendon reflexes. Their paradoxical potentiation by muscle vibration. *Archives of Neurology* 32: 229-238.

Gondran, C., E. Siebert, S. Yacoub, and E. Novakov. 1996. Noise of surface biopotential electrodes based on NASICON ceramic and Ag-AgCl. *Medical and Biological Engineering and Computing* 34: 460-466.

Gottlieb, G.L., D.M. Corcos, and G.C. Agarwal. 1989. Organizing principles for single-joint movements I. A speed-insensitive strategy. *Journal of Neurophysiology* 62: 342-357.

Granata, K.P., D.A. Padua, and M.F. Abel. 2005. Repeatability of surface EMG during gait in children. *Gait & Posture* 22: 346-350.

Gregor, R.J., and T.A. Abelew. 1994. Tendon force measurements and movement control: a review. *Medicine and Science in Sports and Exercise* 26: 1359-1372.

Gregor, R.J., P.V. Komi, and M. Jarvinen. 1987. Achilles tendon forces during cycling. *International Journal of Sports Medicine* 8: 9-14.

Gruener, R., L.Z. Stern, and R.R. Weisz. 1979. Conduction velocities in single fibers of diseased human muscle. *Neurology* 29: 1293-1297.

Guissard, N., J. Duchateau, and K. Hainaut. 2001. Mechanisms of decreased motoneurone excitation during passive muscle stretching. *Experimental Brain Research* 137: 163-169.

Hagg, G.M. 1992. Interpretation of EMG spectral alterations and alteration indexes at sustained contraction. *Journal of Applied Physiology* 73: 1211-1217.

Håkansson, C. 1956. Conduction velocity and amplitude of the action potential as related to circumference in the isolated fibre of frog muscle. *Acta Physiologica Scandinavica* 39: 291-312.

Hallett, M. 1996. Transcranial magnetic stimulation: a tool for mapping the central nervous system. *Electroencephalography and Clinical Neurophysiology Supplement* 46: 43-51.

Hammelsbeck, M., and W. Rathmayer. 1989. Intracellular Na+, K+ and Cl– activity in tonic and phasic muscle fibers of the crab Eriphia. *Pflugers Archiv* 413: 487-492.

Hannaford, B., and S. Lehman. 1986. Short time Fourier analysis of the electromyogram: fast movements and constant contraction. *IEEE Transactions on Biomedical Engineering* 12: 1173-1181.

Hayashi, K., R.G. Miller, and K.W. Brownell. 1987. Three-dimensional architecture of sarcoplasmic reticulum and T-system in human skeletal muscle. *Anatomical Record* 218: 275-283.

Hayes, K.C., and J. Sullivan. 1976. Tonic neck reflex influence on tendon and Hoffmann reflexes in man. *Electromyography and Clinical Neurophysiology* 16: 251-261.

He, W., M.Z. Wang, and Z.M. Wang. 2005. Effect of change of plasma K+ and pH value induced by exercise on muscle fatigue and surface EMG. *Sichuan Da Xue Bao Yi Xue Ban* 36: 112-114, 118.

Henneman, E., G. Somjen, and D.O. Carpenter. 1965. Excitability and inhibitability of motoneurons of different sizes. *Journal of Neurophysiology* 28: 599-620.

Hermens, H.J., B. Freriks, C. Disselhorst-Klug, and G. Rau. 2000. Development of recommendations for SEMG sensors and sensor placement procedures. *Journal of Electromyography and Kinesiology* 10: 361-374.

Heron, M.I., and F.J. Richmond. 1993. In-series fiber architecture in long human muscles. *Journal of Morphology* 216: 35-45.

Herschler, C., and M. Milner. 1978. An optimality criterion for processing electromyographic (EMG) signals relating to human locomotion. *IEEE Transactions on Biomedical Engineering* 25: 413-420.

Hicks, A., J. Fenton, S. Garner, and A.J. McComas. 1989. M wave potentiation during and after muscle activity. *Journal of Applied Physiology* 66: 2606-2610.

Hines, A.E., P.E. Crago, G.J. Chapman, and C. Billian. 1996. Stimulus artifact removal in EMG from muscles adjacent to stimulated muscles. *Journal of Neuroscience Methods* 64: 55-62.

Hodges, P.W., and B.H. Bui. 1996. A comparison of computer-based methods for the determination of onset of muscle contraction using electromyography. *Electroencephalography and Clinical Neurophysiology* 101: 511-519.

Hof, A.L. 1991. Errors in frequency parameters of EMG power spectra. *IEEE Transactions on Biomedical Engineering* 38: 1077-1088.

Hof, A.L., H. Elzinga, W. Grimmius, and J.P. Halbertsma. 2002. Speed dependence of averaged EMG profiles in walking. *Gait & Posture* 16: 78-86.

Hoffmann, P. 1918. Uber die Beziehungen der Schenreflexe zur willkurlichen Bewegun zum Tonus. *Zeitschrift fur Biologie* 68: 351-370.

Holewijn, M., and R. Heus. 1992. Effects of temperature on electromyogram and muscle function. *European Journal of Applied Physiology* 65: 541-545.

Holtermann, A., and K. Roeleveld. 2006. EMG amplitude distribution changes over the upper trapezius muscle are similar in sustained and ramp contractions. *Acta Physiologica (Oxford)* 186: 159-168.

Holtermann, A., K. Roeleveld, and J.S. Karlsson. 2005. Inhomogeneities in muscle activation reveal motor unit recruitment. *Journal of Electromyography and Kinesiology* 15: 131-137.

Homma, S., and M. Kano. 1962. Electrical properties of the tonic reflex arc in the human proprioceptive reflex. In *A symposium on muscle receptors,* ed. Barker, D. Hong Kong: Hong Kong University Press.

Hong, C.Z., and W.T. Liberson. 1987. Propagation of compound muscle action potentials measured with small surface recording electrodes. *Electromyography and Clinical Neurophysiology* 27: 415-417.

Hopf, H.C., R.L. Herbort, M. Gnass, H. Gunther, and K. Lowitzsch. 1974. Fast and slow contraction times associated with fast and slow spike conduction of skeletal muscle fibres in normal subjects and in spastic hemiparesis. *Zeitschrift fur Neurologie* 206: 193-202.

Hopkins, J.T., C.D. Ingersoll, M.L. Cordova, and J.E. Edwards. 2000. Intrasession and intersession reliability of the soleus H-reflex in supine and standing positions. *Electromyography and Clinical Neurophysiology* 40: 89-94.

Hopkins, J.T., and N.C. Wagie. 2003. Intrasession and intersession reliability of the quadriceps Hoffmann reflex. *Electromyography and Clinical Neurophysiology* 43: 85-89.

Hugon, M. 1973. Methodology of the Hoffmann reflex in man. In *New developments in electromyography and clinical neurophysiology,* ed. Desmedt, J.E. (3: 277-293). Basel: Karger.

Huigen, E., A. Peper, and C.A. Grimbergen. 2002. Investigation into the origin of the noise of surface electrodes. *Medical and Biological Engineering and Computing* 40: 332-338.

Hultborn, H., S. Meunier, C. Morin, and E. Pierrot-Deseilligny. 1987. Assessing changes in presynaptic inhibition of I a fibres: a study in man and the cat. *Journal of Physiology* 389: 729-756.

Hunter, I.W., R.E. Kearney, and L.A. Jones. 1987. Estimation of the conduction velocity of muscle action potentials using phase and impulse response function techniques. *Medical and Biological Engineering and Computing* 25: 121-126.

Ikegawa, S., M. Shinohara, T. Fukunaga, J.P. Zbilut, and C.L.J. Webber. 2000. Nonlinear time-course of lumbar muscle fatigue using recurrence quantifications. *Biological Cybernetics* 82: 373-382.

Inbar, G.F., J. Allin, and H. Kranz. 1987. Surface EMG spectral changes with muscle length. *Medical and Biological Engineering and Computing* 25: 683-689.

Inghilleri, M., C. Lorenzano, A. Conte, V. Frasca, M. Manfredi, and A. Berardelli. 2003. Effects of transcranial magnetic stimulation on the H reflex and F wave in the hand muscles. *Clinical Neurophysiology* 114: 1096-1101.

Inman, V.T., H.J. Ralston, C.M. Saunders, B. Feinstein, and E.W. Wright. 1952. Relation of human electromyogram to muscular tension. *Electroencephalography and Clinical Neurophysiology* 4: 187-194.

Ishikawa, K., K. Ott, R.W. Porter, and D. Stuart. 1966. Low frequency depression of the H wave in normal and spinal man. *Experimental Neurology* 15: 140-156.

Ivanenko, Y.P., R.E. Poppele, and F. Lacquaniti. 2004. Five basic muscle activation patterns account for muscle activity during human locomotion. *Journal of Physiology* 556: 267-282.

Ives, J.C., L. Abraham, and W. Kroll. 1999. Neuromuscular control mechanisms and strategy in arm movements of attempted supranormal speed. *Research Quarterly for Exercise and Sport* 70: 335-348.

Ives J.C., W.P. Kroll, and L.L. Bultman. 1993. Rapid movement kinematic and electromyographic control characteristics in males and females. *Research Quarterly for Exercise and Sport* 64: 274-283.

Jabre, J.F. 1981. Surface recording of the H-reflex of the flexor carpi radialis. *Muscle & Nerve* 4: 435-438.

Jacobson,W.C.,R.H. Gabel, and R.A. Brand. 1995. Surface vs. fine-wire electrode ensemble-averaged signals during gait. *Journal of Electromyography and Kinesiology* 5: 37-44.

Jarcho, L.W., C. Eyzaguirre, B. Berman, and J.J. Lilenthal. 1952. Spread of excitation in skeletal muscle: some factors contributing to the form of the electromyogram. *American Journal of Physiology* 163: 446-457.

Jensen, B.R., B. Schibye, K. Sogaard, E.B. Simonsen, and G. Sjøgaard. 1993. Shoulder muscle load and muscle fatigue among industrial sewing-machine operators. *European Journal of Applied Physiology* 67: 467-475.

Johnson, S.W., P.A. Lynn, J.S.G. Miller, and G.A.L. Reed. 1977. Miniature skin-mounted preamplifier for measurement of surface electromyographic potentials. *Medical and Biological Engineering and Computing* 15: 710-711.

Jonas, D., C. Bischoff, and B. Conrad. 1999. Influence of different types of surface electrodes on amplitude, area and duration of the compound muscle action potential. *Clinical Neurophysiology* 110: 2171-2175.

Juel, C. 1988. Muscle action potential propagation velocity changes during activity. *Muscle & Nerve* 11: 714-719.

Kadaba, M.P., H.K. Ramakrishnan, M.E. Wootten, J. Gainey, G. Gorton, and G.V. Cochran. 1989. Repeatability of kinematic, kinetic, and electromyographic data in normal adult gait. *Journal of Orthopaedic Research* 7: 849-860.

Kadaba, M.P., M.E. Wootten, J. Gainey, and G.V. Cochran. 1985. Repeatability of phasic muscle activity: performance of surface and intramuscular wire electrodes in gait analysis. *Journal of Orthopaedic Research* 3: 350-359.

Kadefors, R. 1973. Myoelectric signal processing as an estimation problem. In *New developments in EMG and clinical neurophysiology,* ed. Desmedt, J.E. (vol. 1, pp. 519-539). Basel: Karger.

Kamen, G. 2004. Electromyographic kinesiology. In *Research methods in biomechanics,* ed. Robertston, D.G.E., Caldwell, D.G., Hamill, J., Kamen, G., and Whittlesey, S.N. (pp. 163-181). Champaign, IL: Human Kinetics.

Kamen, G., and A. Roy. 2000. Motor unit synchronization in young and old adults. *European Journal of Applied Physiology* 81: 403-410.

Kamen, G., S.V. Sison, C.C. Du, and C. Patten. 1995. Motor unit discharge behavior in older adults during maximal-effort contractions. *Journal of Applied Physiology* 79: 1908-1913.

Kamibayashi, L.K., and F.J. Richmond. 1998. Morphometry of human neck muscles. *Spine* 23: 1314-1323.

Kaplanis, P.A., C.S. Pattichis, L.J. Hadjileontiadis, and V.C. Roberts. 2009. Surface EMG analysis on normal subjects based on isometric voluntary contraction. *Journal of Electromyography and Kinesiology* 19:157-171.

Karlsson, J.S., B.E. Erlandson, and B. Gerdle. 1994. A personal computer-based system for real-time analysis of surface EMG signal during static and dynamic contractions. *Journal of Electromyography and Kinesiology* 4: 170-180.

Karlsson, S., and B. Gerdle. 2001. Mean frequency and signal amplitude of the surface EMG of the quadriceps muscles increase with increasing torque—a study using the continuous wavelet transform. *Journal of Electromyography and Kinesiology* 11: 131-140.

Karlsson, J.S., N. Östlund, B. Larrson, and B. Gerdle. 2003. An estimation of the influence of force decrease on mean spectral frequency shift of the EMG during repetitive maximal dynamic knee extensions. *Journal of Electromyography and Kinesiology* 13: 461-468.

Katz, B. 1948. The electrical properties of the muscle fibre membrane. *Proceedings of the Royal Society of London (Biology)* 135: 506-534.

Katz, B. 1966. *Nerve, muscle, and synapse.* New York: McGraw-Hill.

Kaufman, K.R., K-N. An, W.J. Litchy, and E.Y.S. Chao. 1991. Physiological prediction of muscle forces—II. Application to isokinetic exercise. *Neuroscience* 40: 793-804.

Kawazoe, Y., H. Kotani, T. Maetani, T. Hamada, and H. Yatani. 1981. Integrated electromyography activity and biting force during rapid isometric contraction of fatigued masseter muscle in man. *Archives of Oral Biology* 26: 795-801.

Keenan, K.G., D. Farina, K.S. Maluf, R. Merletti, and R.M. Enoka. 2005. Influence of amplitude cancellation on the simulated surface electromyogram. *Journal of Applied Physiology* 98: 120-131.

Kilbom, A., G.M. Hägg, and C. Kall. 1992. One-handed load carrying—cardiovascular, muscular and subjective indices of endurance and fatigue. *European Journal of Applied Physiology* 65: 52-58.

Kimura, J. 2001. *Electrodiagnosis in diseases of nerve and muscle: principles and practice.* New York: Oxford.

Klein, A.B., L. Snyder-Mackler, S.H. Roy, and C.J. De Luca. 1991. Comparison of spinal mobility and isometric trunk extensor forces with electromyographic spectral analysis in identifying low back pain. *Physical Therapy* 71: 445-454.

Kleinpenning, P.H., H.J.M. Gootzen, A. Van Oosterom, and D.F. Stegeman. 1990. The equivalent source description representing the extinction of an action potential at a muscle fiber ending. *Mathematical Biosciences* 101: 41-61.

Kleissen, R.F. 1990. Effects of electromyographic processing methods on computer-averaged surface electromyographic profiles for the gluteus medius muscle. *Physical Therapy* 70: 716-722.

Knaflitz, M., and P. Bonato. 1999. Time-frequency methods applied to muscle fatigue assessment during dynamic contractions. *Journal of Electromyography and Kinesiology* 9: 337-350.

Knaflitz, M., and R. Merletti. 1988. Suppression of simulation artifacts from myoelectric-evoked potential recordings. *IEEE Transactions on Biomedical Engineering* 35: 758-763.

Knaflitz, M., R. Merletti, and C.J. De Luca. 1990. Inference of motor unit recruitment order in voluntary and electrically elicited contractions. *Journal of Applied Physiology* 68: 1657-1667.

Knight, C.A., and G. Kamen. 2005. Superficial motor units are larger than deeper motor units in human vastus lateralis muscle. *Muscle & Nerve* 31: 475-480.

Knoll, Z., R.M. Kiss, and L. Kocsis. 2004. Gait adaptation in ACL deficient patients before and after anterior cruciate ligament reconstruction surgery. *Journal of Electromyography and Kinesiology* 14: 287-294.

Knowlton, G.C., T.F. Hines, K.V. Keever, and R.L. Bennett. 1956. Relation between electromyogram voltage and load. *Journal of Applied Physiology* 9: 472-476.

Koceja, D.M., J.R. Burke, and G. Kamen. 1991. Organization of segmental reflexes in trained dancers. *International Journal of Sports Medicine* 12: 285-289.

Koh, T.J., and M.D. Grabiner. 1992. Cross talk in surface electromyograms of human hamstring muscles. *Journal of Orthopaedic Research* 10: 701-709.

Kohlrausch, A. 1912. Uber das electromyogramm roter und weisser musclen. *Archiv fuer Anatomie und Physiologie, Physiologische Abteilung* 283-295.

Komi, P.V. 1973. Relationship between muscle tension, EMG and velocity of contraction under concentric and eccentric work. In *New developments in electromyography and clinical neurophysiology,* ed. Desmedt, J.E. (1: 596-606). Basel: Karger.

Komi, P.V., and E.R. Buskirk. 1970. Reproducibility of electromyographic measurements with inserted wire electrodes and surface electrodes. *Electromyography* 10: 357-367.

Korner, L., P. Parker, C. Almstrom, P. Herberts, and R. Kadefors. 1984. The relation between spectral changes of the myoelectric signal and the intramuscular pressure of human skeletal muscle. *European Journal of Physiology* 52: 202-206.

Kornfield, M.J., J. Cerra, and D.G. Simons. 1985. Stimulus artifact reduction in nerve conduction. *Archives of Physical Medicine and Rehabilitation* 66: 232-234.

Kossev, A., N. Gantchev, A. Gydikov, Y. Gerasimenko, and P. Christova. 1992. The effect of muscle fiber length change on motor units potentials propagation velocity. *Electromyography and Clinical Neurophysiology* 32: 287-294.

Kramer, M., V. Ebert, L. Kinzl, C. Dehner, M. Elbel, and E. Hartwig. 2005. Surface electromyography of the paravertebral muscles in patients with chronic low back pain. *Archives of Physical Medicine and Rehabilitation* 86: 31-36.

Krause, K.H., I. Magyarosy, H. Gall, E. Ernst, D. Pongratz, and P. Schoeps. 2001. Effects of heat and cold application on turns and amplitude in surface EMG. *Electromyography and Clinical Neurophysiology* 41: 67-70.

Krogh-Lund, C. 1993. Myo-electric fatigue and force failure from submaximal static elbow flexion sustained to exhaustion. *European Journal of Applied Physiology* 67: 389-401.

Krogh-Lund, C., and K. Jorgensen. 1991. Changes in conduction velocity, median frequency, and root mean square-amplitude of the electromyogram during 25% maximal voluntary contraction of the triceps brachii muscle, to limit endurance. *European Journal of Applied Physiology* 63: 60-69.

Krogh-Lund, C., and K. Jorgensen. 1993. Myo-electric fatigue manifestations revisited: power spectrum, conduction velocity, and amplitude of human elbow flexor muscles during isolated and repetitive endurance contractions at 30% maximal voluntary contraction. *European Journal of Applied Physiology and Occupational Physiology* 66: 161-173.

Kroon, G.W., M. Naeije, and T.L. Hansson. 1986. Electromyographic power-spectrum changes during repeated fatiguing contractions of the human masseter muscle. *Archives of Oral Biology* 9: 603-608.

Kujirai, T., M.D. Caramia, J.C. Rothwell, B.L. Day, P.D. Thompson, A. Ferbert, S. Wroe, P. Asselman, and C.D.

Marsden. 1993. Corticocortical inhibition in human motor cortex. *Journal of Physiology* 471: 501-519.

Kukulka, C.G., A.G. Russell, and M.A. Moore. 1986. Electrical and mechanical changes in human soleus muscle during sustained maximum isometric contractions. *Brain Research* 362: 47-54.

Lagerlund, T.D. 1996. Electricity and electronics in clinical neurophysiology. In *Clinical neurophysiology,* ed. Daube, J.R. (pp. 3-17). Philadelphia: Davis.

Landjerit, B., B. Maton, and G. Peres. 1988. In vivo muscular force analysis during the isometric flexion on a monkey's elbow. *Journal of Biomechanics* 21: 577-584.

Lang, A.H., and K.M. Vaahtoranta. 1973. The baseline, the time characteristics and the slow after waves of the motor unit potential. *Electroencephalography and Clinical Neurophysiology* 25: 387-394.

Larsson, B., S. Karlsson, M. Eriksson, and B. Gerdle. 2003. Test-retest reliability of EMG and peak torque during repetitive maximum concentric knee extensions. *Journal of Electromyography and Kinesiology* 13: 281-287.

Lateva, Z.C., and K.C. McGill. 1998. The physiological origin of the slow afterwave in muscle action potentials. *Electroencephalography and Clinical Neurophysiology* 109: 462-469.

Lateva, Z.C., and K.C. McGill. 2001. Estimating motor-unit architectural properties by analyzing motor-unit action potential morphology. *Clinical Neurophysiology* 112: 127-135.

Lateva, Z.C., K.C. McGill, and C.G. Burgar. 1996. Anatomical and electrophysiological determinants of the human thenar compound muscle action potential. *Muscle & Nerve* 19: 1457-1468.

Lateva, Z.C., K.C. McGill, and M.E. Johanson. 2002. Electrophysiological evidence of adult human skeletal muscle fibres with multiple endplates and polyneuronal innervation. *Journal of Physiology (London)* 544: 549-565.

Lawrence, J.H., and C.J. De Luca. 1983. Myoelectric signal versus force relationship in different human muscles. *Journal of Applied Physiology* 54: 1653-1659.

Lee, J.B., T. Matsumoto, T. Othman, M. Yamauchi, A. Taimura, E. Kaneda, N. Ohwatari, and M. Kosaka. 1999. Coactivation of the flexor muscles as a synergist with the extensors during ballistic finger extension movement in trained kendo and karate athletes. *International Journal of Sports Medicine* 20: 7-11.

Lentz, M., and J.F. Nielsen. 2002. Post-exercise facilitation and depression of M wave and motor evoked potentials in healthy subjects. *Clinical Neurophysiology* 113: 1092-1098.

Lewek, M.D., J. Scholz, K.S. Rudolph, and L. Snyder-Mackler. 2006. Stride-to-stride variability of knee motion in patients with knee osteoarthritis. *Gait & Posture* 23: 505-511.

Lexell, J. 1995. Human aging, muscle mass, and fiber type composition. *Journals of Gerontology Series A, Biological Sciences and Medical Sciences* 50: 11-16.

Lexell, J., K. Henriksson-Larsen, and M. Sjostrom. 1983. Distribution of different fibre types in human skeletal muscles. 2. A study of cross-sections of whole m. vastus lateralis. *Acta Physiologica Scandinavica* 117: 115-122.

Li, L., and G.E. Caldwell. 1999. Coefficient of cross correlation and the time domain correspondence. *Journal of Electromyography and Kinesiology* 9: 385-389.

Li, W., and K. Sakamoto. 1996a. The influence of location of electrode on muscle fiber conduction velocity and EMG power spectrum during voluntary isometric contraction measured with surface array electrodes. *Applied Human Science* 15: 25-32.

Li, W., and K. Sakamoto. 1996b. Distribution of muscle fiber conduction velocity of m. biceps brachii during voluntary isometric contraction with use of surface array electrodes. *Applied Human Science* 15: 41-53.

Libet, B., and B. Feinstein. 1951. Analysis of changes in electromyograms with changing muscle length. *American Journal of Physiology* 167: 805.

Lin, J.Z., and M.K. Floeter. 2004. Do F-wave measurements detect changes in motor neuron excitability? *Muscle & Nerve* 30: 289-294.

Lin, M.I., H.W. Liang, K.H. Lin, and Y.H. Hwang. 2004. Electromyographical assessment on muscular fatigue—an elaboration upon repetitive typing activity. *Journal of Electromyography and Kinesiology* 14: 661-669.

Lind, A.R., and J.S. Petrofsky. 1979. Amplitude of the surface electromyogram during fatiguing isometric contractions. *Muscle & Nerve* 2: 257-264.

Lindström, L., R. Kadefors, and I. Petersén. 1977. An electromyographic index for localized muscle fatigue. *Journal of Applied Physiology* 43: 750-754.

Lindström, L.H., and R.I. Magnusson. 1977. Interpretation of myoelectric power spectra: a model and its applications. *Proceedings of the IEEE* 65: 653-662.

Lindström, L., R. Magnusson, and I. Petersén. 1970. Muscular fatigue and action potential conduction velocity changes studied with frequency analysis of EMG signals. *Electromyography* 4: 341-356.

Lindström, L., and I. Petersén. 1983. Power spectrum analysis of EMG signals and its applications. In *Computer-aided electromyography,* ed. Desmedt, J.E. (pp. 1-51). Basel: Karger.

Linnamo, V., V. Strojnik, and P.V. Komi. 2001. EMG power spectrum and maximal M-wave during eccentric and concentric actions at different force levels. *Acta Physiologica Pharmacologica Bulgarica* 26: 33-36.

Lippold, O.C.J. 1952. The relation between integrated action potentials in a human muscle and its isometric tension. *Journal of Physiology* 117: 492-499.

Llewellyn, M., J.F. Yang, and A. Prochazka. 1990. Human H-reflexes are smaller in difficult beam walking than in normal treadmill walking. *Experimental Brain Research* 83: 22-28.

Loeb, G.E., and C. Gans. 1986. *Electromyography for experimentalists.* Chicago: University of Chicago Press.

Loscher, W.N., A.G. Cresswell, and A. Thorstensson. 1994. Electromyographic responses of the human triceps surae and force tremor during sustained submaximal isometric plantar flexion. *Acta Physiologica Scandinavica* 152: 73-82.

Lowery, M., P. Nolan, and M. O'Malley. 2002. Electromyogram median frequency, spectral compression and muscle fibre conduction velocity during sustained sub-maximal contraction of the brachioradialis muscle. *Journal of Electromyography and Kinesiology* 12: 111-118.

Lowery, M., and M.J. O'Malley. 2003. Analysis and simulation of changes in EMG amplitude during high-level fatiguing contractions. *IEEE Transactions on Biomedical Engineering* 50: 1052-1062.

Lowery, M.M., N.S. Stoykov, and T.A. Kuiken. 2003. A simulation study to examine the use of cross-correlation as an estimate of surface EMG cross talk. *Journal of Applied Physiology* 94: 1324-1334.

Lynn, P.A., N.D. Bettles, A.D. Hughes, and S.W. Johnson. 1978. Influences of electrode geometry on bipolar recordings of the surface electromyogram. *Medical and Biological Engineering and Computing* 16: 651-660.

Ma, D.M., and J.A. Liveson. 1983. *Nerve conduction handbook.* Philadelphia: Davis.

MacFarlane, W.V., and J.D. Meares. 1958. Intracellular recording of action and after-potentials of frog muscle between 0 and 45° C. *Journal of Physiology* 142: 97-109.

MacIsaac, D., P.A. Parker, and R.N. Scott. 2000. Non-stationary myoelectric signals and muscle fatigue. *Methods in Information Medicine* 39: 125-129.

MacIsaac, D., P.A. Parker, and R.N. Scott. 2001a. The short-time Fourier transform and muscle fatigue assessment in dynamic contractions. *Journal of Electromyography and Kinesiology* 11: 439-449.

MacIsaac, D.T., P.A. Parker, R.N. Scott, K.B. Englehart, and C. Duffley. 2001b. Influences of dynamic factors on myoelectric parameters. *IEEE Engineering and Medicine in Biology Magazine* 20: 82-89.

MacKinnon, C.D., and J.C. Rothwell. 2000. Time-varying changes in corticospinal excitability accompanying the triphasic EMG pattern in humans. *Journal of Physiology* 528 (Pt 3): 633-645.

Maffiuletti, N.A., and R. Lepers. 2003. Quadriceps femoris torque and EMG activity in seated versus supine position. *Medicine and Science in Sports and Exercise* 35: 1511-1516.

Malek, M.H., J.W. Coburn, J.P. Weir, T.W. Beck, and T.J. Housh. 2006. The effects of innervation zone on electromyographic amplitude and mean power frequency during incremental cycle ergometry. *Journal of Neuroscience Methods* 155: 126-133.

Mambrito, B., and C.J. De Luca. 1984. A technique for detection, decomposition and analysis of the EMG signal. *Electroencephalography and Clinical Neurophysiology* 58: 175-188.

Marmarelis, P.Z., and V.Z. Marmarelis. 1978. *Analysis of physiological systems: the white-noise approach.* New York: Plenum Press.

Marqueste, T., F. Hug, P. Decherchi, and Y. Jammes. 2003. Changes in neuromuscular function after training by functional electrical stimulation. *Muscle & Nerve* 28: 181-188.

Martin, B.J., J.P. Roll, and G.M. Gauthier. 1986. Inhibitory effects of combined agonist and antagonist muscle vibration on H-reflex in man. *Aviation, Space and Environmental Medicine* 57: 681-687.

Martin, S., and D. MacIsaac. 2006. Innervation zone shift with changes in joint angle in the brachial biceps. *Journal of Electromyography and Kinesiology* 16: 144-148.

Maruyama, A., K. Matsunaga, N. Tanaka, and J.C. Rothwell. 2006. Muscle fatigue decreases short-interval intracortical inhibition after exhaustive intermittent tasks. *Clinical Neurophysiology* 117: 864-870.

Mastaglia, F.L., and W.M. Carroll. 1985. The effects of conditioning stimuli on the F-response. *Journal of Neurology, Neurosurgery and Psychiatry* 48: 182-184.

Masuda, K., T. Masuda, T. Sadoyama, M. Inaki, and S. Katsuta. 1999. Changes in surface EMG parameters during static and dynamic fatiguing contractions. *Journal of Electromyography and Kinesiology* 9: 39-46.

Masuda, T., T. Kizuka, J.Y. Zhe, H. Yamada, K. Saitou, T. Sadoyama, and M. Okada. 2001. Influence of contraction force and speed on muscle fiber conduction velocity during dynamic voluntary exercise. *Journal of Electromyography and Kinesiology* 11: 85-94.

Masuda, T., H. Miyano, and T. Sadoyama. 1983. The distribution of myoneural junctions in the biceps brachii investigated by surface electromyography. *Electroencephalography and Clinical Neurophysiology* 56: 597-603.

Masuda, T., and T. Sadoyama. 1987. Skeletal muscles from which the propagation of the motor unit action potentials is detectable with a surface electrode array. *Electroencephalography and Clinical Neurophysiology* 67: 421-427.

Masuda, T., and T. Sadoyama. 1989. Processing of myoelectric signals for estimating the location of innervation zones in the skeletal muscles. *Frontiers in Medical and Biological Engineering* 1: 299-314.

Masuda, T., T. Sadoyama, and M. Shiraishi. 1996. Dependence of average muscle fibre conduction velocity on voluntary contraction force. *Journal of Electromyography and Kinesiology* 6: 267-276.

Mathur, S., J.J. Eng, and D.L. MacIntyre. 2005. Reliability of surface EMG during sustained contractions of the quadriceps. *Journal of Electromyography and Kinesiology* 15: 102-110.

Maton, B., and S. Bouisset. 1977. The distribution of activity among the muscles of a single group during isometric contraction. *European Journal of Applied Physiology* 37: 101-109.

Maton, B., and D. Gamet. 1989. The fatigability of two agonistic muscles in human isometric voluntary submaximal contraction: an EMG study. II. Motor unit firing rate and recruitment. *European Journal of Applied Physiology* 58: 369-374.

Matthijsse, P.C., K.M. Hendrich, W.H. Rijnsburger, R.D. Woittiez, and P.A. Huijing. 1987. Ankle angle effects on endurance time, median frequency and mean power of gastrocnemius EMG power spectrum: a comparison between individual and group analysis. *Ergonomics* 30: 1149-1159.

Mazzocchio, R., J.C. Rothwell, and A. Rossi. 1995. Distribution of Ia effects onto human hand muscle motoneurones as revealed using an H reflex technique. *Journal of Physiology* 489 (Pt 1): 263-273.

McGill, K.C., Z.C. Lateva, and S. Xiao. 2001. A model of the muscle action potential for describing the leading edge, terminal wave, and slow afterwave. *IEEE Transactions on Biomedical Engineering* 48: 1357-1365.

McGillem, C.D., and G.R. Cooper. 1984. *Continuous and discrete signal and system analysis.* 2nd ed. New York: Holt, Rinehart, and Winston.

McIlroy, W.E., and J.D. Brooke. 1987. Within-subject reliability of the Hoffmann reflex in man. *Electromyography and Clinical Neurophysiology* 27: 401-404.

McKeon, B., S. Gandevia, and D. Burke. 1984. Absence of somatotopic projection of muscle afferents onto motoneurons of same muscle. *Journal of Neurophysiology* 51: 185-194.

McLeod, J.G., and S.H. Wray. 1966. An experimental study of the F wave in the baboon. *Journal of Neurology, Neurosurgery and Psychiatry* 29: 196-200.

Mercuri, B., E.M. Wassermann, P. Manganotti, K. Ikoma, A. Samii, and M. Hallett. 1996. Cortical modulation of spinal excitability: an F-wave study. *Electroencephalography and Clinical Neurophysiology* 101: 16-24.

Merletti, R., D. Farina, and M. Gazzoni. 2003. The linear electrode array: a useful tool with many applications. *Journal of Electromyography and Kinesiology* 13: 37-47.

Merletti, R., D. Farina, H.J. Hermens, B. Freriks, and J. Harlaar, 1999. European recommendations for signal processing methods for surface electromyography. In *European recommendations for surface electromyography*, ed. Hermens, H.J., B. Freriks, R. Merletti, D.F. Stegeman, J.H. Blok, G. Rau, C. Disselhorst-Klug, and G. Hagg (pp. 57-70). Enschede, Netherlands: Roessingh Research and Development.

Messina, C., and R. Cotrufo. 1976. Different excitability of type 1 and type 2 alpha-motoneurons. The recruitment curve of H- and M-responses in slow and fast muscles of rabbits. *Journal of the Neurological Sciences* 28: 57-63.

Metral, S., and G. Cassar. 1981. Relationship between force and integrated EMG activity during voluntary isometric anisotonic contraction. *European Journal of Applied Physiology* 46: 185-198.

Micera, S., G. Vannozzi, A.M. Sabatini, and P. Dario. 2001. Improving detection of muscle activation intervals: characteristics of novel statistical algorithms designed to overcome the limitations of traditional methods. *IEEE Engineering in Medicine and Biology* 20: 38-46.

Michie, P.T., A.M. Clarke, J.D. Sinden, and L.C. Glue. 1976. Reaction time and spinal excitability in a simple reaction time task. *Physiology and Behavior* 16: 311-315.

Millet, G.Y., R. Lepers, N.A. Maffiuletti, N. Babault, V. Martin, and G. Lattier. 2002. Alterations of neuromuscular function after an ultramarathon. *Journal of Applied Physiology* 92: 486-492.

Milner-Brown, H.S., and R.B. Stein. 1975. The relation between the surface electromyogram and muscular force. *Journal of Physiology (London)* 246: 549-569.

Milsum, J.H., R.E. Kearney, and H.H. Kwee. 1973. Interactive use of laboratory computer for biomechanical studies. In *Biomechanics III: medicine and sport,* ed. Cerquiglini, S., Venerando, A., and Wartenweiler, J. (vol. 8, pp. 84-103). Basel: Karger.

Misiaszek, J.E. 2003. The H-reflex as a tool in neurophysiology: its limitations and uses in understanding nervous system function. *Muscle & Nerve* 28: 144-160.

Misulis, K.E. 1989. Basic electronics for clinical neurophysiology. *Journal of Clinical Neurophysiology* 6: 41-74.

Mitrovic, S., G. Lüder, and H.C. Hopf. 1999. Muscle fiber conduction velocity at different states of isotonic contraction. *Muscle & Nerve* 22: 1126-1128.

Mogk, J.P.M., and P.J. Keir. 2003. Crosstalk in surface electromyography of the proximal forearm during gripping tasks. *Journal of Electromyography and Kinesiology* 13: 63-71.

Mohr, K.J., R.S. Kvitne, M.M. Pink, B. Fideler, and J. Perry. 2003. Electromyography of the quadriceps in patellofemoral pain with patellar subluxation. *Clinical Orthopedics and Related Research* 415: 261-271.

Mongia, S.K. 1972. H reflex from quadriceps and gastrocnemius muscles. *Electromyography and Clinical Neurophysiology* 12: 179-190.

Morey-Klapsing, G., A. Arampatzis, and G.P. Bruggemann. 2004. Choosing EMG parameters: comparison of different onset determination algorithms and EMG integrals in a joint stability study. *Clinical Biomechanics (Bristol, Avon)* 19: 196-201.

Mori, S., and A. Ishida. 1976. Synchronization of motor units and its simulation in parallel feedback system. *Biological Cybernetics* 21: 107-111.

Morimoto, S. 1986. Effect of length change in muscle fibers on conduction velocity in human motor units. *Japanese Journal of Physiology* 36: 773-782.

Morimoto, S., and M. Masuda. 1984. Dependence of conduction velocity on spike interval during voluntary muscular contraction in human motor units. *European Journal of Applied Physiology and Occupational Physiology* 53: 191-195.

Moritani, T., and H.A. deVries. 1978. Reexamination of the relationship between the surface integrated electromyogram and force of isometric contraction. *American Journal of Physical Medicine* 57: 263-277.

Moritani, T., M. Muro, and A. Nagata. 1986. Intramuscular and surface electromyogram changes during muscle fatigue. *Journal of Applied Physiology* 60: 1179-1185.

Mortimer, J.T., R. Magnusson, and I. Petersen. 1970. Conduction velocity in ischemic muscle: effect on EMG frequency spectrum. *American Journal of Physiology* 219: 1324-1329.

Moss, R.F., P.B. Raven, J.P. Knochel, J.R. Peckham, and J.D. Blachley. 1983. The effect of training on resting muscle membrane potentials. In *Biochemistry of exercise,* ed. Knuttgen, H.G., Vogel, J.A., and Poortmans, J. (pp. 806-811). Champaign, IL: Human Kinetics.

Muller, M.L., and M.S. Redfern. 2004. Correlation between EMG and COP onset latency in response to a horizontal platform translation. *Journal of Biomechanics* 37: 1573-1581.

Mulroy, S., J. Gronley, W. Weiss, C. Newsam, and J. Perry. 2003. Use of cluster analysis for gait pattern classification of patients in the early and late recovery phases following stroke. *Gait & Posture* 18: 114-125.

Muro, M., A. Nagata, K. Murakami, and T. Moritani. 1982. Surface EMG power spectral analysis of neuro-muscular disorders during isometric and isotonic contractions. *American Journal of Physical Medicine* 61: 244-254.

Nadeau, M., and J. Vanden Abeele. 1988. Maximal H- and M-responses of the right and left gastrocnemius lateralis and soleus muscles. *Electromyography and Clinical Neurophysiology* 28: 307-311.

Nandedkar, S.D., D.B. Sanders, and E.V. Stålberg. 1985. Selectivity of electromyographic recording techniques: a simulation study. *Medical and Biological Engineering and Computing* 23: 536-540.

Nandedkar, S.D., J.C. Sigl, Y.I. Kim, and E.V. Stålberg. 1984. Radial decline of the extracellular action potential. *Medical and Biological Engineering and Computing* 22: 564-568.

Neptune, R.R., S.A. Kautz, and M.L. Hull. 1997. The effect of pedaling rate on coordination in cycling. *Journal of Biomechanics* 30: 1051-1058.

Newcomer, K.L., T.D. Jacobson, D.A. Gabriel, D.R. Larson, R.H. Brey, and K-N. An. 2002. Muscle activation patterns in subjects with and without low back pain. *Archives of Physical Medicine and Rehabilitation* 83: 816-821.

Ng, J.K., and C.A. Richardson. 1996. Reliability of electromyographic power spectral analysis of back muscle endurance in healthy subjects. *Archives of Physical Medicine and Rehabilitation* 77: 259-264.

Nightingale, A. 1960. The graphic representation of movement. II. Relationship between muscle force and the EMG in the stand-at-ease position. *Annals of Physical Medicine* 5: 187-191.

Nikolova, M., N. Pondev, L. Christova, W. Wolf, and A.R. Kossev. 2006. Motor cortex excitability changes preceding voluntary muscle activity in simple reaction time task. *European Journal of Applied Physiology* 98: 212-219.

Nishizono, H., T. Fujimoto, H. Ohtake, and M. Miyashita. 1990. Muscle fiber conduction velocity and contractile properties estimated from surface electrode arrays. *Electroencephalography and Clinical Neurophysiology* 75: 75-81.

Nobrega, J.A., D.S. Pinheiro, G.M. Manzano, and J. Kimura. 2004. Various aspects of F-wave values in a healthy population. *Clinical Neurophysiology* 115: 2336-2342.

Nordander, C., J. Willner, G.A. Hansson, B. Larsson, J. Unge, L. Granquist, and S. Skerfuing. 2003. Influence of the subcutaneous fat layer, as measured by ultrasound, skinfold calipers, and BMI, on the EMG amplitude. *European Journal of Applied Physiology* 89: 514-519.

Nourbakhsh, M.R., and C.G. Kukulka. 2004. Relationship between muscle length and moment arm on EMG activity of human triceps surae muscle. *Journal of Electromyography and Kinesiology* 14: 263-273.

Nymark, J.R., S.J. Balmer, E.H. Melis, E.D. Lemaire, and S. Millar. 2005. Electromyographic and kinematic nondisabled gait differences at extremely slow overground and treadmill walking speeds. *Journal of Rehabilitation, Research and Development* 42: 523-534.

Nyquist, Henry. 1928. Certain topics in telegraph transmission theory. *Transactions of the American Institute of Electrical Engineers* 47 : 617-644.

Ödman, S., and P. Öberg. 1982. Movement-induced potentials in surface electrodes. *Medical and Biological Engineering and Computing* 20: 159-166.

Oh, S.J. 2003. *Clinical electromyography: nerve conduction studies.* 3rd ed. Philadelphia: Lippincott Williams & Wilkins.

Okada, M. 1987. Effect of muscle length on surface EMG wave forms in isometric contractions. *European Journal of Applied Physiology* 56: 482-486.

Okajima, Y., Y. Tomita, R. Ushijima, and N. Chino. 2000. Motor unit sound in needle electromyography: assessing normal and neuropathic units. *Muscle & Nerve* 23: 1076-1083.

Onishi, H., R. Yagi, K. Akasaka, K. Momose, K. Ihashi, and Y. Handa. 2000. Relationship between EMG signals and force in human vastus lateralis muscle using multiple bipolar wire electrodes. *Journal of Electromyography and Kinesiology* 10: 59-67.

Ounpuu, S., and D.A. Winter. 1989. Bilateral electromyographical analysis of the lower limbs during walking in normal adults. *Electroencephalography and Clinical Neurophysiology* 72: 429-438.

Panizza, M., J. Nilsson, and M. Hallett. 1989. Optimal stimulus duration for the H reflex. *Muscle & Nerve* 12: 576-579.

Parker, P.A., and R.N. Scott. 1986. Myoelectric control of prostheses. *Critical Reviews in Biomedical Engineering* 13: 283-310.

Patla, A.E. 1985. Some characteristics of EMG patterns during locomotion: implications for the locomotor control process. *Journal of Motor Behavior* 17: 443-461.

Patterson, P.E., and M. Anderson. 1999. The use of self organizing maps to evaluate myoelectric signals. *Biomedical Science and Instrumentation* 35: 147-152.

Peinemann, A., C. Lehner, B. Conrad, and H.R. Siebner. 2001. Age-related decrease in paired-pulse intracortical inhibition in the human primary motor cortex. *Neuroscience Letters* 313: 33-36.

Pensini, M., and A. Martin. 2004. Effect of voluntary contraction intensity on the H-reflex and V-wave responses. *Neuroscience Letters* 367: 369-374.

Pernus, F., and I. Erzen. 1991. Arrangement of fiber types within fascicles of human vastus lateralis muscle. *Muscle & Nerve* 14: 304-309.

Perot, C., and I. Mora. 1993. H reflexes in close muscles: cross-talk or genuine responses? *Electroencephalography and Clinical Neurophysiology* 89: 104-107.

Perotto, A.O., D. Morrison, E.F. Delagi, and J. Iazzetti. 2005. *Anatomic guide for the electromyographer.* 4th ed. Springfield, IL: Thomas.

Perry, J. 1992. *Gait analysis: normal and pathological function.* Thorofare, NJ: Slack.

Perry, J., and G.A. Bekey. 1981. EMG-force relationships in skeletal muscle. *Critical Reviews in Biomedical Engineering* 7: 1-22.

Perry, J., C.S. Easterday, and D.J. Antonelli. 1981. Surface versus intramuscular electrodes for electromyography of superficial and deep muscles. *Physical Therapy* 61: 7-15.

Perry, J., and M.M. Hoffer. 1977. Preoperative and postoperative dynamic electromyography as an aid in planning tendon transfers in children with cerebral palsy. *Journal of Bone and Joint Surgery (American)* 59: 531-537.

Perttunen, J.R., E. Anttila, J. Sodergard, J. Merikanto, and P.V. Komi. 2004. Gait asymmetry in patients with limb length discrepancy. *Scandinavian Journal of Medicine and Science in Sports* 14: 49-56.

Petrofsky, J., and M. Laymon. 2005. Muscle temperature and EMG amplitude and frequency during isometric exercise. *Aviation, Space and Environmental Medicine* 76: 1024-1030.

Petrofsky, J.S., and A.R. Lind. 1980. The influence of temperature on the amplitude and frequency components of the EMG during brief and sustained isometric contractions. *European Journal of Applied Physiology* 44: 189-200.

Phanachet, I., T. Whittle, K. Wanigaratne, and G.M. Murray. 2004. Minimal tonic firing rates of human lateral pterygoid single motor units. *Clinical Neurophysiology* 115: 71-75.

Pierrot-Deseilligny, E., and D. Mazevet. 2000. The monosynaptic reflex: a tool to investigate motor control in humans. Interest and limits. *Neurophysiologie Clinique* 30: 67-80.

Podnar, S. 2004. Usefulness of an increase in size of motor unit potential sample. *Clinical Neurophysiology* 115: 1683-1688.

Podnar, S., and M. Mrkaić. 2003. Size of motor unit potential sample. *Muscle & Nerve* 27: 196-201.

Polcyn, A.F., L.A. Lipsitz, D.C. Kerrigan, and J.J. Collins. 1998. Age-related changes in the initiation of gait: degradation of central mechanisms for momentum generation. *Archives of Physical Medicine and Rehabilitation* 79: 1582-1589.

Polgar, J., M.A. Johnson, D. Weightman, and D. Appleton. 1973. Data on fibre size in thirty-six human muscles. An autopsy study. *Journal of the Neurological Sciences* 19: 307-318.

Potvin, J.R. 1997. Effects of muscle kinematics on surface EMG amplitude and frequency during fatiguing dynamic contractions. *Journal of Applied Physiology* 82: 144-151.

Potvin, J.R., and S.H. Brown. 2004. Less is more: high pass filtering, to remove up to 99% of the surface EMG signal power, improves EMG-based biceps brachii muscle force estimates. *Journal of Electromyography and Kinesiology* 14: 389-399.

Prilutsky, B.I., R.J. Gregor, and M.M. Ryan. 1998. Coordination of two-joint rectus femoris and hamstrings during the swing phase of human walking and running. *Experimental Brain Research* 120: 479-486.

Quanbury, A.O., C.D. Foley, D.A. Winter, R.M. Letts, and T. Steinke. 1976. Clinical telemetry of EMG and temporal information during gait. *Biotelemetry* 3: 129-137.

Rababy, N., R.E. Kearney, and I.W. Hunter. 1989. Method for EMG conduction velocity estimation which accounts for input and output noise. *Medical and Biological Engineering* 27: 125-129.

Ravier, P., O. Buttelli, R. Jennane, and P. Couratier. 2005. An EMG fractal indicator having different sensitivities to changes in force and muscle fatigue during voluntary static muscle contractions. *Journal of Electromyography and Kinesiology* 15: 210-221.

Reber, L., J. Perry, and M. Pink. 1993. Muscular control of the ankle in running. *American Journal of Sports Medicine* 21: 805-810.

Redfern, M.S., R.E. Hughes, and D.B. Chaffin. 1993. High-pass filtering to remove electrocardiographic interference from torso EMG recordings. *Clinical Biomechanics* 8: 44-48.

Reid, M.B., G.J. Grubwieser, D.S. Stokic, S.M. Koch, and A.A. Leis. 1993. Development and reversal of fatigue in human tibialis anterior. *Muscle & Nerve* 16: 1239-1245.

Rich, C., and E. Cafarelli. 2000. Submaximal motor unit firing rates after 8 wk of isometric resistance training. *Medicine and Science in Sports and Exercise* 32: 190-196.

Richmond, F.J., and D.G. Stuart. 1985. Distribution of sensory receptors in the flexor carpi radialis muscle of the cat. *Journal of Morphology* 183: 1-13.

Robertson, D.G.E., and J.J. Dowling. 2003. Design responses of Butterworth and critically damped digital filters. *Journal of Electromyography and Kinesiology* 13: 569-573.

Robinson, K.L., J.S. McIlwain, and K.C. Hayes. 1979. Effects of H-reflex conditioning upon the contralateral alpha motoneuron pool. *Electroencephalography and Clinical Neurophysiology* 46: 65-71.

Roeleveld, K., D.F. Stegeman, H.M. Vingerhoets, and A. Van Oosterom. 1997. Motor unit potential contribution to surface electromyography. *Acta Physiologica Scandinavica* 160: 175-183.

Roman-Liu, D., T. Tokarski, and K. Wojcik. 2004. Quantitative assessment of upper limb muscle fatigue depending on the conditions of repetitive task load. *Journal of Electromyography and Kinesiology* 14: 671-682.

Rossi, A., R. Mazzocchio, and D. Nuti. 1986. Tonic neck influences on lower limb extensor motoneurons in man. *Electromyography and Clinical Neurophysiology* 26: 207-216.

Rossi, A., and D. Nuti. 1988. The effects of caloric vestibular stimulation on the soleus alpha motoneurons reinvestigated in man. *Electromyography and Clinical Neurophysiology* 28: 409-413.

Rossi-Durand, C., K.E. Jones, S. Adams, and P. Bawa. 1999. Comparison of the depression of H-reflexes following previous activation in upper and lower limb muscles in human subjects. *Experimental Brain Research* 126: 117-127.

Roy, S.H., C.J. De Luca, and D.A. Casavant. 1989. Lumbar muscle fatigue and chronic lower back pain. *Spine* 14: 992-1001.

Roy, S.H., G. De Luca, M.S. Cheng, A. Johansson, L.D. Gilmore, and C.J. De Luca. 2007. Electro-mechanical stability of surface EMG sensors. *Medical and Biological Engineering and Computing* 45: 447-457.

Rubinstein, S., and G. Kamen. 2005. Decreases in motor unit firing rate during sustained maximal-effort contractions in young and older adults. *Journal of Electromyography and Kinesiology* 15: 536-543.

Rutkove, S.B. 2001. Effects of temperature on neuromuscular electrophysiology. *Muscle & Nerve* 24: 867-882.

Sadeghi, H., P. Allard, F. Prince, and H. Labelle. 2000. Symmetry and limb dominance in able-bodied gait: a review. *Gait & Posture* 12: 34-45.

Sadoyama, T., and T. Masuda. 1987. Changes of the average muscle fiber conduction velocity during a varying force contraction. *Electroencephalography and Clinical Neurophysiology* 67: 495-497.

Sadoyama, T., T. Masuda, and H. Miyano. 1985. Optimal conditions for the measurement of muscle fibre conduction velocity using surface electrode arrays. *Medical and Biological Engineering and Computing* 23: 339-342.

Sadoyama, T., T. Masuda, H. Miyata, and S. Katsuta. 1988. Fibre conduction velocity and fibre composition in human vastus lateralis. *European Journal of Applied Physiology and Occupational Physiology* 57: 767-771.

Saitou, K., T. Masuda, D. Michikami, R. Kojima, and M. Okada. 2000. Innervation zones of the upper and lower limb muscles estimated by using multichannel surface EMG. *Journal of Human Ergology (Tokyo)* 29: 35-52.

Sakamoto, K., and W. Li. 1997. Effect of muscle length on distribution of muscle fiber conduction velocity for M. biceps brachii. *Applied Human Science* 16: 1-7.

Sale, D.G., J.D. MacDougall, A.R. Upton, and A.J. McComas. 1983. Effect of strength training upon motoneuron excitability in man. *Medicine and Science in Sports and Exercise* 15: 57-62.

Santello, M., and M.J. McDonagh. 1998. The control of timing and amplitude of EMG activity in landing movements in humans. *Experimental Physiology* 83: 857-874.

Sbriccoli, P., I. Bazzucchi, A. Rosponi, M. Bernardi, G. De Vito, and F. Felici. 2003. Amplitude and spectral characteristics of biceps brachii sEMG depend upon speed of isometric force generation. *Journal of Electromyography and Kinesiology* 13: 139-147.

Scaglioni, G., A. Ferri, A.E. Minetti, A. Martin, J. Van Hoecke, P. Capodaglio, A. Sartorio, and M.V. Narici. 2002. Plantar flexor activation capacity and H reflex in older adults: adaptations to strength training. *Journal of Applied Physiology* 92: 2292-2302.

Scaglioni, G., M.V. Narici, N.A. Maffiuletti, M. Pensini, and A. Martin. 2003. Effect of ageing on the electrical and mechanical properties of human soleus motor units activated by the H reflex and M wave. *Journal of Physiology (London)* 548: 649-661.

Schieppati, M. 1987. The Hoffmann reflex: a means of assessing spinal reflex excitability and its descending control in man. *Progress in Neurobiology* 28: 345-376.

Schulte, E., D. Farina, R. Merletti, G. Rau, and C. Disselhorst-Klug. 2004. Influence of muscle fibers shortening on estimates of conduction velocity and spectral frequencies from surface electromyographic signals. *Medical and Biological Engineering and Computing* 42: 477-486.

Schulte, E., L.A. Kallenberg, H. Christensen, C. Disselhorst-Klug, H.J. Hermens, G. Rau, and K. Sogaard. 2006. Comparison of the electromyographic activity in the upper trapezius and biceps brachii muscle in subjects with muscular disorders: a pilot study. *European Journal of Applied Physiology* 96: 185-193.

Schwab, G.H., D.R. Moynes, F.W. Jobe, and J. Perry. 1983. Lower extremity electromyographic analysis of running gait. *Clinical Orthopedics and Related Research* 176: 166-170.

Segal, R.L. 1992. Neuromuscular compartments in the human biceps brachii muscle. *Neuroscience Letters* 140: 98-102.

Segal, R.L., P.A. Catlin, E.W. Krauss, K.A. Merick, and J.B. Robilotto. 2002. Anatomical partitioning of three human forearm muscles. *Cells, Tissues, Organs* 170: 183-197.

Segal, R.L., S.L. Wolf, M.J. DeCamp, M.T. Chopp, and A.W. English. 1991. Anatomical partitioning of three multiarticular human muscles. *Acta Anatomica (Basel)* 142: 261-266.

Seki, K., and M. Narusawa. 1996. Firing rate modulation of human motor units in different muscles during isometric contraction with various forces. *Brain Research* 719: 1-7.

Sherrington, C.S. 1906. *The integrative action of the nervous system.* New Haven, CT: Yale University Press.

Shiavi, R. 1985. Electromyographic patterns in adult locomotion: a comprehensive review. *Journal of Rehabilitation Research and Development* 22: 85-98.

Shiavi, R., H.J. Bugle, and T. Limbird. 1987. Electromyographic gait assessment, part 1: adult EMG profiles and walking speed. *Journal of Rehabilitation Research and Development* 24: 13-23.

Shiavi, R., C. Frigo, and A. Pedotti. 1998. Electromyographic signals during gait: criteria for envelope filtering and number of strides. *Medical and Biological Engineering and Computing* 36: 171-178.

Shiavi, R., and N. Green. 1983. Ensemble averaging of locomotor electromyographic patterns using interpolation. *Medical and Biological Engineering and Computing* 21: 537-578.

Shiavi, R., and P. Griffin. 1983. Changes in electromyographic gait patterns of calf muscles with walking speed. *IEEE Transactions on Biomedical Engineering* 30: 73-76.

Sica, R.E.P., O.P. Sanz, and A. Colombi. 1976. Potentiation of the F wave by remote voluntary contraction in man. *Electromyography and Clinical Neurophysiology* 16: 623-625.

Simons, D.G. 2001. Do endplate noise and spikes arise from normal motor endplates? *American Journal of Physical Medicine* 80: 134-140.

Sinderby, C.A., A.S. Comtois, R.G. Thomson, and A.E. Grassino. 1996. Influence of the bipolar electrode transfer function on the electromyogram power spectrum. *Muscle & Nerve* 19: 290-301.

Skinner, S.R., and D.K. Lester. 1986. Gait electromyographic evaluation of the long-toe flexors in children with spastic cerebral palsy. *Clinical Orthopedics and Related Research* 207: 70-73.

Smith, G. 1989. Padding point extrapolation techniques for the Butterworth digital filter. *Journal of Biomechanics* 22: 967-971.

Sohn, Y.H., A. Kaelin-Lang, H.Y. Jung, and M. Hallett. 2001. Effect of levetiracetam on human corticospinal excitability. *Neurology* 57: 858-863.

Sollie, G., H.J. Hermens, K.L. Boon, W. Wallinga-De Jonge, and G. Zilvold. 1985a. The measurement of the conduction velocity of muscle fibres with surface EMG according to the cross-correlation method. *Electromyography and Clinical Neurophysiology* 25: 193-204.

Sollie, G., H.J. Hermens, K.L. Boon, W. Wallinga-De Jonge, and G. Zilvold. 1985b. The boundary conditions for measurement of the conduction velocity of muscle fibers with surface EMG. *Electromyography and Clinical Neurophysiology* 25: 45-56.

Solomonow, M., R. Baratta, M. Bernardi, B. Zhou, Y. Lu, M. Zhu, and S. Acierno. 1994. Surface and wire EMG crosstalk in neighbouring muscles. *Journal of Electromyography and Kinesiology* 4: 131-142.

Solomonow, M., C. Baten, J. Smit, R. Baratta, H. Hermens, R. D'Ambrosia, and H. Shoji. 1990. Electromyogram power spectra frequencies associated with motor unit recruitment strategies. *Journal of Applied Physiology* 68: 1177-1185.

Stackhouse, C., P.A. Shewokis, S.R. Pierce, B. Smith, J. McCarthy, and C. Tucker. 2007. Gait initiation in children with cerebral palsy. *Gait & Posture* 26: 301-308.

Stålberg, E. 1966. Propagation velocity in human muscle fibers in situ. *Acta Physiologica Scandinavica Supplementum* 287: 1-112.

Staudenmann, D., I. Kingma, A. Daffertshofer, D.F. Stegeman, and J.H. van Dieen. 2006. Improving EMG-based muscle force estimation by using a high-density EMG grid and principal component analysis. *IEEE Transactions on Biomedical Engineering* 53: 712-719.

Stephens, J.A., and A. Taylor. 1972. Fatigue of maintained voluntary muscle contraction in man. *Journal of Physiology* 220: 1-18.

Strommen, J.A., and J.R. Daube. 2001. Determinants of pain in needle electromyography. *Clinical Neurophysiology* 112: 1414-1418.

Stulen, F.B., and C.J. De Luca. 1981. Frequency parameters of the myoelectric signal as a measure of muscle conduction velocity. *IEEE Transactions on Biomedical Engineering* 28: 515-523.

Sutherland, D.H. 2001. The evolution of clinical gait analysis part 1: kinesiological EMG. *Gait & Posture* 14: 61-70.

Tam, H.W., and J.G. Webster. 1977. Minimize electrode motion artifact by skin abrasion. *IEEE Transactions on Biomedical Engineering* 24: 134-139.

Tang, A., and W.Z. Rymer. 1981. Abnormal force–EMG relations in paretic limbs of hemiparetic human subjects. *Journal of Neurology, Neurosurgery and Psychiatry* 44: 690-698.

Tanino, Y., S. Daikuya, T. Nishimori, K. Takasaki, and T. Suzuki. 2003. M wave and H-reflex of soleus muscle before and after electrical muscle stimulation in healthy subjects. *Electromyography and Clinical Neurophysiology* 43: 381-384.

Tanji, J., and M. Kato. 1973. Recruitment of motor units in voluntary contraction of a finger muscle in man. *Experimental Neurology* 40: 759-770.

Terao, Y., and Y. Ugawa. 2002. Basic mechanisms of TMS. *Journal of Clinical Neurophysiology* 19: 322-343.

Thorstensson, A., H. Carlson, M.R. Zomlefer, and J. Nilsson. 1982. Lumbar back muscle activity in relation to trunk movements during locomotion in man. *Acta Physiologica Scandinavica* 116: 13-20.

Thorstensson, A., A.J. Karlsson, J.H.T. Viitasalo, P. Luhtanen, and P.V. Komi. 1976. Effect of strength training on EMG of human skeletal muscle. *Acta Physiologica Scandinavica* 98: 232-236.

Trimble, M.H., and D.M. Koceja. 1994. Modulation of the triceps surae H-reflex with training. *International Journal of Neuroscience* 76: 293-303.

Troni, W., R. Cantello, and I. Rainero. 1983. Conduction velocity along human muscle fibers in situ. *Neurology* 33: 1453-1459.

Trontelj, J.V. 1993. Muscle fiber conduction velocity changes with length. *Muscle & Nerve* 16: 506-512.

Tsuruike, M., D.M. Koceja, K. Yabe, and N. Shima. 2003. Age comparison of H-reflex modulation with the Jendrassik maneuver and postural complexity. *Clinical Neurophysiology* 114: 945-953.

Tucker, K.J., and K.S. Türker. 2007. Triceps surae stretch and voluntary contraction alters maximal M-wave magnitude. *Journal of Electromyography and Kinesiology* 17: 203-211.

Upton, A.R., A.J. McComas, and R.E. Sica. 1971. Potentiation of "late" responses evoked in muscles during effort. *Journal of Neurology, Neurosurgery and Psychiatry* 34: 699-711.

Van Boxtel, A., P. Goudswaard, G.M. van der Molen, and W.J. van den Bosch. 1983. Changes in electromyogram power spectra of facial and jaw-elevator muscle during fatigue. *Journal of Applied Physiology* 54: 51-58.

Van Der Hoeven, J.H., and F. Lange. 1994. Supernormal muscle fiber conduction velocity during intermittent isometric exercise in human muscle. *Journal of Applied Physiology* 77: 802-806.

Van Der Hoeven, J.H., T.P. Links, M.J. Zwarts, and T.W. Van Weerden. 1994. Muscle fiber conduction velocity in the diagnosis of familial hypokalemic periodic paralysis—invasive versus surface determination. *Muscle & Nerve* 17: 898-905.

Van Der Hoeven, J.H., T.W. Van Weerden, and M.J. Zwarts. 1993. Long-lasting supernormal conduction velocity after sustained maximal isometric contraction in human muscle. *Muscle & Nerve* 16: 312-320.

van Eijden, T.M., and M.C. Raadsheer. 1992. Heterogeneity of fiber and sarcomere length in the human masseter muscle. *Anatomical Record* 232: 78-84.

van Vugt, J.P.P., and J.G. van Dijk. 2001. A convenient method to reduce crosstalk in surface EMG. *Clinical Neurophysiology* 112: 583-592.

Vaughan, V.G. 1989. Effects of upper limb immobilization on isometric muscle strength, movement time, and triphasic electromyographic characteristics. *Physical Therapy* 69: 119-129.

Verrier, M.C. 1985. Alterations in H reflex magnitude by variations in baseline EMG excitability. *Electroencephalography and Clinical Neurophysiology* 60: 492-499.

Vestergaard-Poulsen, P., C. Thomsen, T. Sinkjaer, and O. Henriksen. 1995. Simultaneous 31P-NMR spectroscopy and EMG in exercising and recovering human skeletal muscle: a correlation study. *Journal of Applied Physiology* 79: 1469-1478.

Vint, P.F., and R.N. Hinrichs. 1999. Longer integration intervals reduce variability and improve reliability of EMG derived from maximal isometric exertions. *Journal of Applied Biomechanics* 15: 210-220.

Vint, P.F., S.P. McLean, and M. Harron. 2001. Electromechanical delay in isometric actions initiated from nonresting levels. *Medicine and Science in Sports and Exercise* 33: 978-983.

Voss, E.J., J. Harlaar, and G.J. Van Ingen Schenau. 1991. Electromechanical delay during knee extensor contractions. *Medicine and Science in Sports and Exercise* 23: 1187-1193.

Walk, D., and M.A. Fisher. 1993. Effects of cutaneous stimulation on ipsilateral and contralateral motoneuron excitability: an analysis using H reflexes and F waves. *Electromyography and Clinical Neurophysiology* 33: 259-264.

Wallace, R.K., P.J. Mills, D.W. Orme-Johnson, M.C. Dillbeck, and E. Jacobe. 1983. Modification of the paired H reflex through the transcendental meditation and TM-Sidhi program. *Experimental Neurology* 79: 77-86.

Wallinga-De Jonge, W., F.L. Gielen, P. Wirtz, P. De Jong, and J. Broenink. 1985. The different intracellular action potentials of fast and slow muscle fibres. *Electroencephalography and Clinical Neurophysiology* 60: 539-547.

Walmsley, R.P. 1977. Electromyographic study of the phasic activity of peroneus longus and brevis. *Archives of Physical Medicine and Rehabilitation* 58: 65-69.

Walter, C.B. 1984. Temporal quantification of electromyography with reference to motor control research. *Human Movement Science* 3: 155-162.

Walthard, K.M., and M. Tchicaloff. 1971. Motor points. In *Electrodiagnosis and electromyography,* ed. Licht, S. (3rd ed., pp. 153-170). New Haven, CT: Elizabeth Licht.

Walton, C., J. Kalmar, and E. Cafarelli. 2003. Caffeine increases spinal excitability in humans. *Muscle & Nerve* 28: 359-364.

Wank, V., U. Frick, and D. Schmidtbleicher. 1998. Kinematics and electromyography of lower limb muscles in overground and treadmill running. *International Journal of Sports Medicine* 19: 455-461.

Wee, A.S. 2006. Correlation between the biceps brachii muscle bulk and the size of its evoked compound muscle action potential. *Electromyography and Clinical Neurophysiology* 46: 79-82.

Weresh, M.J., R.H. Gabel, R.A. Brand, and D.S. Tearse. 1994. Popliteus function in ACL-deficient patients. *Iowa Orthopaedic Journal* 14: 85-93.

Westad, C., R.H. Westgaard, and C.J. De Luca. 2003. Motor unit recruitment and derecruitment induced by brief increase in contraction amplitude of the human trapezius muscle. *Journal of Physiology* 552: 645-656.

Weytjens, J.L.F., and D. van Steenberghe. 1984. Spectral analysis of the surface electromyogram as a tool for studying rate modulation: a comparison between theory, simulation, and experiment. *Biological Cybernetics* 50: 95-103.

Williams, D.M., S. Sharma, and M. Bilodeau. 2002. Neuromuscular fatigue of elbow flexor muscles of dominant and non-dominant arms in healthy humans. *Journal of Electromyography and Kinesiology* 12: 287-294.

Windhorst, U., T.M. Hamm, and D.G. Stuart. 1989. On the function of muscle and reflex partitioning. *Behavioral and Brain Sciences* 12: 629-681.

Winkel, J., and K. Jørgensen. 1991. Significance of skin temperature changes in surface electromyography. *European Journal of Applied Physiology* 63: 345-348.

Winter, D.A. 1991. *The biomechanics and motor control of human gait: normal, elderly and pathological* (pp. 1-143). 2nd ed. Waterloo, ON: University of Waterloo Press.

Winter, D.A. 2005. *Biomechanics and motor control of human movment.* 3rd ed. Hoboken, NJ: Wiley.

Winter, D.A., A.J. Fuglevand, and S.E. Archer. 1994. Crosstalk in surface electromyography: theoretical and practical estimates. *Journal of Electromyography* 4: 15-26.

Winter, D.A., and A.Q. Quanbury. 1975. Multichannel biotelemetry systems for use in EMG studies, particularly in locomotion. *American Journal of Physical Medicine* 54: 142-147.

Winter, D.A., and H.J. Yack. 1987. EMG profiles during normal human walking: stride-to-stride and inter-subject variability. *Electroencephalography and Clinical Neurophysiology* 67: 402-411.

Wolf, S. 1983. *Guide to electronic measurements and laboratory practice.* Englewood Cliffs, NJ: Prentice-Hall.

Woods, J.J., and B. Bigland-Ritchie. 1983. Linear and nonlinear surface EMG/force relationships in human muscles. An anatomical/functional argument for the existence of both. *American Journal of Physical Medicine* 62: 287-299.

Wootten, M.E., M.P. Kadaba, and G.V. Cochran. 1990. Dynamic electromyography. II. Normal patterns during gait. *Journal of Orthopaedic Research* 8: 259-265.

Wu, G., W. Liu, J. Hitt, and D. Millon. 2004. Spatial, temporal and muscle action patterns of Tai Chi gait. *Journal of Electromyography and Kinesiology* 14: 343-354.

Yaar, I., and L. Niles. 1992. Muscle fiber conduction velocity and mean power spectrum frequency in neuromuscular disorders and in fatigue. *Muscle & Nerve* 15: 780-787.

Yamada, M., K. Kumagai, and A. Uchiyama. 1991. Muscle fiber conduction velocity studied by the multi-channel surface EMG. *Electromyography and Clinical Neurophysiology* 31: 251-256.

Yang, J.F., and P.J. Whelan. 1993. Neural mechanisms that contribute to cyclical modulation of the soleus H-reflex in walking in humans. *Experimental Brain Research* 95: 547-556.

Yang, J.F., and D.A. Winter. 1984. Electromyographic amplitude normalization methods: improving their sensitivity as diagnostic tools in gait analysis. *Archives of Physical Medicine and Rehabilitation* 65: 517-521.

Yates, S.K., and W.F. Brown. 1979. Characteristics of the F response: a single motor unit study. *Journal of Neurology, Neurosurgery and Psychiatry* 42: 161-170.

Young, C.C., S.E. Rose, E.N. Biden, M.P. Wyatt, and D.H. Sutherland. 1989. The effect of surface and internal electrodes on the gait of children with cerebral palsy, spastic diplegic type. *Journal of Orthopaedic Research* 7: 732-737.

Yu, B., D.A. Gabriel, L.A. Nobel, and K-N. An. 1999. Determination of the optimum cutoff frequency for a low-pass digital filter. *Journal of Applied Biomechanics* 15: 318-329.

Zecca, M., S. Micera, M.C. Carrozza, and P. Dario. 2002. Control of multifunctional prosthetic hands by processing the electromyographic signal. *Critical Reviews in Biomedical Engineering* 30: 459-485.

Zehr, E.P. 2002. Considerations for use of the Hoffmann reflex in exercise studies. *European Journal of Applied Physiology* 86: 455-468.

Zehr, E.P., and D.G. Sale. 1994. Ballistic movement: muscle activation and neuromuscular adaptation. *Canadian Journal of Applied Physiology* 19: 363-378.

Zigmond, M.J., F.E. Bloom, S.C. Landis, J.L. Roberts, and L.R. Squire. 1999. *Fundamental neuroscience.* New York: Academic Press.

Zipp, P. 1982. Recommendations for the standardization of lead positions in surface electromyography. *European Journal of Applied Physiology* 50: 41-54.

Zuniga, E.N., and D.G. Simons. 1969. Nonlinear relationship between averaged electromyogram potential and muscle tension in normal subjects. *Archives of Physical Medicine and Rehabilitation* 50: 613-620.

Zwarts, M.J., and L. Arendt-Nielsen. 1988. The influence of force and circulation on average muscle fibre conduction velocity during local muscle fatigue. *European Journal of Applied Physiology and Occupational Physiology* 58: 278-283.

Zwarts, M.J., and D.F. Stegeman. 2003. Multichannel surface EMG: basic aspects and clinical utility. *Muscle & Nerve* 28: 1-17.